口腔诊所开业管理丛书

口腔诊所开业准备

PRACTICAL PREPARE OF
DENTAL PRACTICES

第2版

编著 李刚

U0391916

人民卫生出版社

图书在版编目（CIP）数据

口腔诊所开业准备 / 李刚编著 . —2 版 . —北京：人民
卫生出版社，2013.2
（口腔诊所开业管理丛书）
ISBN 978-7-117-16669-0

Ⅰ. ①口⋯　Ⅱ. ①李⋯　Ⅲ. ①口腔科医院 – 管理
Ⅳ. ①R197.5

中国版本图书馆 CIP 数据核字（2012）第 302621 号

人卫社官网	www.pmph.com	出版物查询，在线购书
人卫医学网	www.ipmph.com	医学考试辅导，医学数据库服务，医学教育资源，大众健康资讯

口腔诊所开业准备
第 2 版

编　　著：李　刚
出版发行：人民卫生出版社（中继线 010-59780011）
地　　址：北京市朝阳区潘家园南里 19 号
邮　　编：100021
E - mail：pmph @ pmph.com
购书热线：010-59787592　010-59787584　010-65264830
印　　刷：北京虎彩文化传播有限公司
经　　销：新华书店
开　　本：710×1000　1/16　印张：17
字　　数：324 千字
版　　次：2007 年 1 月第 1 版　　2021 年 6 月第 2 版第 8 次印刷
标准书号：ISBN 978-7-117-16669-0/R·16670
定　　价：38.00 元

打击盗版举报电话：010-59787491　E-mail：WQ @ pmph.com
（凡属印装质量问题请与本社市场营销中心联系退换）

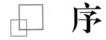

序

——写在《口腔诊所开业管理》丛书再版之际

改革开放 30 多年来,我国的口腔医学事业得到前所未有的大发展。口腔医疗机构和口腔医师队伍迅猛发展。口腔执业医师、助理执业医师的数量已从改革开放前的 5000 多名增加到将近 20 万。每年新增加的口腔医师数量接近 2 万名。民营口腔诊所、门诊部从无到有遍布全国城乡,各级各类口腔医疗机构都有了新的发展与提高。

但是随着中国口腔医学的迅速发展,我们还必须清醒地认识到,在很多方面我们与发达国家甚至一些发展中国家相比较,还存在较大差距。特别是口腔医生的执业服务理念和服务水平还亟待提高。随着我国医疗卫生体制改革的不断深入,各种类型口腔医疗机构的社会需求正在不断加大,民营的和社区口腔诊所经营管理尚存在很多问题。事实上口腔诊所的开业管理对口腔医师来说是一种挑战,国外诸多学者十分重视这一课题的研究探讨。在发达国家的牙医学教育中,口腔诊所开业管理是一门必修课,甚至在日本、加拿大等国的一些大学将口腔诊所开业管理作为一个专业。

十几年前,李刚博士就曾与我谈起对口腔医疗服务管理研究的兴趣和研究计划。他对我国众多的口腔诊所和欧美日口腔诊所的开业管理进行了长期的调查与研究。自 1993 年开始在口腔医学专业大专生、本科生和研究生的课程教学中增加病人管理、医疗安全、职业道德、健康教育、交叉感染、医患关系、诊所管理等相关教学内容,2006 年人民卫生出版社出版了由李刚博士编著的《口腔诊所开业管理》丛书,2008 年中华口腔医学会将李刚博士主讲的《口腔医疗机构管理高级培训》列为继续教育项目,2009 年第四军医大学正式将李刚博士设计的《口腔医疗服务管理学》课程列为 20 课时的口腔医学专业相关选修课教学计划,收到良好效果。

李刚博士的研究工作始终贯穿着一个主题——在科学飞速发展的今天,公共口腔卫生和口腔医疗服务管理如何改革、发展、与时俱进,这对于大众口腔健康是一至关重要的问题。从他的著作中可以清楚地看到,他始终坚持地投入公共口腔卫生和口腔医疗服务管理的研究,无论是成功还是挫折,无论是鼓励还是非议,他从不停下脚步。面对李刚博士的再版新著,更是油然起敬,值得击掌庆贺。

李刚博士编著并再版的《口腔诊所开业管理》丛书,包括了《口腔诊所感染控制》《口腔诊所健康教育》《口腔诊所病人管理》《口腔诊所开业准备》《口腔诊所空间设计》《口腔医疗人力资源》《口腔医疗设备管理》《口腔医疗市场拓展》《口腔医疗安全管理》《口腔医疗质量管理》共 10 册,以新颖的理论、大量的案例、调查报告等,反映了国内外口腔诊所开业管理的先进技术与方法,集中聚焦于模式、方法、工具、案例、问题及解决方案,务求使读者在有限时间里真正读有所获。综观全书的内容我们清晰地看到,一个世纪以来口腔诊所开业管理已经开辟了十分广阔的领域。《口腔诊所开业管理》丛书将把口腔医疗服务与服务管理学结合,使服务管理学的触角深入到口腔医疗服务的各个环节。本丛书打破了很多人认为顺理成章的"经验管理"模式,提供了一系列实用的参考方案或建议,将成为解决执业口腔医生和口腔医疗机构在日常工作中遇到的种种难题的实用工具书。现在,这部《口腔诊所开业管理》丛书的再版是李刚博士多年来勤奋钻研,勇于开拓,深入探讨的结果,也得益于我国口腔医疗服务体制多元化发展的生态环境。

我相信《口腔诊所开业管理》丛书的再版,对中国口腔医生执业服务和口腔医疗机构管理水平的提高不无裨益。最后,我衷心地希望读者会喜欢这套丛书,并在阅读后有所收获。

中华口腔医学会会长

2012 年 9 月 20 日

前 言

　　拥有一个属于自己的口腔诊所，更好地为社会大众贡献自己的专业知识和聪明才智，是大多数口腔医师的一个梦想。如何根据自身的优势，创立口腔诊所，是每一位即将开业的口腔医师现在必须面对和思考的问题。

　　口腔疾病是人类的常见病、多发病，在这个牙科治疗可供广泛选择的时代，对一名牙病患者来讲，需要就近进行口腔医疗；对一名牙齿健康者来讲，也需要终生口腔保健；对一名口腔医师来讲，实现给社会大众一个最佳的，并且能维持终身的口腔健康状态是自己的职业目标。

　　开办口腔诊所的口腔医师需要具有专业知识、人文知识和管理知识三方面的知识。开办口腔诊所起码要具备四个条件：第一，良好的服务态度；第二，良好的医疗水平；第三，合理的收费标准；第四，舒适的就医环境。市场经济的规律使得经营口腔诊所的口腔医师必须具备商业经济头脑，在行医的同时也必须是一个管理者。打造"人性化"服务理念、塑造口腔诊所形象、建立独特的企业文化、加强成本核算管理、建立新型的人事财务制度、完善诊所规章制度、严格员工奖惩条例，以标准化、科学化、数字化、人性化的管理来实现口腔诊所的服务。

　　口腔诊所开业对于一名口腔医师来说是极具挑战的，口腔医疗服务和其他专科医疗服务相比，它具有就诊病人就诊需求的可选择性和口腔医师独立性强的医疗特点，使得口腔诊所的建立更具可行性。大部分个体口腔诊所经营不善的原因在于采用了不恰当的商业运作模式和医疗技术水平不足。口腔诊所管理不同于企业管理，不同地区，不同业主，不同投资，不同的员工结构，所有成功的管理经验，只能借鉴，不能完全复制。一般来说，新建口腔诊所在3~5年后，都会进入相对稳定的阶段——口腔诊所业务已经上了轨道，病人数量趋于稳定，口腔诊所的投资已经全部能够收回，执业口腔医师也能达到"小康"的生活水平。

　　在哈佛大学图书馆的墙上有这么一幅训言："此刻打盹，你将做梦；此刻学习,你将圆梦。"成功的商业运作意味着什么呢? 简单地说就是创造"利润"。这也意味着你的收益(收费)将远远超过你的投入(时间、材料和管理费用)。听起来相当简单,而事实上却是非常困难的。当你努力学习具备越多的商业经营技巧时,成功的机会就会越多。

　　长期以来,作者将我国口腔诊所开业管理作为一个重要的研究方向,对国内外众多的口腔诊所开业管理进行了调查与研究,累积了数以百计的口腔诊所开业准备的成功案例。本书分为口腔诊所社会价值、口腔医疗机构体系、口腔医师职业规划、口腔诊所开业计划、口腔诊所设置申请、口腔诊所开业投资、口腔诊所形象设计、口腔医疗设备选购、口腔诊所技工制作、口腔诊所财务管理、口腔诊所文化建设、口腔诊所职业经理、咨询顾问和事务所、口腔诊所发展历史共十四章。内容系统、全面、规范、实用、可操作性强,对口腔诊所开业准备具有指导作用。

　　在本书编写和相关研究的过程中,得到了第四军医大学口腔医学院和西安爱牙管理咨询有限公司的大力支持和帮助,得到了我国各地口腔医院、口腔门诊部、口腔诊所的大力合作和支持。借此出版机会,特此表示敬意和感谢。

李 刚
2012 年 10 月

作者联系方法:

单位:第四军医大学口腔医学院口腔预防医学教研室
地址:中国 西安 长乐西路 145 号　　邮编:710032
电话:029-84772650(办公室)　　E-mail:Chinaligang@21cn.com
欢迎来函来电咨询和提出宝贵的修改意见

目 录 CONTENTS

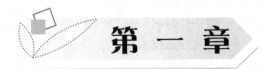

第 一 章

口腔诊所社会价值

　　2010年12月4日国务院转发了鼓励社会资本开办医疗机构的"意见",引起全社会的关注。这无疑是具有历史性意义的重大决策,是医疗体制改革中医疗机构性质明确划分后允许社会资本参与的重大举措,是丰富医疗资源,提高医疗服务效率和质量,促进医疗竞争机制的好手段。可以说在中国医疗改革发展进程中具有里程碑的重要意义。口腔医疗保健需求,总是与国民经济、人民教育、文化和生活水平的提高息息相关。

　　21世纪是我国口腔医学界令人兴奋的时期。口腔医疗服务正在逐渐演变成人们日常生活中越来越重要的行业,口腔医疗的需求越来越大,并由此带动了相关产业不断产生出新的价值,每一个完备的社区都少不了口腔诊所。而且口腔医疗服务的加速发展,可以为社会提供更多的就业岗位。为了我国口腔卫生服务和口腔卫生人力资源的研究必须关注口腔诊所。无论是从提高口腔医师临床专业技能和实现人生价值,还是为社会大众提供口腔疾病诊疗和口腔卫生保健服务而言,口腔诊所都是一种成本效益俱佳的投资。

　　传统意义上的口腔诊所在我国长期不受重视,往往是公立口腔医疗机构专业人员批评的对象,口腔诊所在我国口腔卫生服务中的地位和作用以及社会存在的价值远远未被人们所认识和重视。中国人口众多,口腔医疗保健需求在全世界是最大的。因口腔疾病、口腔保健、口腔医疗、牙齿美容等支出的费用,虽然没有具体的统计数字,但估计每年大概要超过千亿元的人民币。这么大的需求,单靠公立医院是远远不够的,单靠政府财政补贴也是不可能的。

　　随着人们消费观念的转变,拥有一口健康洁白的牙齿,成为越来越多人的梦想。由于中国人口基数大,市场空间广阔,单一公立口腔医院很难满足患者的不同需要,街头逐渐出现了越来越多的口腔诊所。中国属于发展中国家,随着我国城市化建设步伐的加快,人民物质生活的提高,保健意识的逐步增强,医疗品质、个性服务、价格透明、就诊便利的口腔诊所将受到市民的青睐。

口腔医疗行业经历了技术竞争、服务竞争、营销竞争,现在到了口腔诊所整体竞争的第四个阶段。口腔医疗行业竞争由原来的"两驱"(一是强大的技术能力;二是灵活的销售模式)变成了今天的"四驱"(一是技术;二是市场;三是管理;四是品牌),依靠"一招鲜"吃遍天的时代早已终结。

第一节　口腔医疗市场特征

我国正处于一个快速发展的时代,随着时间的推移,改革的力度越来越大,范围越来越广,程度越来越深,各行各业面临的竞争形势将越来越严峻。与此对应的是社会大众生活水平不断提高所带来的口腔医疗市场消费热潮,使口腔医疗服务市场的形势从来没有像现在这样充满机遇。我国的口腔医疗服务正在从单一服务体制向多元化的方向发展,口腔诊所在我国已被纳入政府社区卫生服务发展规划。

作者调查结果表明,我国 2002 年有私立口腔诊所 54 877 个,我国口腔诊所数量众多,为全民口腔健康作出了贡献,受到了社会各界的广泛关注。在未来的年代中,科学技术的进步将持续推动口腔医疗技术和服务模式的改革,口腔医学将面临技术进步和大众需求提升合二为一的挑战,21 世纪将为口腔医师改善大众口腔健康提供许多新的和激动人心的机遇。我们有充分的理由对国家和自己的未来充满信心。随着我国医疗体制的不断改革,各种类型的医疗机构的社会需求正在不断加大,私立口腔诊所也在进一步发展,并趋向于成熟化及正规化。我国的口腔诊所,从早期单纯的看牙痛和拔牙,渐渐转到牙齿美容方面。

一般认为,口腔医疗市场是由口腔医疗服务的供方(口腔医师或口腔诊所)与需方(患者或被服务者)所共同构成的口腔医疗服务网络。由于医疗服务的特殊性、医疗服务与健康状况之间的关系,因而在口腔医疗市场中主要有四个因素,即医疗服务的供方、医疗服务的需方、医疗服务的第三方与医疗服务本身。这四个因素作用在一起,使医疗市场比一般市场更复杂,因而也使得医疗市场在组成与服务上具有一些与一般商品市场不同的特征。

一、市场的经济学特征

市场是商品需求者与商品供应者相互交易的结果,商品交易的场所通常被一般人称为市场。而在经济学中,市场不是一个场所,而是一个网络,这个网络由商品或服务的卖方与买方所组成。例如,口腔卫生服务市场,由一群服务的消费者——就诊患者与一群服务的提供者——口腔医师进行潜在的服务交易时所组成。市场卖方与买方之间的相互作用决定着交易商品或服务的价格与数量，所以构成一个市场的关键因素有卖方、买方与商品（服务）。在一个市场中，买方又称需方，卖方又称供方。在市场的功能分析中，中心点是消费者支付与提供者所得到的商品价格。

需方由许多买者组成，他们对商品的需求影响着商品的价格与供方愿意提供的数量。在一个市场中，个体的需求构成了市场的需求，个体需求决定了商品价格与数量之间的联系，而市场需求则决定了在任何价格下商品的需求量。

经济学家通常使用需求理论来预测每单位商品价格的直接变动带来的商品数量需求的变化。在其他因素固定不变的情况下，消费者本人自费价格越低，他们对商品的需求量就越大。

1. 三种主要影响因素

我们认为相当长的一段时间内，医疗服务行业将是朝阳产业；而口腔医疗领域在消费升级和较为宽松的政策环境支持下，将成为医疗服务行业中的优势细分行业。有三种主要因素影响人们对商品或服务的需求：收入水平、相关商品的价格与品位。

（1）收入水平：收入通常定义为在一定时期内人们的获得。收入与需求通常是正向关系，即如果收入增加，在任何价格下人们对商品的需求也相应的增加。相反，收入降低，人们对商品的需求也随之降低。口腔医疗服务关系到人的口腔健康，如果在需要时，不及时地求医，就会影响口腔健康和心身健康状况。而在实际生活中，口腔医疗服务的需要与民众经济收入水平有着密切的联系，经济收入水平越高，对于口腔医疗服务的需要也越高。

（2）相关商品的价格：对于某种特殊商品的需求也受到相关商品价格的影响。在这里，值得注意的是两类商品，一类叫做互补品，一类叫做替代品。互补品是一类与所需商品同时使用的商品，在口腔保健需求中，互补品起着一个很重要的作用。例如：当需要刷牙时，不但要购买牙刷，而且也需要购买牙膏，牙膏就是互补品。当需求商品的价格降低时，对商品的需求量就增加，同时也增加了对互补品需求量。另一类很重要的商品是替代品，顾名思义，替代品是替代所需求的商品。当需求商品的价格降低时，对商品的需求量就增加，同时降低了对替代品的需求。

（3）品位：消费者的品位是由综合因素组成的，对商品的需求发生着影响，品位有时也称为要求，表示需要某种商品的强烈愿望。影响获得口腔医疗服务愿望程度的因素有教育背景、性别、年龄、种族和教养。

供方由许多商品或服务提供者组成，供方在提供商品或服务时追求利润最大化，因此提供商品的数量与价格呈正比关系，即价格越高，愿意提供商品的数量也就越多。

2. 四个假设

在市场特征的分析中,首先要考虑如下四个方面的假设,即:个人需求、市场需求、个体提供与市场提供。

(1) 个人需求:每个消费者都有自己的需求,并且都被告知他们得到的服务(商品)的性质与效益。这就意味着供方不能直接影响需方对商品(服务)的需求。

(2) 市场需求:在一个市场中,有许多消费者都要争相购买某种商品(服务),他们对商品(服务)的需求量很大,足以影响市场的价格。

(3) 个体提供:每个提供者都追求利润最大化,价格越高,提供的数量也越多。并且每个提供者不能单独影响商品的价格。

(4) 市场提供:在一个市场中,有许多商品(服务)提供者,他们没有联合在一起来影响商品的价格,个体提供者提供的商品(服务)的数量也不足以影响商品的价格。

假设消费者可以了解不同提供者所提供商品或服务的价格,就可以在决定购买商品或服务时进行价格上的比较。由于消费者的市场价格知识,任何提供者提供的商品(服务)价格如果高于市场的竞争价格,他们都不能卖出商品(服务);如果提供的商品(服务)的价格低于市场的竞争价格,他们意味着要放弃一些边际利润,因此,在这样的竞争市场中,每个提供者都以市场竞争的价格提供商品或服务,提供的商品量满足到价格等于边际成本的交叉点。

市场提供是各个提供者提供的总和,在这些条件下,买卖双方进行讨价还价,以达到整个市场供需的平衡点。

3. 六个特点

在这种假设的竞争市场条件下,市场具有如下六个特点。

(1) 市场价格:在一个竞争市场中,通过竞争将会产生一个单一的市场价格,如果商品过剩,竞争将会降低商品价格;如果商品短缺,竞争将会提高商品价格。当买方愿意在一定价格下购买一定数量的商品,而此时,卖方也使得本身的利润最大化,整个市场会达到一个平衡点,即需求商品的数量等于愿意提供商品的数量。在这种竞争下,平衡点时商品的价格将是单一的市场价格。如果一个卖者提供商品的价格高于这一价格,买者就会到其他卖者处购买商品,这样不得不使高价格的卖者降低商品的价格,使之达到平衡点价格,反之亦然。

(2) 需求漂移对商品价格与数量的影响:需求漂移可分为左漂移与右漂移。当收入增加,人们对某种商品的品位增加时,在任何价格下对某种商品的需求量都会增加,这种现象称为需求右漂移。当收入减少,人们对某种商品的品位降低时,在任何价格下对某种商品的需求量都会减少,这种现象称为需求左漂移。如果在一个竞争市场中,提供商品供应愿望没有发生变化,即价格与数量关系是稳定的,这时需求右(左)漂移就会引起价格的上升(下降)与商品需求数量的上升(下降),供应的数量也增加(减少),原来的市场价格将被打破,竞争后出现新的供需平衡点,达到新的单一市场价格。

(3)供给漂移对商品价格与数量的影响:供给漂移可分成上漂移与下漂移。当产品的产量下降,商品数量减少,出现商品缺乏与供应不足的现象时,市场就会导致供给上漂移,即在任何价格下供应商愿意供应的商品量都会降低,导致市场价格上升。当产品的产量增加,商品数量很多,减少了过去缺乏与供应不足的现象时,市场就会导致供给下漂移,即相对于以前来说,可以降低价格提供相应的数量,如果需求者对商品的品位没有改变,即商品需求与以前一样,这时由于商品价格的降低就会导致商品需求量的增加,原来的市场价格将被打破,竞争后出现新的供需平衡点,达到新的单一市场价格。

(4)需求与供应同时漂移时对商品价格与数量的影响:当只有需求漂移或供给漂移时,商品价格与需求量的预测是容易的,如果一些因素同时引起需求漂移与供给漂移,就很难预测需求与供给漂移后对商品价格与数量的影响,可能有四种情况发生:需求右漂移与供给下漂移、需求右漂移与供给上漂移、需求左漂移与供给下漂移、需求左漂移与供给上漂移。在不知道需求与供给漂移程度时,每种情况都很难预测对价格与数量的影响。

(5)商品(服务)短缺:当需求的商品数量超过供给的商品数量时,就会出现商品短缺,在一般的商品市场中,通过竞争导致商品价格上升,需求量下降,出现市场供需平衡点。而在医疗市场中,由于政府的政策、保险(第三方)的作用,出现的情况可能不一样。

(6)商品(服务)过剩:过剩的定义通常是在一定价格下商品供给的数量超过需求的数量。如果在一个市场中,商品的价格持续地保持在平衡点价格之上,将会产生商品过剩,供应商愿意提供的商品数量大于消费者愿意购买的数量。在一个市场中,如果出现持续的商品过剩现象,必然有一些预防价格下降的因素存在,因为在正常的竞争市场中,供给过剩必然导致供应商降低商品价格以刺激消费,如果政府支持高于平衡点的商品价格,过剩现象就会发生。

二、口腔医疗服务的特殊性

口腔医疗服务的多元化和市场化已经成为必然的趋势,现在摆在我们面前的严峻挑战是如何将口腔诊所的服务正规化和规范化,增强口腔诊所在市场经济环境中的竞争力,为公众提供最优秀的医疗和服务。口腔医疗服务是一种特殊的消费品,它的专业性和技术性高、垄断性强,要求无误性与高质量。同时口腔医疗服务又是保障人们健康的重要行业,因此即使民营口腔医疗机构也不能成为单纯追求经济利益的场所。

1. 消费者缺乏口腔医疗服务知识

在一般的商品市场中,消费者对商品的了解程度要比口腔医疗服务高得多。例如:消费者去商店购买电视,一般都知道自己要买什么电视,同时还可以对电视的类型、规格、质量与价格作出选择,甚至可以货比三家,作出最后的选择。然而由于消费者缺乏口腔医学知识,他无法判断自己患了什么病,需要接受何种的口腔医疗服务,需要花费多少口腔医疗费用,也无法与口腔医疗服务提供者讨价还价,只能听从口腔医师的安排,因而导致了口腔医疗市场中口腔医疗服务的另一特征,即口腔医疗服务消费的被动性。

2. 口腔医疗服务消费的被动性

消费者由于缺乏口腔医疗与口腔保健知识,因而他是主动地寻求口腔医师,被动地接受服务,出现口腔医疗服务消费的被动性,表现出不能选择口腔医疗服务内容,一切听从口腔医师的安排。正因为消费者缺乏口腔医疗服务与口腔医学知识,口腔医疗服务消费的被动性,因而也导致了口腔医师的诱导需求现象。

现实社会中口腔医务人员个人技术能力水平差别太大,有的患者遇到技术高超的口腔医师,就可能获得意想不到的好结果;遇到技术一般的口腔医师,就获得一般结果;遇到技术低下的口腔医师,就有可能延误病情甚至出现严重的不良结果。

3. 口腔医疗服务提供者的诱导需求

口腔医师诱导需求是指口腔医师为了自己的收入水平,有意识地为患者提供更多的口腔医疗服务,有时这些口腔医疗服务是不必要的与不合理的。由于口腔医疗服务市场是一个供方居于支配和控制地位的垄断性市场,在按照服务收费的机制下,更使供方具有诱导需求的动机与能力。也就是说服务的提供者可以出于自身的经济利益,向消费者提供不必要、不合理,甚至过度的口腔医疗服务,如昂贵的修复体、不合理的高新技术检查等,这也是口腔医师道德危害的一种表现。由于供方的特殊地位,致使口腔医疗服务的决策权和口腔医疗费用的控制权掌握在口腔医疗服务的提供者手中,表现为一定程度的资源垄断与经营垄断。

4. 口腔医疗服务消费的道德危害

道德危害(moral hazard)可分为事前道德危害(exante moral hazard)与事后道德危害(post moral hazard)。事前道德危害主要指保险患者在看病之前的行为。如由于得到了保险,增加了使用口腔医疗服务的可能性,甚至一些不合理使用口腔医疗服务的可能性,因而事前道德危害主要表现在患者身上。而事后道德危害患者与口腔医师则都有表现,口腔医师的诱导需求就是一种表现,而患者对口腔医疗服务的特殊,甚至不合理的要求,如开一些非治疗本身口腔疾病的药品等,则是患者道德危害的表现。在保险患者中,这种道德危害容易发生,因为它符合供需双方的某些(不合理)利益,也不损害医患之间的关系,在一定程度上还加强了医患之间的联系。牙科从业人员永远保持最高的伦理学标准,向广大公众提供最高质量的口腔保健服务。

5. 口腔医疗服务的替代品和互补品

在口腔医疗服务市场中,最具有代表性的口腔医疗服务为门诊服务,对于门诊服务来说其替代品(服务)可能是不去看病,自我口腔医疗。对于一些牙痛,患者选择这些替代品是常见的,而对于一些严重的口腔疾病,这些替代品是不能解决问题的,因而为了口腔健康必须寻求口腔医疗服务。

对于基本的口腔医疗服务来说,互补品是很多的,如修复材料、X线检查等,因而互补品的价格对整个口腔医疗服务影响是很大的。口腔医疗服务市场与一般商品的竞争市场一样,互补品价格的上升与下降对口腔医疗服务的需求量都会发生影响,因为互补品影响到每次口腔医疗服务的价格,而互补品的费用占整个口腔医疗服务费用的绝大部分。

6. 口腔医疗服务市场的价格

口腔医疗服务的价格可能会根据市场的需求而出现波动,但波动的范围并不像一般普通商品市场价格一样,因为口腔医疗价格大都受到政府的控制,特别是在强调口腔卫生服务公平性的社会里。由于口腔医疗服务产品的特殊性与消费者的个体差异,使口腔医疗服务价格只能在有限的竞争下形成,即在卖方竞争的基础上同行议价,或由口腔医疗保险机构作为消费者的代理人与口腔医疗机构谈判定价,或由政府领导下的各类专业人员组成的机构协商定价。当然,由于保险的作用,以及保险按服务收费导致的道德损害,使得人们对口腔医疗的需求增加。需求增加也将导致口腔医疗费用的上涨。

7. 口腔医疗服务的公益性

口腔医疗服务是国家卫生资源和卫生事业的重要组成部分。即使是以盈利为主要目的,私立口腔诊所亦必须贯彻救死扶伤,实行人道主义的原则。例如:1955 年在日内瓦举行的第一届联合国防止犯罪和罪犯待遇大会上,通过由经济及社会理事会以 1957 年 7 月 31 日第 633C(XXIV)号决议和 1977 年 5 月 13 日第 2076(LXII)号决议予以核准的囚犯待遇最低限度标准规则订立医疗中规定,每一名囚犯应能获得一位合格牙科人员的诊治。"医为仁术"虽然是句老话,但无论社会发展到什么时候,都不会过时。据美国牙科协会(american dental association,ADA)调查,1996 年,大约 73.5% 的私人牙科医生提供了共计 13 亿美元的慈善医疗,平均每位医生提供了 8367 美元的慈善医疗。此外,牙科医生志愿者通过响应国家牙科社团发起的"捐助牙科服务活动",为患者提供了大量的免费服务。爱心及丰富的专业知识则是每位成功口腔医师的必备条件。例如:

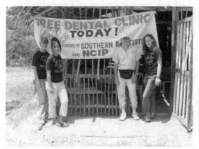
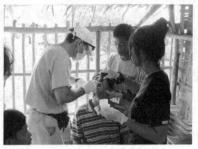

图 1-1　国际牙科服务志愿者

1986 年以来,美国参加全国残疾人牙科基金会的牙科医生让 31 000 多位残疾人和老年人得到了治疗,每年提供相当于 750 万美元的免费牙科治疗。口腔医师为了更好地履行社会责任而放弃了商业利益。

三、口腔医疗市场和一般商品市场的异同点

从市场构成的要素来看,口腔医疗市场具有一般商品市场的要素:即存在商品交换的场所,有供需双方,有可供交换的商品,有可供交换的媒介(货币),商品的价格水平。

从市场机制的作用来看,口腔医疗市场具有一般商品市场的价格机制、竞争机制与供求机制的作用。价格机制表现为口腔诊所具有调整服务项目与经营规模的作用,如把资源投向收费价格较高的高科技种植牙设备和特需口腔医疗服务。竞争机制起着促使口腔诊所发展和调整卫生资源分配比例的作用,具体表现为降低服务成本、改善服务态度、提高服务质量,竞争机制使口腔诊所对价格信号作出灵敏的反应,通过改善内部经营管理,调整人员、设备配置比例,以保持经济规模,协调供求关系。供求机制表现为当卫生服务需求大于供给时,口腔诊所在竞争中处于有利地位;而当卫生服务需求小于供给时,口腔诊所之间的竞争加剧,但也有可能由于诱导需求的存在,医疗服务供给量的增加不一定引起医疗服务价格的下降。

从时空特征来看,口腔医疗市场不同于一般商品市场之处在于口腔医疗服务的生产和消费在时间、空间上具有同一性。即一边生产一边消费,提供一对一或二对一的服务,产品不能通过运输流通等环节进行异地销售和存贮。从需方来看,口腔医疗市场范围的大小是根据就医方便程度来确定的,即就诊距离或可及性。从供方角度来看,它是口腔医疗机构的服务能力所能达到的供应范围。

从市场经济主体特征来看,一般商品市场的经济主体是企业和家庭,而企业是以需求者和供给者的双重身份在市场上进行竞争的,口腔医疗市场的经济

主体由口腔诊所与家庭(患者)构成卖方和买方。随着口腔医疗保险业的发展,口腔医疗市场出现了第三个经济主体,即医疗保险机构,从而打破了传统的口腔医疗服务市场中的医患双边关系而建立起三边关系。

从市场的垄断性与服务效率来看,由于消费者缺乏口腔医学知识而使医患间信息不对称,消费者主权不充分,因此在口腔卫生服务市场中,医患之间不存在平等的商品交换关系。口腔医疗服务市场被具有行医资格的个人或机构所垄断,由于存在供方垄断,供方有控制价格和控制产量的能力。口腔诊所为了追求利润最大化,将提供的服务量定在边际成本等于边际效益的水平上,另外,由于存在诱导需求,口腔卫生服务市场价值规律遭到破坏,从短期来看,口腔卫生服务供给增加,不仅不会使价格降低,反而会引起价格上涨或价格不变。从长期来看,将会刺激口腔卫生服务规模的不合理膨胀,造成社会资源分配与利用的低效率。

口腔诊所在社会经济体系中,它的基本功能是提供口腔医疗服务,口腔医疗服务的经济性与物质商品和一般服务商品相比具有不同的经济特性。

(1) 物质商品生产是有形的,而服务生产是无形的,所以物质商品从生产到消费之间具有时间和空间的距离。而服务,其生产和消费、需求和供给是同时的。口腔医疗服务同样是在生产的同时又在消费。由于这种特性,产生了口腔医疗服务的地区性和24小时的连续性。

(2) 物质商品可以通过库存的变动来调节供需,而服务却不能库存,只能通过时间来调节,原则上生产和消费同时进行。在口腔医疗服务方面只能通过预约门诊等治疗时间的安排来调整服务的需求和供给。

(3) 在服务生产中,消费者的协作能起很重要的作用,而在物质商品的生产方面,对劳动对象和劳动力却没有反作用。在口腔医疗服务方面,希望患者能提供正确的病史,因为提供正确的病史能直接影响口腔医师的服务质量,特别是口腔疾病患者对待口腔健康的态度和行为,对治疗的效果和预后都有很大的影响。

(4) 在物质商品及其他一般服务中,来自供给者所提供的知识很多。例如:购买汽车或食品,消费者可以根据自己对商品所掌握的知识在购买时细心地进行选择。而口腔医疗服务则不同,消费者对口腔医疗质量不了解,只能依顺生产者——口腔医师。这是由于:①口腔医疗服务对不同的患者效果不同;②患者对众多的口腔医疗服务仅仅是偶尔的接受;③患者在口腔医疗服务的选购时难以进行冷静而合理的判断;④拥有专业技术的口腔医师几乎对患者无法作详细情况的转达。

(5) 一般服务生产的价格,由需求者所决定的因素比基础成本更为重要,即消费者对服务的满意程度决定他愿意支付多少钱。在口腔医疗服务方面,消费者(患者)对服务的质量未必能作出正确的判断。

四、口腔医疗服务的相关市场

口腔医疗服务领域接受其相关市场的影响和制约。口腔医疗服务领域的相关市场分为两部分:一是卫生筹资市场;二是卫生服务的投入要素市场。前者主要指健康保险市场,后者可进一步分为口腔卫生人力市场、资金市场、口腔护理用品市场、口腔设备和材料市场。随着我国经济体制的改革,卫生服务的要素市场正在发生变化。

1. 口腔卫生人力市场

在社会主义市场经济体制下,口腔卫生人力市场发生了变化,如医学院校招生权的下放,口腔卫生人力的供给不再完全服从于国家的计划。另外,口腔卫生服务管理权的下放和私有制医疗服务单位的发展,使口腔卫生人力的需求逐步脱离国家的控制。口腔医师的收入(年终奖金、基本工资、提成工资)逐步成为调节人力供求的手段和人力市场供求的信号。在我国已形成由高等口腔医学院系、技术学院口腔医学专业、卫生学校口腔医学专业、牙科公司技术培训等口腔卫生人力产出市场。

目前,我国大部分口腔医学人才倾向到发展速度比较快的大城市就业,口腔医疗资源也过多地集中于上述区域,造成东西部发展的不均衡。如果按照国际公认的合适比率,即每4000人拥有1名口腔医生来计算,我国现有13亿人口,应有32.5万名口腔医生。但截至2007年,我国大陆注册口腔执业医师数量仅为11.75万名,存在很大的缺口。而且,我国口腔卫生人才结构单一,仅有口腔医生,缺乏口腔治疗师、口腔修复工艺师、牙医助理、牙科护士等适合口腔医疗服务的专业人才结构体制。"用花椒治牙痛,用麻绳拔牙。"在偏僻的农村还会有人采用这些原始的方法来治牙病。因此,我国的口腔卫生人力市场还有巨大的发展空间。

2. 口腔医疗资金市场

在经济体制转轨过程中,国家预算与口腔医疗服务单位的实际资金需求之间的差距逐渐拉大。为了获得资金,口腔医疗服务单位已开始利用贷款、外资、股份制等方式筹集资金。在10年前,我国对外资进入医疗市场的投资比例规定不超过30%,内资不低于70%,而现在内外资比例规定倒了过来。口腔卫生服务资金市场正在形成。相比较我国对中外合资医院,外方股份比例不超过70%的规定,对口腔诊所的开放程度更高。这也是近年来,外资加大对口腔医疗市场的投入力度的原因之一。例如:2004年中日合资的口腔诊所——汉和齿科落户京城,这家诊所总投资600万元,由日方控股82%,突破了我国对中外合资医院外资70%的持股限制。众多外资纷纷进入我国的口腔医疗服务行业,无非看中了这一领域蕴藏着的巨大的市场空间。外资医疗机构会携带资金、技术、管理、服务、营销的优势加入战团,口腔医疗行业很可能会出现一次兼并重组的浪潮。

2010 年中国网民口腔健康状况调查表明,中国网民过去一年花费在牙齿上的费用不到 500 元的网民占 82.9%,花费在 500~1000 元的网民占 11.4%,花费在 1000~3000 元的网民占 4.7%,而花费在 3000 元以上的网民只占 1.0%。现阶段,我国设有口腔科的综合医院约 1.8 万家,专业口腔医院近 300 家,私人口腔医疗机构近 5 万家,估计 2010 年这些机构在口腔医疗服务方面的营业额能达到 500 亿元左右。

3. 口腔设备和材料市场

市场机制已成为调节口腔设备和材料市场供求的基本手段。近年来,随着我国医用电子学等尖端科学的发展,本土化口腔器械设备及材料业取得了飞速发展,口腔器械不断更新改造,产品力求稳定、耐久、安全、多功能、高速度和小型化,在结构上也向着组合式方向发展,使之达到功能齐全、设计合理、便于操作和维修、缩短治疗时间、减轻患者痛苦和降低医生劳动强度的目的,口腔治疗设备发展步入了数字化潮流。我国口腔医疗器械生产厂家生产和销售比其他医疗器械稳定,但还远远不能满足市场日益增长的需要。牙科治疗设备的不断升级换代,从表面上看是牙科医学不断追逐时尚的结果,但本质上说却是社会经济与技术不断进步、不断进化的结果。这些新技术、新产品的推广应用,对口腔医疗服务必将带来极大的促进。

2006 年北京海淀区疾病预防控制中心对海淀区的调查结果表明,海淀区常住人口 150 万、流动人口约 50 万,全区有牙科 X 射线机约 180 台,其中,进口和国产品牌约各占 50%。据了解,口腔医疗相关产品包括口腔医疗设备(牙椅、手机、空压机、消毒设备、口腔影像设备、口腔修复设备、口腔内科设备、教学系统等)和口腔器械、耗材(技工修复耗材、临床修复耗材、内科耗材、正畸耗材等)。自 2007 年以来,口腔医疗设备和材料市场增长速度超过 19%,2010 年中国口腔医疗设备和材料的市场年销售规模超过 160 亿元人民币。相比较,我国口腔医疗设备市场增长比较稳定,口腔医疗器械发展较快,但行业利润微薄,而口腔医疗耗材市场不但增长快速,而且行业利润率较高,是目前发展势头最好的板块。

第二节　口腔诊所社会存在

国外经济学家把私人开设的小型口腔诊所提供的口腔医疗保健服务称为 Professional Business,意思是指专业性非常强的生意。既然是生意,就有两重意思:第一,做生意就要赚钱;第二,既然是生意,就要学会生意经。我国政府已经在 2000 年正式将医疗机构划分为"营利性医疗机构"和"非营利性医疗机构"两类进行管理。开设私立口腔诊所均为"营利性"的医疗机构,开设公立、社区或慈善口腔诊所均为"非营利性"的医疗机构。

营利性医疗机构是指医疗服务所得收益可用于投资者经济回报的医疗机构,其医疗服务价格放开,可根据市场需求自主确定医疗服务项目。开设口腔诊所,就是为了通过向广大患者提供优质的服务来获取合理的经济回报。私人开业的医生和在国家医院工作的医生是平等的,同样应该得到尊重。

1989 年,北京大学口腔医学院张震康教授参加了在德国柏林市举行的以"21 世纪全球牙医学展望"为主题的国际研讨会,并作了题为"中国 21 世纪口腔医学展望"的报告。在这一报告的最后提到 21 世纪中国私人口腔诊所将变得更加普遍,并在口腔医疗保健中起到重要作用。

2010 年,多年研究中国经济的哈佛大学商学院的著名经济学家科比教授在对佳美口腔医疗集团商业案例分析中认为:中国未来 20 年最大的市场潜力是医疗和教育。而医疗教育绝大部分都是政府在经营,佳美口腔医疗集团率先采用国际连锁模式,结合国际资本将进入资本市场,这种行业在中国无疑是一个朝阳产业和具有巨大市场潜力及可持续发展的企业。

一、口腔诊所的社会生存

口腔健康是人体健康的重要组成部分。世界卫生组织制订的口腔健康标准是:牙齿清洁,无龋洞、无疼痛感,牙龈颜色正常,无出血现象。但我国的口腔健康水平、口腔疾病预防水平及对口腔健康的重视程度都与发达国家有很大的距离。口腔诊所的社会生存包括社会服务性和经营管理性两个方面:

1. 社会服务性

口腔诊所如果不能保证应有的社会服务性和社会效益,不为社会人群提供良好的口腔健康效益,那就是没有把口腔诊所的开业管理工作置于对社会负责的基点上,也就失去了它的存在价值。

2. 经营管理性

口腔诊所需要人力、物力、财力的投入,必须讲究投入与产出的关系。牙科是一种服务行业并且商业性很强。同样,经济收益是许多人选择牙科作为终生职业的原因之一。口腔诊所提供的口腔医疗服务活动中存在着社会供求关系,从而具有经营管理性,受着商品经济价值规律的制约,存在着服务市场的规律与特点。口腔诊所的经营管理性是为国家创造税收和为经营者创造利润,以及获得口腔诊所扩大再生产的财力相统一的经济效益。

3. 社会服务性和经营管理性的关系

首先社会服务好了才能有经济效益,社会服务是第一,经济效益是第二。衡量一个口腔诊所的经营和发展是否健康、是否有社会价值,主要是看口腔诊所的社会服务性和经营管理性是否良好,社会效益和经济效益是否良好。

二、口腔诊所的社会基础

我国口腔诊所发展呈现迅猛势头,正在形成投资主体多元化、投资方式多样化的办医体制,成为我国口腔医疗服务的重要力量。口腔诊所在我国口腔卫生服务中的地位包括经济基础、发展空间和国家法规三个方面。

1. 口腔诊所的经济基础

长期以来,由于我国卫生资源有限,在我国口腔修复、洁治术基本上都属于不能够报销和免费医疗的项目,在目前也不属于国家基本医疗范围,患者就医少了限制,可以根据自己的经济状况和对口腔健康的认识程度自由选择,私人口腔诊所可以和公立医院公平竞争。

我国医疗保险制度改革的主要特点是低水平(保险待遇水平与经济发展水平相一致),广覆盖(覆盖城镇所有用人单位及其职工),共同负担(医疗保险基金由单位与职工共同负担),统账结合(基本医疗保险基金的经费筹集、管理与使用实行社会统筹与个人账户相结合),坚持属地化与社会化管理,实行多层次保障。这就意味着在未来我国仍将口腔修复、洁治术作为一种选择性特需口腔医疗,这就为口腔诊所的发展构建了经济基础。

2. 口腔诊所的发展空间

传统意义上的口腔诊所和大中型合资或私营等非公立的现代口腔医院、口腔门诊部、口腔诊所存在巨大的区别,但这种差别正在逐步缩小。传统意义上的口腔诊所的设备特点是大多为一台牙科椅位或两台牙科椅位,服务对象多是固定的周边邻居,服务特点是很低的收费价格,以及用最低的成本提供尽可能的口腔卫生服务,口腔诊所的业主大多为当地世居居民,口腔诊所的员工多为家族成员,口腔诊所往往是一个家庭的主要谋生来源,口腔诊所常常选择在人口密集的城镇居民区开业。由于在数量上存在的绝对优势,成为我国大众接受口腔卫生服务的一个最广泛的途径。目前,我国口腔诊所建设的现状:一是传统口腔诊所数量多且水平低;二是现代口腔诊所发展潜力巨大且势头迅猛。

现在我们很难预测传统意义上的口腔诊所什么时候会自动消亡,按照理想主义的观点人人应享有最佳的最科学的口腔卫生服务,但是人们的智力、目标、理想、体力、运气、经历都不可能是相同的,人们的口腔卫生服务可及性是不相同的,人们对口腔卫生服务的价值观也是有区别的,绝大多数人只能享受相对适宜的口腔卫生服务。

口腔诊所降低了周边居民享用口腔卫生服务的非货币价格,最佳的最科学的技术和方法也是相对的,今天最简单的一个个体口腔诊所设备也许在10年以前或几十年以前是先进的设备,因此,落后和先进永远是相对的,绝对平等和公平是不存在的。在 21 世纪初我国各地新增了大量的现代口腔诊所,口腔诊所在我国有广阔的发展前景和空间。

3. 口腔诊所的国家法规

目前,我国受过口腔专业教育训练的口腔医师绝大多数在县级以上的城镇口腔医疗机构工作,且主要是在综合医院的口腔科工作,综合医院的口腔科承担了大部分的口腔医疗工作。我国口腔诊所发展缓慢、布局不合理、管理不规范、水平高低不一、存在收费不透明和交叉感染等诸多方面的隐忧。有些口腔诊所和口腔医师利用公众对医生职业的信任和对治疗病痛的渴望心理,存在着过度商业化倾向,甚至不顾职业道德。这些不良现象既侵害了公众的利益,引起了社会公众的普遍不满,又透视出有些口腔诊所的道德危机。加上公众的传统观念的影响,我国口腔诊所提供的口腔医疗服务离满足人民群众日益增长的口腔医疗保健需求尚有很长的距离。这些都有待政府的有效管理和引导。

国家法规的健全是口腔诊所发展的保证。政府的医疗职能部门已经在清理游医和证照不全的不法口腔诊所方面取得了相当大的成果并为此付出了巨大的精力。一个法制健全,管理完善的口腔医疗市场,才能使各种体制和规模的口腔诊所和平共存、彼此促进,使得消费者从中获得最好的口腔医疗服务和口腔保健服务。国内外的医疗实践证明,专家的评估和同行的认可、行业的监管和监督是最有效的手段。从发展趋势看,口腔诊所将成为我国口腔卫生服务的重要力量。

第三节　口腔诊所社会需求

口腔诊所在我国受到批评的主要原因是,由于患者接受了口腔诊所低质量的服务,降低了患者对接受高质量的服务的需求,由于口腔诊所低质低价,增加了患者接受服务的再需求,反而增加了患者的经济负担,这也是一个客观存在的现实问题。但是患者接受口腔诊所的服务时间成本和心理成本较低,口腔诊所在社会大众可及性方面具有巨大优势,社会需求是口腔诊所存在的基础。

社会大众口腔卫生服务的需求和可及性、常规牙科治疗和修复技术的低风险性、常规牙科治疗和修复技术的低成本性是口腔诊所存在的主要基础。我们应该注意到口腔诊所是我国民间的口腔卫生资源,也是一种完全市场化的口腔卫生资源,应纳入我国口腔卫生资源的管理。

国民经济和社会发展是口腔医疗保健事业发展的基础。我国国民经济发展的总目标是到 2050 年基本实现现代化,达到这一总目标的发展战略分三步走。

第一步目标是:经过 3 个五年计划,到 1995 年基本解决温饱问题。这一目标已经完成。第二步目标是:到 2000 年,国内生产总值(GDP)比 1980 年翻两番,基本消除贫困,人民生活总体上达到小康水平。这一目标也已经完成。第三步目标是:到 2020 年 GDP 较 2000 年再翻两番,基本实现工业化,人民生活达到更加富裕的小康水平。到 21 世纪中叶基本实现现代化,达到目前世界上中等发达国家水平。

根据政府公布的数据,近年来,我国城镇居民收入平均每年实际增长 10% 左右,经济发达的城市人均年收入更高。例如 2010 年,全国城镇居民人均可支配收入达到 1.9109 万元,上海城市居民家庭人均可支配收入达 31 838 元,浙江城镇居民人均可支配收入达 2.7 万元。全国人民的绝对收入呈几十倍地增加。富裕起来的中国人民在解决了温饱迈进小康社会后,对口腔医疗保健的需求日益增长。

1. 消费者需求

需求是指消费者在某一特定时间内,在每一价格水平上愿意而且能够购买的商品量。作为需求要具备两个条件:①有购买欲望;②有购买能力。两者缺一不可。消费者如果只有愿望而没有能力购买,那么这种需求在经济学上是没有意义的。消费者对商品不仅有购买的欲望,而且愿意按照现行的价格购买,也有能力购买,这种需求在经济学上才是有效的。需求与价格有密切关系,因价格而变化。

从理论上讲,人人向往口腔健康和生命质量,而各人的支付能力却因人而有很大的区别,因此患者的需求拉开了很大的距离。"用花椒治牙痛,用麻绳拔牙",内地偏僻的农村还在采用这些原始的方法来治牙病。我们一般将他们分为基本需求和特需需求。基本需求主要是指满足其口腔医疗保健需求;而特需需求则除了有口腔医疗健康需求外,还要有良好的服务需求、环境需求、享有高新技术需求等。有时尽管患者连基本口腔医疗服务的支付能力都没有,但只要他需要口腔医疗服务,其需要就应当得到满足。从这一角度讲,口腔诊所就不仅仅要为满足人们的口腔健康"需求"而提供口腔医疗服务,更要为满足人们的口腔健康"需要"而提供口腔医疗服务。

花最少的钱和时间治好病;良好的服务态度;安全感和可信赖。我国恩格尔系数进一步下降,中等收入者不断壮大,富人阶层迅速崛起,已经进入追求财富的经济社会。这推动了中国民众的新一轮消费运动,娱乐经济、服务消费、奢侈品市场等成为一股强大的

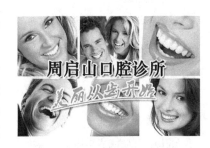

图 1-2 口腔诊所形象广告(来源:周启山口腔诊所)

新营销力量。物质缺乏是经济学存在的基础。物质缺乏是个经济问题。但是，不足是永远存在的，因为社会的需求是无止境的，但资源却是有限的。换句话说，每个人都有些自己想要的东西（如：你想留住自己的牙齿），但我们不可能想要什么就能得到什么。

【调查报告】 *我国家庭人口口腔医疗需要调查*

［李刚．我国家庭人口口腔医疗需要调查报告．广东牙病防治杂志，2008，（增刊）:626-627］

根据我国不同地区经济（人均 GDP）发展水平分层，采用分层抽样方法，抽取我国 6 个不同经济发展水平的县／区为调查样本地区，在各样本县／区采用随机抽样方法，各抽取 2 个乡镇／街道，在各样本乡镇／街道采用随机抽样方法，各抽取 2 个村／居民区，在各样本村／居民区采用随机抽样方法，各抽取 25 户进行现场入户家庭口腔健康问卷和口腔检查调查。

完成调查 6 个样本县／区共 587 户 1558 人，587 户实际人口为 1755 人，失访率为11.22%。整个分析过程是以 3 个不同人均 GDP 地区分类为主线。三个不同类型地区，其中发达地区 193 户 501 人、中等地区 194 户 494 人、发展中地区 200 户 563 人。通过玛叶指数与拟合度检验方法对调查数据质量与代表性的检验和判断，认为这次调查样本对全国总体样本的代表性较好。调查结果总人数为 1558 人，共有 899 人需要按期口腔医疗，有 415 人需要及早口腔医疗，有 24 人需要紧急口腔医疗，有 551 人不需要任何口腔医疗（见表 1-1）。

表 1-1　我国不同类型地区家庭成员口腔医疗需要情况（%）（2003 年）

口腔医疗需要情况分类	不同地区人数			合计 n=1558
	发达 n=501	中等 n=494	发展 n=563	
第一类不需要任何口腔医疗的人员	42.51	39.47	25.40	35.37
第二类需要按期口腔医疗的人员	49.70	52.83	69.09	57.70
①中度的牙结石	26.75	32.79	37.66	32.61
②浅龋不发展	10.98	12.55	20.60	14.96
③牙周疾病——小范围的,也不发展	3.99	7.29	12.61	8.15
④需要正畸	3.99	8.91	12.08	8.47
⑤需要预防性治疗的口腔情况	4.99	5.26	11.55	7.45
⑥需要口腔修复的人员	14.77	11.13	20.25	15.60
第三类　需要及早口腔医疗的人员	22.36	21.86	34.64	26.64
①重度龋齿	11.98	12.75	22.74	16.11
②重度牙周疾病	0.80	3.24	7.99	4.17
③慢性牙髓病或尖周疾病	3.99	3.24	7.99	5.20
④严重的牙结石	0.20	3.24	7.82	3.92

续表

口腔医疗需要情况分类	不同地区人数			合计 n=1558
	发达 n=501	中等 n=494	发展 n=563	
⑤慢性口腔感染	0.00	1.01	0.71	0.58
⑥需要拔除一个或几个牙齿	8.58	6.88	17.05	11.10
第四类　需要紧急口腔医疗的人员	0.80	2.83	1.07	1.54

注:第四类需要紧急后送口腔医疗的人员为患有包括口腔颌面损伤、急性牙髓病或尖周疾病、急性口腔感染、急性冠周炎等疾病的人员。

调查结果说明我国家庭成员的口腔医疗需要十分普遍,医疗任务也十分艰巨,口腔疾病的特点是小病多、大病少、重病少,容易被人们忽视。但随着我国卫生勤务的发展、医疗保健水平的提高,我国家庭成员的大病和重病已被控制,绝大多数为小病、轻病的口腔疾病必然将成为影响我国家庭成员健康的主要因素。必须逐步加强与改善我国的口腔卫生服务、满足家庭成员的口腔医疗保健需求。

根据全国牙病防治指导组的调查估计,1988年全国约70%的人尚未养成天天刷牙的习惯,而2000年70%的人已有了每天刷牙的习惯。过去人们定期洁治者寥寥无几,而现在对于年轻人已是时尚。过去儿童错𬌗畸形进行正畸治疗只是极少数家庭儿童的享受,现在在经济发达的大城市已经相当普遍,美容牙科方兴未艾。价格昂贵的种植修复,花费几千元种一颗牙在有信誉的口腔医院尚需排队预约。

21世纪是人类全面追求健康与生命质量的新世纪,人们越来越意识到,口腔是人类整体健康与生命质量的重要组成部分。同时,随着人民生活水平的提高,口腔保健意识的增强,口腔保健的需求明显增加,人们不但需要消除口腔疾病,恢复口腔器官的功能,而且追求形象的健康与完美,渴望生活质量的提高。可以预料,当患病者口腔保健卫生意识提高之后,如果有足够的经济能力来维护自己口腔卫生的话,治疗上述口腔疾病所需要的人力、物力、财力和时间将是十分可观的。在未来的几十年中,我国口腔医疗保健的现实市场和潜在市场都是十分巨大的。

2. 生产者需求

生产者从事营销活动,表面上是满足消费者的需求,但其真正的动机是追求利益的最大化。很难想象,没有得到需求满足的生产者,如何去满足消费者。

在口腔医疗市场中,生产者主要是指口腔诊所和口腔医师。从口腔诊所提供公共物品的功能上看,口腔诊所利益最大化的体现在于向社会提供更多数量、更高质量的口腔医疗服务产品,满足社会公众对口腔健康的基本需求;然而作为独立的经济组织,口腔诊所也必须不断地创造经济利益,为它的生存与发展提供经济保障。为此,口腔诊所的管理者必须从口腔诊所的社会效益和经济利益两个方面出发,研究制定适当的发展战略和竞争策略,一方面不断地扩大市场占有率,达到一定的经济规模;另一方面不断地降低生产和运作成本,提高经济效益。

生产者需求也包含了生产组织内各利益个体和利益群体对实现个人价值和经济利益的需要。对口腔诊所而言,主要是指口腔诊所内的医务人员的需求。口腔医疗服务是要靠人来提供的,只有口腔医务人员的利益需求有了保障,口腔诊所才能正常不断地向社会提供口腔医疗服务。

3. 政府需求

对口腔医疗服务行业而言,政府的需求主要表现在:

(1) 口腔医疗服务行业向社会提供的口腔医疗服务是充分的,能够满足社会各收入阶层对口腔健康的需求。尤其是基本口腔医疗服务,政府作为这一公共产品的提供者,总是通过政府补贴、完善社会保险体系等手段不断地创造条件使口腔医疗机构在非营利的前提下能够并且愿意为社会大众提供口腔医疗服务。

(2) 考虑到口腔医疗机构和患者之间严重的信息不对称,以及患者对口腔医疗卫生行业产品需求的特殊性,政府需要通过行政、法律等手段使得各类口腔医疗机构的生产和经营行为在其管理和控制之下,这是关系到国计民生和社会稳定的大事。

(3) 政府需要口腔医疗卫生行业以及各口腔医疗机构拥有更高的效率,需要它们占用最少的社会资源,为社会提供更多更好的口腔医疗服务。

目前,在口腔医疗行业向市场化不断推进的过程中,政府的管理职能被逐渐转变。转向不断建立、健全口腔医疗卫生行业相关法规,并通过法律和监管手段对口腔医疗卫生行业进行管理。例如:2011年辽宁省政府正式批准通过了《关于进一步鼓励和引导社会资本举办医疗机构的实施意见》。辽宁省提出,力争经过5年至10年的努力,使全省社会办医疗机构数量和床位数量到2013年分别达到全省总量的40%和10%,2015年达到45%和17%,2020年达到50%和25%。

4. 社会需求

口腔诊所开业管理的目的还在于提高社会大众的文明生活和生命质量。具体表现为:①适时向社会大众普及常见病、多发病和口腔健康保健知识,以增强大众的防病治病能力;②适时向大众提供品质优良的口腔医疗保健产品;③向社会开放口腔医疗、保健、咨询的各项绿色通道;④不断地向社会提供成功病例的信息;⑤适时向社会传播口腔医疗新动态;⑥在口腔诊所获得利润的前提下,向社会的公益活动和文化事业捐款等。在实践的过程中,在满足社会大众需求的同时,可以全方位地塑造口腔诊所的品牌,赢得良好的声誉。

随着社会经济的不断发展,政府的医疗保险和商业保险公司将不断介入口腔医疗市场并扩大规模以满足大众的需求。口腔诊所如何加强患者管理以控制不断上涨的医疗费用,成为口腔诊所是否能在较长时间内获得国家医疗保险和商业医疗保险不断支持的关键。口腔诊所应该不断地加强内涵建设、合理检查、规范医疗、保持良好的信誉,以获得医疗保险部门的最大支持,最终获得最大的患者资源。

第四节　口腔诊所服务内容

口腔诊所采用全科口腔医师的看病方式,即一位口腔医师全面负责患者的口腔内科、口腔修复科和口腔外科(用非专业语言说就是补牙、镶牙和拔牙)的治疗,患者不用换医师,就可以得到全面的检查和治疗。我们经常遇到很多患者,他们看了很多家医院却总是得不到全面的检查和治疗,也没有医生为他们提出全面的口腔医疗方案。全科口腔医师的优势在于:①可以全面检查患者的口腔疾病。②根据患者的要求和各类型口腔疾病治疗的特点,为患者提出一套以修复为中心的完整的口腔治疗计划。例如:某患者要求镶固定义齿,但缺牙附近基牙情况不好,有龋坏及牙周病等问题。口腔医师根据这种情况,向患者提出了全口牙周洁治、某牙根管治疗、某牙不能保留必须拔除,并建议患者采用对牙周损伤小的、感觉和固定义齿接近套筒冠义齿修复的治疗计划。③最大限度地避免延误患者多种牙病的治疗机会。

1. 常规服务内容

内容包括:

急诊治疗:各种因素引起的急性牙齿疼痛、牙齿外伤等口腔急症的治疗。

定期检查:初次就诊时全面的口腔检查,以及每 6~12 个月的定期复查。

牙齿充填:针对龋齿及各种因素造成的牙体缺损,使用银汞、树脂及玻璃离子等材料的充填治疗。

根管治疗:各种因素引起、涉及牙髓的牙体疾病的治疗。

牙体修复:牙体缺损或缺失,用冠、固定桥及嵌体的方法进行固定修复。

牙齿清洁:牙石、软垢、色素及烟斑的洁治与抛光。

正畸治疗:儿童及成人牙齿拥挤、牙列不齐等错殆畸形的矫治。

外科治疗:拔牙等口腔外科手术治疗。

2. 可扩展的服务

扩大业务范围可以使诊所提供更全面的牙科服务,提高产出率和利润额。

诊所应提供各种必须和非急无原则的治疗、服务,包括:漂白、贴面、冠桥、种植、牙周维护、预防保健。

义齿修复:多数或全口牙齿缺失的部分及全口义齿修复。冠桥修复可以恢复牙齿的缺损或有效地保护薄弱的牙齿,恢复年轻、自信的微笑。现在的冠桥修复体使用时限长,并且全瓷材料的出现使患者不再担心牙龈萎缩,金属边缘外露的问题。许多诊所可以进行冠桥修复,但他们向患者推荐的力度不够。提供全面的检查可以引导那些还在犹豫的患者接受治疗。

牙周治疗:牙龈炎及牙周炎的治疗。诊所要提高利润,牙周方面的服务是良好的开端。那些一年,甚至几年才"光顾"一次牙科诊所的患者大部分存在牙龈或牙周的问题。诊所最好设计、开展一些针对软组织治疗的项目。洁治员所创造的受益率可达到诊所总收入的 25% 以上,扩大牙周维护的产出率是相当重要的。软组织治疗可以给患者一个逐步完成完善牙周治疗的机会。

种植牙:单个、多个或全口牙齿缺失的种植义齿修复。牙科种植为患者开创了提高生活质量的新纪元。无论是对单个牙缺失还是对全牙列缺失的患者,种植修复都能为其提供前所未有的治疗效果,形成了种植外科技术、种植修复技术、口腔正畸种植支抗技术和种植体技工制作等多学科相互交叉、相互融合的口腔种植体系,它的成功需要口腔外科、口腔修复、牙周、口腔正畸、口腔放射等多学科医师紧密的合作。同时,种植对于专科医生和综合医生来讲都是利润率极高的。所以,开始种植牙修复对诊所和患者是双赢的。

牙齿美容:内容包括死髓牙、氟斑牙及四环素牙的脱色、洁白美容。牙科美容教科书的撰写者、美国审美牙科学会(American Academy of Esthetic Dentistry,AAED)的发起人罗纳德·戈德斯坦(Ronald E.Goldstein)估计,美国人每年用在牙科上的 703 亿美元中有一半都和牙科美容有关。这位亚特兰大的牙医称,这其中为补救其他牙医的败笔而花费的数目大概就要达到 100 亿美元。人们情愿为完美笑容一掷千金。瓷片和牙冠的价格每颗牙齿能高达 4000 美元,在美国诊所漂白牙齿的收费能高达 1000 美元,而补牙等传统牙科手术的收费每颗牙齿只有50~250 美元。由于漂白零售产品的成功和大量整容化妆节目的出现,牙齿漂白变得越来越流行。许多患者已经在应用非处方漂白产品。诊所可以和漂白产品的零售商联合,为这部分患者提供价格合理的、更有效的漂白产品。前牙切角缺损、隐裂、间隙、排列不齐、变色会影响面容美观。贴面可以简单无痛地改善这些缺陷,给患者创造和谐美丽的笑容。患者得以用最微小的不适感换回健康、自然的容颜。

3. 可扩展预防保健服务
内容包括:

龋病预防:窝沟封闭、局部应用氟化物等。

牙科咨询:有关牙科的各种问题或疾病的咨询服务。

供应口腔保健用品:牙膏、牙刷、漱口水、牙线等。

【案例】 广州陆广洪牙科诊所服务项目

［来源:广州陆广洪牙科诊所］

广州陆广洪牙科诊所提供的优质服务项目:24小时电话咨询及预约服务,方便快捷,免除等候之苦。免费口腔检查服务,提供专业治疗方案。个人及家庭牙科服务,满足不同需求。综合治疗计划,彻底根治牙齿疾患,节省您的时间和金钱。个性化牙科保健计划,让您的牙齿再无后顾之忧。医生与客人间充分交流,保障治疗效果。独立诊室,保障隐私。急诊优先服务。

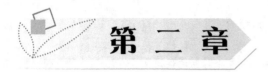

第二章

口腔医疗机构体系

我国政府是有计划地发展医疗机构的。医疗机构一般是指以医疗工作为主要职能,以保障人类健康为根本宗旨所组成的社会团体。口腔医疗机构是为人类提供口腔健康保障专科服务的社会机构。

第一节　口腔医疗机构体系

根据口腔医疗机构的任务、组织结构、收治范围及规模等因素,我国口腔医疗机构大致可分为两种类型、六种基本形式。口腔专科医疗机构包括:口腔医院、口腔门诊部和牙病防治所、口腔诊所;医疗机构口腔科包括:综合医院口腔科、城市门诊部和乡镇卫生院牙科、社区卫生服务中心牙科。这些口腔医疗机构,不仅担负地区内的口腔医疗任务,而且还担负着社区口腔的保健任务。

一、我国医院口腔科医疗服务体系

我国现行的医院口腔科医疗服务体系是在 20 世纪 50 年代初期逐步建立和发展起来的,在我国公立口腔医疗服务长期以来是以医院口腔科服务为主要模式的。

1. 区、县级以上综合医院口腔科、口腔医疗中心

综合医院是我国医疗机构的主体,口腔科是其设置的专科之一。区、县级以上综合医院口腔科,包括综合医院、中医医院和工业及其他部门医院口腔科。区、县级以上综合医院是向多个社区(其半径人口一般在 20 万以上)提供医疗卫生服务的区、县级中级保健医疗机构,2010 年我国卫生事业发展统计公报表明,2010 年底,全国共有区、县级以上公立综合医院 13 850 个,民营综合医院 7068

个。据国家卫生服务调查,我国绝大多数区、县级以上综合医院均有口腔科,部分大学附属综合医院和省市级综合医院设有口腔医疗中心。口腔科的规模、设备及技术水平大致与其医院的分级相一致,差的比普通口腔诊所还弱小,强的达到甚至超过一些口腔专科医院。口腔科综合医院是一级临床科室,口腔科发展的情况从侧面反映了一个综合医院的实力及学科发展的全面性。作为一个日门诊量较大的口腔科,有其"窗口"效应,以此可以反映出一个综合医院建设管理的水平。综合医院口腔科在我国防治口腔疾病中发挥着非常大的作用。

2. 乡、镇综合医院口腔科、卫生院牙科

乡、镇综合医院和卫生院是直接向具有一定人口的社区(其半径人口一般在 2 万以上)提供医疗保健服务的乡镇、街道级初级保健机构,2010 年我国卫生事业发展统计公报表明,2010 年底,全国共有乡镇卫生院 3.8 万个。据国家卫生服务调查,我国街道卫生院平均每院达一件及以上的项目有牙椅,说明我国乡、镇级综合医院和卫生院平均有一台牙椅。

3. 社区卫生服务中心牙科

我国卫生部要求在 3 万 ~10 万居民的社区内设立一个社区卫生服务中心,在一个社区卫生服务中心,至少要有医生 6 名、注册护士 9 名。社区卫生服务中心一般以街道办事处所辖范围设置,可由基层医院(卫生院)或其他基层医疗卫生机构改造而成。社区卫生服务中心服务区域过大的,可下设适量的社区卫生服务站。2010 年我国卫生事业发展统计公报表明,2010 年底,全国已设立社区卫生服务中心(站)32 739 个,我国大部分城市基本建成社区卫生服务网络。社区卫生服务人员主要由全科医师、护士等有关专业卫生技术和管理人员组成。部分社区卫生服务中心设有牙科(表 2-1)。

表 2-1 我国医院口腔科医疗服务体系

		社区卫生服务中心牙科	乡、镇综合医院口腔科、卫生院牙科	区、县级以上综合医院口腔科、口腔医疗中心
牙椅数		1	4	4~14
科室设置		—	可设专业组	分科、加预防
人员		1+1	2+3	4+5 以上
房屋	治疗面积	—	6 平方米 / 椅	6 平方米 / 椅
	总面积		30 平方米 / 椅	30 平方米 / 椅
设备	基本设备	Y	Y	Y
	牙椅单元	Y	Y	Y
	其他设备		Y	Y
规章制度		Y	Y	Y
注册资金到位确定		卫生主管部门	卫生主管部门	卫生主管部门

二、我国专科口腔医疗服务体系

随着医学模式的转变,我国市场经济的发展和广泛的国际交流,我国的口腔医疗服务体系向"口腔诊所—牙病防治所—口腔医院"等三级口腔专科医疗机构管理模式发展。

1. 私立或公立口腔医院

私立或公立口腔医院是向省市、地区(其半径人口一般在 200 万以上)提供口腔医疗保健服务的省市、地区级高级口腔保健医疗机构,包括各高等、中等医科院校附属口腔医院。主要功能是担负省、市、地区口腔专业人才教育、科学研究、制定预防规划和高水平口腔医疗保健功能,并对所属区域内二级私立口腔门诊部或牙病防治所进行业务指导。口腔医院可设置牙科椅位 25~150 台,床位 10~100 张,区分为三个等级。在我国各大中级城市均应设立不同等级的公立口腔医院,我国公立口腔医院的饱和量为 500 个。

2. 私立口腔门诊部或公立牙病防治所

私立口腔门诊部或牙病防治所是向多个社区(其半径人口一般在 20 万以上)提供口腔医疗卫生服务的县区级中级口腔保健医疗机构。主要功能是担负牙病医疗和口腔二级预防保健功能,并接受一级口腔诊所的转诊医疗,对所属区域内一级口腔诊所进行业务指导,有条件的私立口腔门诊部或牙病防治所可进行一定的教学和科研工作。私立口腔门诊部或牙病防治所可设置牙科椅位 11~60 台,区分为三个等级。我国私立口腔门诊部或牙病防治所的饱和量为 5000 所。

3. 私立口腔诊所或社区口腔诊所

口腔诊所是直接向具有一定人口的社区(其半径人口一般在 2 万以上)提供口腔医疗保健服务的乡镇、街道级初级口腔保健机构。主要功能是担负社区的牙病医疗和口腔一级预防保健功能,并作出正确转诊。口腔诊所可设牙科椅位 1~10 台,区分为三个等级。我国口腔诊所饱和量为 200 000 所。牙病的发生与诊疗特点决定了口腔医疗服务必须以口腔诊所为主要模式。口腔诊所小而灵活,分布在社区居民生活密集地,方便患者就近医疗,其工作时间为 24 小时,患者随叫随到,可实行预约制,具有广泛的市场。高质量的口腔诊所,不仅是牙医师谋生和获取利润的工作单位,更重要的是能向社区提供长期牙科医疗服务和定期牙科保健服务。

口腔诊所适宜于小规模大数量地发展。口腔的健康问题与全身性疾病相比,系统性问题较少,口腔医生可以在没有大医院环境支持下单独开业,比集中服务的大型口腔医院有更强的竞争力。个体口腔诊所投资不大,容易开业,因此,具有浓厚商品服务色彩的口腔诊所将占有中国口腔医疗市场的主导地位(表 2-2)。

表 2-2　我国专科口腔医疗服务体系

		私立口腔诊所或社区口腔诊所	私立口腔门诊部或公立牙病防治所	私立或公立口腔医院
牙椅数		1 以上	10 以上	20 以上
科室设置		—	可设专业组	分科、加预防
人员		1+1 以上	6+7 以上	14+16 以上
房屋	治疗面积	—	6 平方米 / 椅	6 平方米 / 椅
	总面积		30 平方米 / 椅	30 平方米 / 椅
设备	基本设备	Y	Y	Y
	牙椅单元	Y	Y	Y
	其他设备		Y	Y
规章制度		Y	Y	Y
注册确定		卫生主管部门	卫生主管部门	卫生主管部门

第二节　口腔诊所不同类型

　　当前,我国正处在经济体制转型时期,城镇医疗卫生体制改革不断取得进展。为了满足对口腔医疗保健日益增长的社会需求,我国口腔医疗保健服务模式也正在发生前所未有的变革,我国口腔卫生服务从精神到物质都已发生了深刻的变化,多种类型的口腔诊所应运而生。

　　建立和经营口腔诊所需具有规模小、独立性强、技术含量高、风险低、前期投入大、进入稳定期后的投入产出比例理想、经济收入稳定的特点。这些口腔诊所设备先进、环境幽雅、特色显著、管理完善,使患者感觉十分方便、舒适、亲切。因为口腔诊所一般设在居民区附近,使居民省了交通费用和往返时间,就医方便,而且可以根据自己的经济实力及需求意愿选择相应档次的口腔医疗服务。在我国,约有一半以上的人选择私人口腔诊所看牙病。

　　随着社会的发展,通过政府政策的变化和市场经济的调节逐步淘汰了传统的口腔诊所,健全社会化口腔医疗和保健服务体系,促进了现代口腔诊所的发展。口腔诊所的体制应不拘一格地采取多种形式,既可以公办,也可以公办民营,既可以民办公助,也可以私人个体办、参股合伙办,还可以中外合资或合作办。口腔诊所的体制有父子相传的,有夫妻店的,有合伙人制的,有个人独立经营的,也有承包的。在我国,口腔诊所根据不同的分类标准可以有不同的分类。

一、产权形式类型

根据口腔诊所的产权形式,口腔诊所可分为独立式诊所、协作式诊所、合作式诊所、连锁式诊所。所谓产权是指对财产的权利,亦指对财产的广义的所有权,包括归属权、支配权、占有权和使用权等权利。

独资式口腔诊所:占口腔诊所的大部分,一般由一个执业口腔医师独立组建,口腔诊所的所有医疗工作由该口腔医师独立完成,该口腔医师的技术水平即代表该口腔诊所的水平,其运行成本相对较低,经营压力不大。

协作式口腔诊所:一般由一个经验丰富的高年资执业口腔医师,聘请几个低年资口腔医师组成。前者拥有口腔诊所设备等财产,后者从临床口腔医疗收入中按比例取酬。

夫妻式口腔诊所:一般由一个技术经验丰富和一个管理经验丰富的夫妻组成。夫妻共同拥有口腔诊所设备等财产。大多数的小型口腔诊所都是由夫妻店起步的,没有工资,没有福利,不用签劳动保障合同,一年365天全天候工作,1个人当8个人用,既是老板,又是店员,既是领导,也是员工,几经艰辛打拼,逐步形成规模,夫妻店一度成为中国口腔诊所经典的经营模式。创业初期,夫妻店使用最少的人,干最多的活,能最大范围地控制各项成本。

合资式口腔诊所:由多个执业口腔医师共同投资建立,类似商业股份公司。共同参股与控股,共同担当风险,按股份分成。

承包式口腔诊所:通过契约形式有偿承包他人口腔诊所的资产经营权,现在有很多医院都在采用这种方式管理口腔科。

租赁式口腔诊所:承租者通过向口腔诊所所有者定期支付一定的固定数额费用,从而长期地获得口腔诊所使用和经营许可。

连锁式口腔诊所:一般由公司投资,建立多个口腔诊所,统一招牌、统一经营模式、统一服务技术标准,规模较大,类似商业连锁店进行营运。其运行成本相对较高。在21世纪,由口腔医师拥有的连锁式口腔诊所也会有所增加。这种连锁式开业的口腔诊所不仅开辟了提供口腔医疗服务的新途径,而且也开创了一种新的商业模式。连锁意味着规模经营,规模经营能带来低成本,低成本才能产生低价格,而低价格显然是在竞争中取胜的最有力的武器。同时统一的服务、统一的管理能保证服务的质量。

二、目标形式类型

对我国口腔诊所的调查显示,口腔诊所目标形式基本可以分成以下几类:

1. 传统型口腔诊所

师承、自学、进修培训出来的传统工匠型个体牙医开办的口腔诊所,为个人传统型。规模多为 1~2 个牙椅,简单修复为主,开业时间较长,员工多为家庭成员。门面不会有太多的装修,里面的设施也较陈旧,没有候诊室及专用消毒间,更没有患者的病历及档案。服务对象为居住在周围的老客户。

因为文化层次低,没有经过专业的学历教育,经济要求不高,收费标准很低,口腔医疗服务质量也比较低,大多数传统型口腔诊所已不符合现在国家口腔诊所的准入标准,将被其他类型逐步替代。

2. 谋生型口腔诊所

国家院校口腔医学专业培训或国家医院进修出来的职业口腔医师开办的口腔诊所,为个人谋生型。规模多为 1~2 个牙椅,门面以简单的装修为主,设备也较普通,设有简易的候诊室及消毒间,服务对象为居住在周围的居民。因为专业学历教育层次低,经济要求不高,收费标准低于公立医院,口腔医疗服务质量一般,其口腔医疗技术和服务质量有待提高,有少量谋生型口腔诊所能够向创业型口腔诊所转变。

3. 创业型口腔诊所

国家高等院校口腔医学专业培训出来职业口腔医师开办的口腔诊所,为个人创业型。其口腔诊所员工多有公立医院的工作背景,大都是毕业于名牌大学或是海外学习归来的专业医生,具备专科特长,有着雄厚的经济实力和专业水平。规模多为 2~4 个牙椅,开业时间多在 5 年以内。大都选择中高档社区的一层作为营业场所,装修时尚精致,有舒适的候诊室、杂志架、饮水机、咨询台、独立的诊疗室,而且服务周到。

此类型口腔诊所随着我国口腔医学专业学生毕业人数的增加,正在快速增多,新开业的口腔诊所基本为此类型。有一定的市场意识,口腔医疗技术高,重视服务质量,操作比较正规;但是缺少管理经验和资金支持,面临经营效益和市场竞争压力。创业型口腔诊所将成为我国口腔诊所的主流和我国未来口腔医师就业的主要途径。

4. 投资型口腔诊所

自从我国实行改革开放以来,民营经济空前活跃,积累了大量资金,开始投入医疗市场,使得投资型口腔诊所脱颖而出。民营资本集团看好口腔医疗产业的前景,投资建设口腔诊所,追求经济效益。入住高级宾馆饭店或地处繁华地区,服务设施堪称星级标准,这里一般都有专职服务人员、医生助理及主治医生,并有咨询区、休息区和隔音的独立接诊区,治疗设备也是进口豪华型,规模较大(4~20 个牙椅)。有详细的发展规划和预算,注意市场宣传和品牌建设。敢于投入,购买高端设备,高价聘用口腔医师。

近年来,国内投资型口腔诊所日益增多。投资型口腔诊所大部分由投资商拥有,成为一种公司性质的企业。在世界范围内,口腔卫生服务行业的可贸易性很差,因此,国外口腔医疗集团大举独立投资中国口腔医疗产业的可能性和成功率不是很大。最可行的方式是国外口腔医疗集团通过与中国口腔医师的合作,完成对中国市场的渗透。

5. 发展型口腔诊所

口腔诊所作为一种商业行为,自然应该获得相应的发展。主要是成功的创业型口腔诊所,规模比较大,市场品牌效应好,业务好,效益好,追求市场扩张,可形成连锁规模。国资发展型口腔诊所存在的主要问题是服务和营销。外资发展型口腔诊所的主要问题是市场扩张。设立连锁诊所可视为其中的一种发展型口腔诊所模式,也是目前被国外口腔卫生服务证明了的一个较为理想的模式。美国和加拿大的大型口腔诊所集团往往连锁经营着数百家诊所,拥有同一采购中心甚至技工制作中心,统一管理,统一采购,统一加工,由此不但大大降低了运营成本,更能确保医疗质量的统一,达到最佳的口腔医疗服务效果。

6. 公办民营型口腔诊所

以公办民营的办法,政府给政策,民间出资金,办民营牙科专业机构,实施政府想做而目前又做不成的牙科保健事业。例如 1995 年,台山市几位有事业心、有责任感又有市场意识的年轻的口腔科医生,自筹资金在该市附城医院办了一个民营口腔中心,由于中心有充分的独立性,有人事权、财务权,制度新,富有活力,使它的专科服务水平和能力迅速在该市突现出来。接着,他们又向市卫生局建议,让该中心成为市属的一个专科单位,承担全市的牙防工作。台山市卫生局经过一场辩论,并顶住一些压力,终于把该中心接收为市属防治机构。职能和任务扩大了,但管理模式和单位性质基本不变。即机构管理上,口腔中心为市卫生局属下的医疗机构,但只有机构编制,没有拨款预算,属公办民营的防治机构。业务接受政府管理和卫生政策的监督、指导,经营上按民营,实行企业管理,自筹资金,自负盈亏。该中心运行几年来,发展迅速,现除了县城防治中心两个门诊部外,还在全市 14 个中心镇设立网点。医生发展到 60 多名,椅位 70 余张。在全市的牙防工作开展中,发挥了积极的作用。他们除了医疗、预防外,还有义齿制作公司,设备制作公司(生产雅博仕牙科综合治疗台)销售公司,人员培训等。初步形成了一个区域性的牙防集团。

三、收费价格类型

不同的口腔诊所,由于投资规模、员工学历、技术水准、服务对象的不同,有不同的收费价格标准,以口腔诊所所在地区公立口腔医院的医疗价格收费为标准,可以将口腔诊所分为低中高三种。

1. 低收费口腔诊所

低收费口腔诊所是提供初级口腔卫生服务的,投资规模较小,门面不会有太多的装修,里面的设施也较陈旧,设备较为简陋,没有候诊室及专用消毒间,更没有患者的病历及档案。从业人员学历较低,服务技术水准较低,但收费也相应低廉一些。称为低成本低收费。由于提供的是低成本服务,低收费也能获得利润。服务对象多是中老年人,以及普遍缺乏医疗保险的城市低收入人群和农村人口。

2. 中收费口腔诊所

中收费相当于口腔诊所所在地区公立口腔医院的医疗收费标准,中收费口腔诊所多为创业型口腔诊所和社区口腔诊所。从设备上看,多为普通型,且有配套设备,如:X线机、消毒设施等。一般有一两个专职医生,再聘请一些知名的矫形专家以及各大医院的医师来兼职。这样从另一方面保证了一些疑难病症的治疗质量,也带来了很多的客源。这里诊治比较客观,态度虽不是特别热情,但是对患者很耐心,再加上社区诊所的价格要比一类二类医院低20%~50% 不等,所以经常有一家人同时在这里治牙的情景。中收费口腔诊所的发展速度近几年增长很快,这从另一方面反映了大众的需要。

3. 高收费口腔诊所

高收费口腔诊所是提供高级口腔卫生服务的。投资规模较大,设备和环境应属国际一流。宽敞明亮的诊室、豪华的真皮坐椅,这里的设备、使用的药品、消毒用品、包括医用手套都是进口的。一流的设备提供了更多安全的保障,同时也保证了良好的治疗效果。从业人员学历较高,有国内的专家和资深医师同时会诊,服务技术标准较高,但收费相对也高。由于提供的是高成本服务,高收费才能获得利润,称为高投入高回报。服务对象多为城市中的中产阶级,尤以私人企业主和外企中的高级职员为主。有的口腔诊所采用的是会员制,入会费按等级分几千到上万元不等,会员可以享受定期的检查和咨询,也可以预约治疗。同一项治疗,不同档次和服务收费也不同,总体来说,费用应该比在地区公立口腔医院高50% 以上。

四、社会功能类型

不同的口腔诊所,以其社会功能为标准,可以将口腔诊所分为私立和社区两种。

1. 私立口腔诊所

按我国新的分类管理政策,私立口腔诊所被定为营利性医疗机构,其收支除可用于投资回报,可根据市场需求自主确定口腔医疗服务项目和价格。

2. 社区口腔诊所

社区口腔诊所为政府投资建立,严格按社区规划分布,主要功能是担负社区人口的口腔医疗和牙病预防保健功能。社区口腔诊所可设牙科椅位 1~2 台。一般社区口腔诊所被定为非营利性医疗机构,社区口腔诊所常是我国社区卫生服务中心的附属和组成部分。例如:北京市海淀区志强园小区居委会主办的社区医疗保健室就附设有口腔诊所。

五、规模形式类型

牙科椅位数目是口腔诊所规模大小的标志,根据口腔诊所的牙椅数量,可以将口腔诊所分为小中大三种。

1. 小型口腔诊所

小型口腔诊所规模多为 1~3 个牙椅,雇佣人数不到 5 人,面积 100 平方米以下。由于投资规模较小,附近居民支持,风险比较低,开业以后较快进入稳定期,投入产出比例理想、经济收入稳定。目前,还没有太大的生存压力,我国大多数口腔诊所为个人开设的小型口腔诊所。

2. 大型口腔诊所

大型口腔诊所规模多为 4~8 个牙椅,雇佣人数不到 10 人,面积不到 200 平方米。大型口腔诊所多由成功的小型口腔诊所扩张而来,前期投资规模较大,管理与经营技术含量高,有一定的风险,开业以后进入稳定期较慢,大型口腔诊所有可能面临投资失败的危险。有很多成功的小型口腔诊所扩张成大型口腔诊所以后,确有面临失败的情况。

3. 口腔门诊部

口腔门诊部规模多为 10 个以上牙椅,雇佣人数 10 人以上,面积 200 平方米以上。口腔门诊部多由成功的中型口腔诊所扩张而来,多为投资型口腔诊所,前期投资规模较大,技术含量高、有一定的风险,进入稳定期以后投入产出比例理想、经济收入稳定。

六、其他分类

根据口腔诊所土地房屋所有权可以分为房屋自有口腔诊所和房屋租赁口腔诊所;根据口腔诊所和住宿是否分开,分为住宿并设口腔诊所和住宿分设口腔诊所;另外根据口腔诊所是否附属综合医院或门诊科,又可区分为附属口腔诊所和独立口腔诊所。

【案例】 **西安市口腔医疗机构分布现状调查与发展对策**

[高宝迪,李刚,王伊,等.西安市口腔医疗机构分布现状调查与发展对策.陕西大卫生,2010,(4):42-45]

口腔疾病的医疗关系着广大人民群众的身体健康和生活质量,而口腔医疗工作的开展与口腔医疗机构的设立紧密相关,为了解西安市口腔医疗机构分布现状,促进西安市口腔医疗机构管理工作的健康发展,我们于 2009 年 12 月对西安市口腔医疗机构进行了全面调查,将其调查结果分析和发展策略报告如下。

1. 对象和方法

1.1 调查对象:西安市辖区内的在当地卫生行政管理部门有登记注册的所有医疗机构、医疗机构口腔科和口腔专科医疗机构。按隶属关系不同包括西安市辖区内的县区单位,西安市市属和西安市地区内的陕西省省属和部属医疗单位,以及部队医疗单位。

1.2 调查方法:采用政府网络和网络全面调查的方法。对西安市辖区内的区县医疗机构和口腔医疗机构采用全面调查。全部样本由一名调查员通过西安市卫生信息网络检索的调查方式对医疗机构和口腔医疗机构进行统计调查,通过西安地区网络查询的方式进行补充调查。村卫生所,村卫生室,疾控站,机关、公司、厂矿、学校、幼儿园医务室、卫生所不计入内,西安地区以外的省属医院不计入内,中医院、妇幼保健院按综合医院计入内,其他骨科、生殖、眼科按专科医疗机构计入内。

1.3 统计方法:利用 SPSS15.0 软件进行统计描述分析,分析各类口腔医疗机构的构成比。

2. 结果与分析

将口腔医疗机构按两种类型、六种基本形式进行分类描述,口腔专科医疗机构包括口腔医院、口腔门诊部和牙病防治所、口腔诊所;医疗机构口腔科包括:综合医院口腔科、城市门诊部和乡镇卫生院牙科、社区卫生服务中心牙科。调查结果表明,西安市医疗机构总数为 1685 个,口腔医疗机构总数为 440 个,口腔医疗机构占医疗机构总数的 26.11%,其中综合医院口腔科有 123 个,综合门诊部(卫生院)口腔科 112 个,综合诊所牙科 52 个,口腔医院 3 个,口腔门诊部 9 个,牙科诊所 141 个。西安市口腔医疗机构分布现状详见表 1、表 2、表 3。据第五次全国人口普查,西安市人口为 741.14 万人,平均每个口腔医疗卫生机构服务人数 16 844 人,西安市面积为 9983 平方公里,平均每个口腔医疗卫生机构服务面积为 22.79 平方公里。

表 1　西安市医疗机构口腔医疗机构分布现状调查结果
(2009 年根据西安市卫生信息网资料统计)

地区	综合医疗机构口腔科				口腔专科医疗机构			
	总数	综合医院口腔科 %	综合门诊部口腔科 %	综合诊所牙科 %	总数	口腔医院 %	口腔门诊部 %	口腔诊所 %
新城区	45	33.33	46.66	20.00	18	0	16.66	83.33
碑林区	42	23.80	47.61	28.57	30	3.33	0	96.66
莲湖区	35	40.00	28.57	31.42	11	0	9.09	90.90
灞桥区	13	61.53	7.69	30.76	13	0	7.69	92.30
未央区	9	33.33	33.33	33.33	6	0	0	100
雁塔区	19	31.57	47.36	21.05	24	0	12.50	87.50

地区	综合医疗机构口腔科				口腔专科医疗机构			
	总数	综合医院口腔科 %	综合门诊部口腔科 %	综合诊所牙科 %	总数	口腔医院 %	口腔门诊部 %	口腔诊所 %
阎良区	4	50.00	50.00	0	7	0	0	100
临潼区	2	100	0	0	11	0	0	100
长安区	21	38.09	57.14	4.76	4	0	0	100
蓝田县	11	18.18	0	81.81	6	0	0	100
周至县	22	9.09	90.90	0	8	0	12.50	87.50
户县	22	9.09	90.90	0	6	0	0	100
高陵县	2	100	0	0	7	0	0	100
市属医院	23	100	0	0	0	0	0	0
省属医院	16	100	0	0	2	100	0	0
西安市	286	43.00	39.16	18.18	153	1.99	5.88	92.15

表 2　西安市口腔医疗机构和服务人口面积与分布现状调查结果

地区	口腔医疗机构总数	人口（万）	每个口腔医疗机构服务人数(万)	面积（平方公里）	每个口腔医疗机构服务面积（平方公里）
新城区	63	55.64	0.88	31	0.49
碑林区	72	71.16	0.98	22	0.30
莲湖区	46	64.32	1.39	38	0.82
灞桥区	26	50.38	1.93	322	12.38
未央区	15	46.91	3.12	262	17.46
雁塔区	43	81.00	1.88	152	3.53
阎良区	11	24.01	2.18	244	22.18
临潼区	13	65.14	5.01	915	70.38
长安区	25	87.99	3.51	1578	63.12
蓝田县	17	57.07	3.35	1977	116.29
周至县	30	60.87	2.02	2974	99.13
户县	28	56	2	1213	43.32
高陵县	9	22.65	2.51	290	32.22
市属医院	23	—	—	—	—
省部属医院	18	—	—	—	—
西安市	439	741.14	1.68	9983	22.74

表3 西安市口腔医疗机构营利性质分布现状调查结果
(2009年根据西安市卫生信息网统计)

地区	医疗机构			口腔医疗机构		
	总数	非营利性%	营利性%	总数	非营利性%	营利性%
新城区	212	14.74	85.25	63	20.31	79.68
碑林区	181	17.75	82.20	72	30.55	69.44
莲湖区	134	11.18	88.81	46	28.88	71.11
灞桥区	219	5.19	94.80	26	31.81	68.18
未央区	92	32.95	67.04	15	38.46	61.53
雁塔区	239	19.00	80.90	43	18.18	81.81
阎良区	59	19.40	80.50	11	27.27	72.72
临潼区	58	60.00	40.00	13	15.38	84.61
长安区	108	45.53	54.46	25	82.60	17.39
蓝田县	89	28.08	71.91	17	58.82	41.17
周至县	96	21.15	78.84	30	80.55	19.44
户县	99	35.18	64.81	28	78.57	21.42
高陵县	51	29.31	70.68	9	11.11	88.88
市属医院	26	100	0	23	100	0
省部属医院	22	95.45	4.54	18	100	0
西安市	1685	23.52	76.47	440	44.52	55.47

3. 讨论

西安市地处关中中部,中国地理南北交界地带,西安市辖9个市辖区、4个县,辖区总面积9983平方公里,其中市区面积为3582平方公里,建城区面积369平方公里,常住人口741.14万(第五次全国人口普查)[4]。随着我国经济改革的不断深入,西安地区经济文化水平有了较快的发展,2008年,西安GDP首次突破2000亿元,达2190.04亿元,同比增长15.6%,财政总收入同比增长24.4% 全年财政总收入324.34亿元,同比增长24.4%,城镇居民人均可支配收入15 207元,农民人均纯收入5212元。其中西安市GDP居前的为雁塔、莲湖、未央和碑林、新城5个区,2009年西安GDP已达到每人3000美元,标志着西安已由温饱型社会转变成消费型社会。人民群众口腔卫生保健的需求也越来越高,必须高度重视社区口腔卫生保健工作,把口腔卫生保健作为卫生保健的一项重要内容来抓。

口腔卫生保健是卫生保健的重要组成部分。西安市卫生局历来高度重视口腔卫生工作,早在1948年,就在西安市中心医院设有口腔科,开展口腔卫生保健工作。改革开放30年来,西安市的经济发展和口腔医疗服务发展很快。根据口腔医疗机构的任务,组织结构、收治范围及规模等因素,将口腔医疗机构大致分为两种类型、六种基本形式。口腔专科医疗机构包括:口腔医院、口腔门诊部和牙病防治所、口腔诊所;医疗机构口腔科包括:综合医院口腔科、城市门诊部和乡镇卫生院牙科、社区卫生服务中心牙科。本次调查表明,西安市医疗机构总数为1819个,口腔医疗机构总数为440个,口腔医疗机构占医疗机构总数的26%,其中有口腔医院3个,综合医院口腔科有123个,综合门诊部口腔科(卫生院牙科)112个,综合诊所牙科52个,口腔门诊部9个,牙科诊所141个,服务人口741.14万。

调查表明,西安市平均每16 844人拥有1个口腔医疗机构。口腔医疗机构占医疗机构总数的26%,其中占综合医院总数的14.45%,其中16.49%的诊所有牙科。平均每个口腔医疗卫生机构服务面积最少分别为新城区0.49平方公里、碑林区0.30平方公里、莲湖区0.82平方公里、雁塔区3.53平方公里,并且这四个地区占有了西安市超过50%的口腔医疗机构资源,西安市口腔医疗机构配置显示出巨大的城乡差异,口腔医疗机构大多集中在市区内,分布不平衡。同时说明经济发展越好的区县相对口腔诊所开业相对越多,营利性口腔机构比率高。调查表明,西安市非营利性口腔医疗机构占44.26%,彰显出国立医疗机构卫生人力资源的优势。在13个区县中目前仅有碑林区设有口腔医院,西安市口腔医院附属在综合医院里。虽然在西安市有两大医学院校口腔医院,但均属部级院校,对西安市区域卫生保健难以给予系统支持。无疑这也是区域口腔医疗中心和营利性医疗机构在市场环境中竞争力不足的一个重要原因。应重点建设西安市口腔医院,突出社区口腔保健网络中心的作用。调查资料中不难看出西安市卫生资源存量相对不足。据周毅调查,上海市有口腔医疗机构1221个,其中公立医院407家,民办医疗机构814家。而上海市人口有2080万人,平均每个口腔医疗机构服务11 434人,每个口腔医疗机构服务人数低于西安。

在西安市口腔卫生资源配置结构显示出巨大的城乡差异,卫生人力、物力资源分布极不平衡。大部分高、精、尖的医疗设备分布在城区内的口腔医疗机构,而有大量医疗卫生服务需求的郊区县边远地区只分布少量的卫生资源;同时不同经济发展水平的县区,医疗卫生资源的分布也极度不均衡,经济发展好的区卫生工作有了较大的发展,各区普遍建成了综合医院口腔科、口腔门诊部、口腔诊所等多种口腔医疗服务机构。实现高中低搭配,社区民众可选则适合自身症状的口腔医疗服务机构进行口腔医疗。而经济欠发达区县的口腔医疗稀少,难以达到正常口腔医疗保健的目标,与群众对口腔医疗卫生的需求不相适应。资源配置的不合理,使得口腔医疗条件较差的区域内的病人为了获得较好的口腔医疗条件向城区流动,造成大医院门庭若市,使得原本资源有限的大医院不堪重负,加剧了城区看病难的状况。

我们建议西安市要加大政府口腔卫生资源投入,发展区域性口腔医疗中心和基层社区口腔医疗服务网络。2006年2月,国务院审议并原则通过了《关于发展城市社区卫生服务的指导意见》。国家主席胡锦涛指出:发展社区卫生服务,对于解决群众看病难、看病贵问题,为群众提供价廉、便捷的口腔医疗保健服务,提高全社会疾病预防和控制水平,具有重要意义。加快发展社区口腔卫生服务将成为深化城市医疗卫生体制改革的重要内容之一。要优先发展基层口腔门诊部和口腔诊所、城市门诊部和乡镇卫生院牙科、社区卫生服务中心牙科。合理地配置口腔卫生资源,使有限的口腔卫生资源发挥最大的社会效益。

驻西安地区省部属大型口腔医院承担着教学、科研和医疗工作,其口腔医生有较丰富的教学经验,应承担对基层卫生院、门诊部和诊所口腔医生的理论培训工作和临床技能的培训工作。西安市口腔医学会或其他中介组织可组织大型口腔医疗机构的口腔医生定期进社区,向社区医生提供讲座、学术报告等,传授社区口腔卫生服务的理论知识;口腔医院应作为社区口腔医生技能培训基地,定期接纳社区口腔医生,为其提供专业技能的培训。

要确立基本口腔医疗服务的优先发展地位,强化我国初级医疗保障制度改革的公平性,实施基本口腔医疗服务是为全体居民提供最基本的口腔医疗服务,预防口腔疾病与促进口腔健康,提高全民族的身体素质。从经济学角度分析,基本口腔医疗服务具有显著的外部性,与一般医疗支出相比,基本口腔医疗服务支出更有利于中低收入人群,能够有效地降低口腔健康风险,具有明显的成本优势。应明确国家医疗保险支出必须向基本口腔医疗服务倾斜,这不仅能实现公平性,也是提高资金使用效率的最佳选择。要加大初级口腔卫生保健工作的财政投入,由于口腔卫生资源配置公平性与经济发展水平相关性不高,各部门不应该因为经济发展水平不同,受财政投入限制而降低对偏远城区基本口腔医疗服务公平性问题的重视。重组口腔医疗机构,建立口腔医疗产业集团,实现口腔医疗的人、信息、技术等资源共享。日益激烈的市场竞争导致了公立口腔医疗机构的两极分化,因此,急需进行口腔医疗机构资源的重组。可通过实施国有口腔医疗机构兼并和合资联营股份制,筹建口腔医疗机构集团等方式,形成几家口腔医疗机构组成的产业链,扩大发展空间和增加口腔医疗市场的占有率,充分满足社区民众对口腔医疗服务的需求。

参考文献(省略)

第三节　口腔诊所技术特性

绝大多数的牙病为慢性疾病,形成口腔病灶,缓慢而长期地影响口腔功能,影响口腔健康与全身健康。牙病除非常严重恶性的炎症外,并不直接威胁患者的生命,龋病、牙周疾病、牙𬌗畸形病死率几乎为零,牙病绝大多数局限于口内,牙病对全身功能的影响也是缓慢的。所以,人们往往能带病坚持工作,牙病常常不易引起人们与社会的广泛重视,同时也造成牙病的医疗是有选择性的。

在国外,牙医保险常常作为医疗保险以外的一个特殊保险。牙病的医疗往往要反复多次,有些牙病患者几乎终生需要牙科医疗,所以牙病的医疗必须是就近医疗。由于牙病具有广泛的普遍性,而且龋病和牙列缺失、缺损具有不可自愈性,必须人工医疗修复才能恢复形态与功能,因而牙病医疗将给人类带来一个极大的社会经济负担。

人类的口腔疾病在古代和现代的人类中患病率高,在保健和医疗中可采用拔牙方法,在功能和外形上能达到最佳修复的三大特点。牙病的医疗与全身性疾病不同,牙病对治疗的操作要求超过了对诊断的要求,精细的治疗操作技术是牙科诊疗的关键。牙科诊疗室融检查、诊断和治疗为一体,其诊疗方法大多为单人局部操作,极少全身用药,和临床医学的医师、主治医师、主任医师三级检诊制度有明显的不同。牙科对治疗设备的依赖大大超过对辅助诊疗手段的依赖。牙病的发生和诊疗与全身性疾病有明显的不同。牙病的发生与诊疗特点决定了口腔诊所是与医院有明显不同的技术特性。临床治疗技术的飞速发展、病情复杂且伴有全身性疾病的病人明显增加和电脑无孔不入的渗透是口腔诊所技术特性的三项最显著的改变。

一、口腔疾病的特性

显然口腔疾病与内科疾病的原则基于共同的知识基础,并且口腔及其相关结构的治疗不能脱离人这个整体,尽管如此,仍有一些关键的区别必须用来规范我们牙科的行为,同时我们在选择治疗患者的模式时也必须考虑区别。

1. 大部分牙病具有普遍性和持续性

口腔疾病的患病率极高,据相关资料显示,龋病及牙髓病、尖周病、牙周疾病、牙𬌗畸形,口腔黏膜病,失牙修复等口腔疾患在社会群体中患一种或者数种并患的几乎占到 90% 以上。由于牙病具有广泛的普遍性,而且龋病和牙列缺失、缺损具有不可自愈性,必须人工医疗修复,才能恢复形态与功能,因而口腔医疗将给人类带来极大的社会经济负担。又因为口腔医疗往往要反复多次,有些口腔病人几乎终生需要口腔医疗,所以口腔医疗必须是就近医疗。

2. 大部分牙科疾病是可以预防的

在一个基础层面上,龋齿和牙周病都是由牙菌斑作用于易感宿主,包括牙齿和软组织。菌斑可以通过家庭护理,如刷牙和使用牙线有效地控制,也可使用药物进一步去除。氟和黏结性封闭剂的使用,去除有害的和致病的因素,如吸烟、频繁的高糖饮食和其他可发酵的化合物,这些都可影响宿主的抵抗力。

每一名牙医都应该知道这些,每天去做并鼓励家庭成员和朋友同样去做,患者也不例外,那些愿意进行口腔预防性护理的患者很少或基本不得口腔疾病,通过预防性措施牙医已经能够减轻他们的工作负担。

3. 大多数牙科疾病并非直接致命

未经治疗的牙髓、牙周感染如果发生急性脓肿,会带来疼痛,并且可能最终会导致一些或全部牙齿的丧失。这种状况在全球范围内广泛存在,以至于被认为是年龄增长的结果,那就是你老了,所以你要掉牙齿。在过去的年代通过使用氟和其他预防性措施,发达国家已经改变了这种状况。这对所有的人而言都是值得骄傲的成绩,但事实上世界上许多人仍无法控制牙科疾病,失去了过多牙齿,尽管如此依然活得长久和富有收获。这提醒我们在牙科的大部分情况下我们并不是处理生与死的问题。

如果有人要建立医学和牙科治疗程序的层次体系,并按照人们生命和健康的影响来排序,那么我们所从事的牙科治疗将在这个名单的最下层,这不应当使我们放弃,而是应该帮助我们意识到我们同医学界的不同,除了对严重疼痛的缓解和急性感染的控制,牙科护理和治疗基本上是有选择性的。

4. 大多数牙科治疗是有选择性的

随着牙科治疗技术的发展,牙科治疗材料日新月异,牙科治疗方法也日益增多,患者在牙科治疗中的可选择性不断增加。除了极少数危及生命的疾病或损害,我们进行牙科治疗时针对患者寻求更高的生活质量,他们希望口腔和牙齿情况达到舒服好用、美观,并不把口腔看成生死攸关的大事,尽管如此他们很在意,那么我们的作用就是帮助这些患者作出明智的选择,尽我们的最大努力完成要求的治疗。如果牙科医生在治疗中未将所有治疗方法给患者做详细介绍,让患者真正做到知情选择,就可能产生医患矛盾。

例如:牙体制备,虽有常规的预备步骤及方法,但想做到"因牙而异"则需要仔细琢磨与推敲。即使是同样一个中切牙全冠牙体预备,也会因缺损范围、牙髓活力状态、牙体长轴、邻牙颜色,以及与周围软组织的关系等不同而有不同的牙体预备设计和方法。任何两个有着同样诊断的患牙,治疗方案未必相同。

例如就当前纠纷较多的烤瓷牙修复体来说,因为瓷牙种类繁多,价格相差几倍甚至几十倍。患者往往由于相关知识的缺乏而因为同是一颗烤瓷牙冠而价格相差甚远,从而认为医务人员有意欺骗,导致医疗纠纷。而不管这些治疗是否要求牙科艺术与技术的极致以达到最大限度的舒适、好用和美观,还是简单地作一个好的暂时性修补直至患者要求进一步的治疗。

再有口腔医疗保健费用中的相当部分,如修复治疗、种植牙、正畸治疗、洁治等,原来都是自费的医疗项目。

5. 大多数患者缺乏对牙科疾病的重视

绝大多数的牙病为慢性疾病,形成口腔病灶,缓慢而长期地影响口腔功能,影响口腔健康与全身健康。牙病除了非常严重的炎症外,并不直接威胁患者的生命,龋病、牙周疾病、牙𬌗畸形病死率几乎为零,所以,牙病常常不易引起人们与社会的广泛重视。长久以来,人们习惯于不将牙齿当做人体的一个器官来认识,对牙科疾病缺乏重视,常常想当然地将自己的意识贯彻于牙科疾病的理解,造成对牙科治疗的不接受而形成医患矛盾。

牙病绝大多数局限于口内,牙病对全身功能的影响也是缓慢的,所以人们往往能带病坚持工作。有人曾对四川省口腔临床现状进行过调查,发现口腔疾病患者就诊率,城市为23.3%,农村为5.15%,牙病未治疗的主要原因是不方便及太忙。例如牙科治疗中,经常可以遇到患者将可能造成黏膜病变的异位萌出牙齿不作为一种疾病来看待而拒绝治疗。如牙科医生在没有给患者解释清楚的情况下进行了相关治疗,后果可想而知。

二、口腔诊所的医疗特性

口腔疾病的直观性较强,诊断相对还是比较简单,看见情况就可以直接判断进行治疗,不像内科等科室还要依靠验血、X 线等辅助诊断。由于牙科的特殊性,传统医院的分工太细,诊疗流程对于患者来说不太方便。但在私人口腔诊所,流程简便,电话约诊,首诊负责制,一条龙服务,非常便利。而且口腔诊所服务可以根据不同的对象采取灵活性,比如可以调整服务时间。口腔诊所医疗范围主要体现在牙体修补、修复及牙周的处理等方面,不可预测的因素相对较少,口腔医疗处理有一定的重复性,口腔医疗风险相对较低。

口腔医疗同临床其他科的医疗相比较,具有以下主要特点:

1. 脑力与体力相结合

在治疗口腔疾患的过程中,口腔医师既要有本专业基础理论的指导、临床相关学科知识和经验的积累,同时还需要耗费较大的体力。脑力与体力的紧密结合是口腔医疗工作的特点。为此,要求口腔医师不仅要有坚实的专业理论知识和精湛的技艺,而且还需要有强健的体质和充沛的精力。

2. 知识技术密集型强

口腔医疗属于知识技术密集型的劳动,从事口腔医疗工作需要基础医学知识和专业理论知识的有机结合,并要求知识更新与积累。除此之外,无论是牙体牙髓的治疗,还是义齿的镶制、畸形牙列的矫正,都有严格的技术操作要求,需要运用多种材料和辅助手段并借助各种器械、工具,属于技术密集型劳动。

3. 工艺和审美要求严

牙体内神经、血管细密,内部结构复杂,因而口腔医师要具备心灵手巧的素质,细刻精雕,一丝不苟。无论口腔内科、口腔外科、正畸科,还是修复科都要求既能为患者恢复功能,又要舒适、美观、经久耐用。满足大众口腔健康和牙齿审美的要求,防止任何差错事故的发生。

4. 牙科医疗有创伤性

牙科医疗多数是具有创伤性或者侵入性的、不可逆性的技术方法,对人的牙体、牙列形态进行的修复与再塑。要特别注意医疗安全和患者知情同意权。

三、口腔诊所的工作特点

口腔医疗是一个很特殊,技术性很强的工种。所以它能够独立发展,可以发展成为诊所、门诊部甚至是口腔医院。口腔诊所属劳动密集型产业,口腔诊所是以一定社会人群和患者为主要服务对象,是以口腔医学技术为基本服务手段,从而决定了口腔诊所工作的特点(图2-1)。

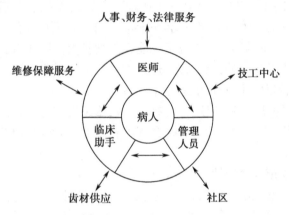

图2-1 口腔诊所的工作特点

1. 强调人道主义精神

必须以口腔医疗服务为中心,一切为了患者,发扬救死扶伤、人道主义精神,强调口腔医疗服务效果。

2. 科学性、技术性强

必须遵循生物 - 心理 - 社会医学模式去开展工作,既强调科学分工又强调科学协作,成为有机的整体,并不断地学习新技术。

3. 具有规范性

口腔医疗行为关系到人的健康,务必严格规范,严肃认真地执行技术操作规程与要求。

4. 连续性强

接受患者就诊、病情观察与治疗要求连续不间断,各种工作安排都应适应口腔医疗工作连续性的要求。

5. 社会性与群众性

口腔疾病患病率高,口腔医疗服务面广,口腔诊所应尽量满足社会口腔医疗要求;同时口腔诊所受到社会各种条件与环境的制约,也离不开社会各方面的支持,必须做好公关。

6. 要使社会效益与经济效益有机统一

口腔诊所的营利性决定了它必须在注重社会效益的同时注重经济效益,以增强口腔诊所的实力,提高为患者服务的水平与效果。提高经济效益的根本途径在于提高口腔医疗服务的水平与质量,注意投入与产出的合理比例。

四、口腔诊所的经营特点

口腔医疗服务的对象是患者,几乎每个人都会有牙病,大多数患者都比较注意与医生的关系,所以只要保持一个比较稳定的患者来源,口腔诊所就会有稳定的收入。另外,医生所提供的医疗服务量是有限的,所以任何一个口腔诊所的患者来源都有一定的限度,不必也不可能无限地扩大。因此口腔诊所在经营了3~5年后,只要不发生大的失误,都会进入相对稳定的时期。

1. 就诊患者量的不可预测性

即使是采用了约诊制,但还是会有一些初诊患者或是不习惯约诊的患者前来就诊。预留了口腔医师人力,有时会等不到患者;不预留口腔医师人力,有时会"大塞车"。

2. 患者每次就诊耗时比较长

现在提倡感染控制,当迎接下一位患者时,整理诊区环境、换器械、引进患者坐定,已经花了不少时间;再加上详细检查、诊断、解说,然后才开始治疗。整个看诊时间绝对快不了,这也限制了一个口腔医师一个诊次所能看的患者数量。

3. 口腔诊所的人力成本昂贵

在口腔诊所耗用的成本中,口腔医师的成本最为昂贵,所以一般业务不太可能将可用于医疗的可贵的口腔医师人力放空挡,去等待不一定会出现的患者,而必然会将口腔医师门诊的时间安排了相当的患者量,使其不至于虚耗。口腔科医生工作多半是立位,劳动强度很大,为每一位病人治疗都要付出一定的体力,因此每日连续门诊时间不应超过6个小时。

4. 口腔医疗所用时间有弹性

虽然口腔医疗每次所耗用的时间都很长,但仔细去推敲,其中还是有相当多比例的患者,其诊疗时间的长短可由口腔医师根据当场的需要而略作调整的。

5. 口腔医疗是一种团队合作

口腔诊所的口腔医疗团队由口腔医师、牙科助理、前台护士组成,在分工合作的机制下,也能有效缓解患者候诊的压力。

6. 行业不可能产生高额利润

口腔医疗服务行业还具有规模相对较小,运行相对较独立和封闭的特点。其整个治疗服务过程能够在一个很小的空间内完成,涉及的人屈指可数,对社会产生的影响相对较小。口腔诊所的前期投入比较大,投资人会比较珍惜这样的机会,运行过程会小心翼翼。口腔诊治是靠医务人员双手实际操作完成的,虽然可见成本不高,但每一分钱都来之不易,不可能产生高额利润,更不可能出现暴利。

7. 经济收入与成本核算容易管理

口腔医疗服务是一个较独立的学科,其医疗业务往往与其他医疗科室关联不大,经济收入与成本核算也较独立,是一个比较容易实行责任制管理的科室。口腔医疗服务成本低,投资回收快,只要管理抓上去了,其经济效益及社会效益就会立竿见影,短期内则有明显的变化。

五、口腔诊所的经营技术

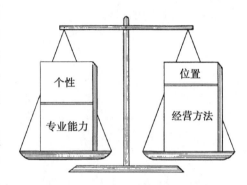

口腔诊所是一种商业经营,私人口腔诊所生存之道,不能只靠高明的医术和先进的设备,还要加上良好的服务态度、严格的消毒、清洁的卫生环境和合理的价钱。成功与否,主要由我们的经营能力和治疗技术来决定(图 2-2)。

口腔诊所是为固定的周边邻居提供口腔医疗服务,因此绝大多数个体口腔诊所仅仅使用常规的技术提供服务,具有较强的自我保护意识,不愿承担任

图 2-2　口腔诊所的直接影响因素

何可能的风险,以修复为主、治疗为辅,例如在我们访谈的乡镇个体口腔诊所中,没有一个诊所的医生愿意为患者去拔可能有一定难度的阻生齿,他们遇到难以解决或存在一定风险的问题往往劝说患者去公立医院。大部分个体口腔诊所只进行常规的治疗和修复。甚至有人开设镶牙馆、洁牙店,以降低可能的医疗风险。

口腔诊所开业不仅需要知道如何以一个合理的价格去寻求一个理想的地理位置,还要能够协商到一个可负担的租价,并且要有能力投资购买必要的器械和设备。一旦设施齐备,就要考虑员工的招聘、面试、雇用、培训以及如何调动员工的积极性。员工的报酬应该具有竞争性,否则不易稳定员工队伍。此外,开业者还要擅长运用广告等商业手段来吸引就诊患者。一旦就诊患者坐在椅位上,口腔医师就应该能为其制订一个完善的治疗方案。最终,口腔医师还要能收取到就诊患者全部的诊疗费用。从这个角度看一个口腔诊所的经营技术包括了房地产经纪人、金融家、采购员、工程师、职业介绍所、教练、广告商、推销员、口腔医师、讨债公司等职业技术,似乎每个经营技术都不是那么简单的和不可缺少的。口腔诊所具备越多的商业经营技术,成功的机会就会越多。

六、口腔医疗的服务效益

口腔医疗服务效益是口腔诊所开业活动所追求的目标。当牙科诊所的经济收益与付出的努力不相匹配时,口腔医师会有挫折感。口腔医疗服务效益包括社会效益和经济效益两大部分,尽可能地提高经济效益,以较少的投入获得符合

社会需求的尽可能大的产出,是社会主义基本经济规律和巩固发展社会主义制度的要求。

目前人们对口腔医疗服务经济效益的科学内涵的理解仍比较模糊;对经济效益的综合评价方法仍存在一些问题,如权数确定的人为性。这些都会对经济效益的评价产生一定的影响。对口腔诊所服务经济效益进行客观、公正、合理的评价是我们研究的目标。

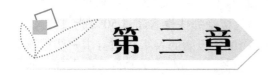

第 三 章

口腔医师职业规划

　　人生目标就是个长远的规划。美国哈佛大学对 5000 人跟踪 25 年做过一个调查,25 年之后从他们发展的轨迹中,最后发现 5000 人分成四类人:第一类人只有 3%,他们是社会的精英人群,25 年来他们只有唯一的目标,而且从来没有动摇过。第二类人群只有 10% 左右,这一类人群成为我们俗称的"白骨精"阶层,他们只有 3~5 年给自己一个目标。第三类人最多占 60%,就是大众群体,这种大众群体有目标,但是很模糊,经常目标不是自己给的,他的目标来源于外界给他的压力,他不会发自内心地做事情,但是知道做不好又对他的生活有影响,所以他要去干,这种人群是社会的大众人群。第四类人群,完全没有目标。每天早晨起来,琢磨到哪去吃饭,能吃点啥,没钱了蹭点饭,吃饱了就拉倒,吃饱后就睡觉,每天过着浑浑噩噩的生活。

　　人人都会制定目标并且知道拥有目标的重要性。当我们树立了一个宏伟的目标,并下决心努力实现之后,就该脚踏实地地大干一番了。当然在实现目标的过程中,难免会走一些弯路而影响目标的实现。如果一个目标在我们的脑海占有重要的地位并且令我们为之振奋的话,那么这个目标就值得我们去实现。为什么有些人能够在很大程度上实现自己的目标呢? 他们是如何做到的呢? 答案只有一个,即制定目标并努力实现它。

　　在今天,要想成功,必须将梦想转变为可付诸实施的行动,在实践中,定位成功对于自己很有意义。很多时候,我们只羡慕别人的成功,而忽视了我们自己也会成为胜利者。成功不会从天而降。

　　在我们观察成功的时候,总有些人会说:"他们可真走运。"然而成功并非轻易获得,成功也绝不仅仅是运气。爱因斯坦曾经说过:"幸运只发生在充分地准备遇到合适的机会时。"岁月荏苒,为机会做好准备。充分的准备是成功的关键。

在这里我要向同行们讲一个管理实践大师德鲁克先生所强调的管理理念:一个组织在管理上要牢牢记住"做正确的事,正确地做事。"

美国现代成人教育之父戴尔·卡耐基(Dale Carnegie)说过:"普通人只投入他们能量和能力的25%进行工作。世界只接受那些投入超过50%能力的人。站在世界顶端的那些少数人,一定是那些100%投入的人。"通过寻求一些积极的、有指导作用的人来使自己为机会做好准备。阅读伟大人物的传记来分享他们的秘密。

在关于日本丰田汽车公司海外发展战略问题上,丰田常务董事牛山雄造曾经讲过三个牙医的故事。"丰田公司的副总裁丰田长南告诉我:某医院要开业了,有三个牙科医生在许愿。第一个医生说我要成为世界上最好的牙科医生。第二个医生说我要成为这个国家最好的牙科医生。第三个说我要成为这个城市最好的牙科医生。请问,究竟哪个牙科医生最能赢得客户而获得成功呢?我们丰田的愿望是要成为这个城市最好的'牙科医生','人至低则无敌'这是丰田的信念所在。"这就是值得我们职业生涯规划借鉴的丰田海外本土化理念的发展战略。

英国铁娘子撒切尔夫人曾经说过:凡有不合的地方,我们要为和谐而努力;凡有谬误的地方,我们要为真理而努力;凡有疑虑的地方,我们要为信任而努力;凡有绝望的地方,我们要为希望而努力!要喜欢我们的工作。在创新和知识领域进行投资不应是一种负担,而是一种乐趣。成功者要有远大的理想,更要有合理的目标。外面寒风呼啸,你内心温暖如春,这便是理想。"成功就是成为最好的自己。"

美国作家威廉·福克纳说过:"不要竭尽全力去和你的同僚竞争。你应该在乎的是,你要比现在的你强。"言下之意,成功不是要和别人相比,而是要了解自己,发掘自己的目标和兴趣,努力不懈地追求进步,让自己的每一天都比昨天更好。日本松下有句名言:"国家需要经营,家庭需要经营,一个人要完成人生目标也需要经营。"

第一节　口腔医师职业生涯特征

"生"是指活着的意思,"涯"泛指边际。"生涯"就是指人的一生。从字源来看,生涯"career"来自于罗马语careeria及拉丁文carrus。二者的含义均指古代的战车,后来引申为道路,即人生的发展道路,又可指人或者事物所经历的途径,或指个人一生的发展过程,也指一个人一生中所扮演的系列角色与职位。

职业是人们所从事的不同类别的、有收入的社会劳动。规划就是用测量器来画出一些标示,形成一个可供依据或参考的图案或方略。换言之,对事情有充分的认知,内心已有尺寸和剪刀,加以设计规划。许多口腔医师都梦想拥有自己的口腔诊所,意识到口腔诊所能为他们带来的丰厚的经济收益和崭新的生活方式。获悉一些同学和同事已经实现了这种转变,并开始考虑自己是否也能去实现这种转变。这已成为他们在茶余饭后与同行们谈论的主要话题。

每个人都是一个世界,每个人都是一种意识。人生规划因人、地、事物、时间而异,对于事情了解愈多愈知道要规划,规划项目愈多,也愈能深入。有周详的计划,再加上持之以恒的努力,成功的机会就愈大。纵然碰到问题,也能气神安定地分析自己的现状,加以排解。尽早规划最好,但什么时候规划都不迟,怕的是不知道要规划。有的规划是适用一辈子,有的是渐进性或阶段性的。职业生涯规划非常重要,人生只有一辈子,人的一辈子是无法重新来的,因此,人生的色彩需要自己掌控。职业生涯设计就是指职工个人和组织相结合,在对个人职业生涯的主客观条件进行测定、分析、总结的基础上,确定其最佳的职业奋斗目标,并为实现这一目标作出的行之有效的安排。一个流浪的人生,是不可能成家立业的。职业生涯规划基本上可以分为确立目标、自我与环境的评估、职业的选择、职业生涯策略、评估与反馈五个基本步骤。

口腔医师职业生涯规划对于其人生道路来说具有战略意义,决策正确,则一帆风顺,事业有成。因此,进行口腔医学职业生涯的规划非常重要。随着我国大学教育普及的到来,大学生自主就业和开业成为越来越热门的话题。就业和开业前要对自己水平、能力、薪酬期望、心理承受度等进行全面的分析,做出较准确的定位。不可悲观,把自己定位过低。也不要高估自己,导致期望值过高。对口腔医师来说,就业与开业不仅为其提供了生存的基本条件,使其拥有丰富多彩的生活,同时也为我们提供了施展才华的舞台。

一、口腔医学职业的概念和特点

职业以劳动者本人所从事的工作性质的同一性进行划分,我国的口腔医学职业分为:口腔医师、牙科技士和牙科护士。国际标准职业分为专家、技术人员及有关工作者。有牙科医师、牙科助手、牙科卫生士、牙科治疗员、牙科技士和牙科护士等。我们获取和调查了世界 24 个国家的牙科人力相关数据,各国口腔医师类型结构见表 3-1。

在现实生活中,有很多平庸者成功了,聪明人却失败了,导致这种现象的原因在于:平庸者能专注一个领域,耕耘不辍,最终到达目的地;而那些智力超群、才华横溢的人却仍在四处涉猎,毫无目标,最终一无所获。这就是专注的作用。根据口腔医学职业产生发展的历史及其对人类社会发展的影响,牙科职业具有以下特点:

表 3-1 世界 24 个国家口腔医师类型结构

类型结构	
颌面外科医师	Maxillo-facial Surgery
口腔外科医师	Oral Surgery
正畸医师	Orthodontics
牙科儿童和预防医师	Children And Preventive Dentistry
修复医师	Prosthodontics
保存牙科	Conservative Dentistry
儿童牙医	Paedodontics
全科医师	General Practitioner
牙髓医师	Endodontics
口腔医学和病理医师	Oral Medicine and Pathology
放射医师	Radiologist
牙周医师	Periodontology
公共卫生医师	Public Health Dentist or Community Dentistry

1. 类别性

口腔医学职业是社会分工的产物。这种社会分工是有类别的,包括门类的差别和层次的差别。口腔医师、牙科技士和牙科护士等是门类的差别,实习医师、医师、主治医师、副主任医师、主任医师等是层次的差别。人们各自从事不同的职业,也就有了社会分工劳动体系中的不同地位、不同身份、不同角色。职业成为每个人在社会生活中的不同地位、不同身份、不同角色的标志。从社会需要角度来看,职业并没有高低贵贱之分。但是,现实生活中由于对从事职业的素质要求不同,以及人们对职业的看法或舆论的评价不同,职业便有了层次之分。这种职业的不同层次往往是由不同职业的体力、脑力劳动的付出、收入水平、工作任务的轻重、社会声望、权力地位等因素决定的。

2. 经济性

口腔医学职业是有报酬或经济收入的劳动。人们通过口腔医学职业为社会奉献劳动,社会按照一定的标准付给劳动者报酬,这些报酬成为劳动者及其家庭成员的主要经济来源。口腔医学职业劳动因为岗位的不同、劳动复杂程度的不同、劳动科技含量的不同,所获得的报酬也不同。劳动者一旦失业,其自身以及家庭生活就会失去主要的经济来源。劳动者通过口腔医学职业,不仅要生存,而且还要谋求发展。口腔医学职业因具有经济性,所以使其不仅是人们谋生的手段,而且是人们为社会作贡献的岗位。

3. 专业性

口腔医学职业是人们从事口腔医疗保健的专门业务,一个人要从事口腔医学职业就必须具备专门的知识、能力和特定的口腔医学职业道德品质。随着社会的发展,科学技术的进步,劳动的专业化程度越来越高,口腔医学职业的专业性也越来越强。口腔医学职业所具有的专业性,是人们促进个性发展的手段,当个人从事的牙科职业能使个人的专业特长、兴趣得到充分发挥时,也就促进了个性的发展。

4. 技术性

口腔医学职业有一定的技术含量或技术规范要求。在人类进入工业时代以后,口腔科学技术得到极大的发展,口腔医学职业的科学技术含量也越来越高。以至于在从事口腔医学职业之前,必须经过一定时间,针对某一特定的口腔医学职业进行针对性很强的专业知识教育,并进行专门的技术培养或操作规程的训练。随着社会的进步,社会分工越来越细,口腔医学职业种类越来越多,口腔医学职业的差别也越来越大,呈现出多样性的技术要求。口腔医学职业是个人在社会劳动中从事具体劳动的体现,当个人学会掌握了他所从事职业的技术性,也就学会了把握个人贡献社会的一个重要途径。口腔医学职业在努力兼任艺术家、工艺师和科学家。

5. 终身性

口腔医学职业因其专业性很强,所以口腔医学职业不是一个淘汰率很高的职业,它是一个长线职业、终身职业,口腔医师很少改行,培养个人品牌非常重要。这项工作不仅应该给人带来稳定感和名誉,还应该给人带来幸福感。因此,如果想提高口腔医学职业满意度、享受终身牙科职业带来的快乐,就应该使自己喜欢的事和自己的口腔医学职业相一致。终身职业年龄越大越值钱。

二、职业生涯规划和成功

职业生涯规划作为一个专业,是20世纪60年代在美国诞生的。随后又被引进到其他国家,并在加拿大、瑞士、法国、新西兰、澳大利亚、德国等国家得到快速发展。如今,这些国家平均有超过72%的工作人群直接受益于职业生涯规划。20世纪90年代中期从欧美国家传入中国,并逐步被引入我国高等院校和人力资源管理中。

1. 职业生涯规划

职业生涯是指个体职业发展的历程,一般是指一个人终生经历的所有职业发展的整个历程。职业生涯是贯穿一生职业历程的漫长过程。科学地将其划分为不同的阶段,明确每个阶段的特征和任务,做好规划,对更好地从事自己的职业,实现已确立的人生目标非常重要。职业生涯是一个复杂的概念,由时间、范围和深度构成。时间指的是人的一生不同的阶段;范围是指一生扮演不同的角色的数量;深度指的是一种角色的投入程度。

职业生涯规划(career planning)是指个人发展与组织发展相结合,对决定一个人职业生涯的主客观因素进行分析、总结和测定,确定一个人的事业奋斗目标,并选择实现这一事业目标的职业,编制相应的工作、教育和培训的行动计划,对每一步骤的时间、顺序和方向做出合理的安排。生涯设计的目的绝不仅是帮助个人按照自己的资历条件找到一份合适的工作,达到与实现个人目标;更重要的是帮助个人真正了解自己,为自己定下事业大计,筹划未来,拟定一生的发展方向,根据主客观条件设计出合理且可行的职业生涯发展方向(图 3-1)。

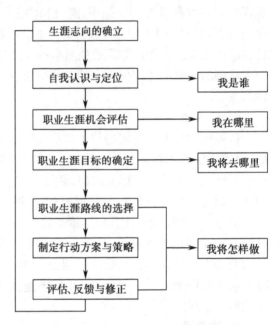

图 3-1　职业生涯设计流程图

职业生涯规划的期限,划分为短期规划、中期规划和长期规划。

短期规划:为五年以内的规划,主要是确定近期目标,规划近期完成的任务。

中期规划:一般为五年至十年,规划三年至五年内的目标与任务。

长期规划:其规划时间是十至二十年以上,主要设定较长远的目标。

职业生涯规划的特性:

(1)可行性:规划要有事实依据,并非是美好幻想或不着边的梦想,否则将会延误职业生涯的发展良机。

(2)适时性:规划是预测未来的行动,确定将来的目标,因此各项主要活动,何时实施、何时完成,都应有时间和时序上的妥善安排,以作为检查行动的依据。

(3)适应性:规划未来的职业生涯目标,牵涉到多种可变因素,因此规划应有弹性,以增加其适应性。

(4)连续性:人生每个发展阶段应该能够持续连贯地衔接。

影响个人职业生涯发展的因素包括进取心、责任心、自信心、自我表现认识和自我表现调节、情绪稳定性、社会敏感性、社会接纳性、社会影响力等。

个人职业生涯规划是个人对自己一生职业发展道路的设想和规划,它包括选择什么职业,以及在什么地区和什么单位从事这种职业,还包括在这个职业队伍中担负什么职务等内容。一般来说,个人希望从职业生涯的经历中不断得到成长和发展。个人通过职业生涯规划,可以使自己的一生职业有个方向,从而努力地围绕这个方向,充分地发挥自己的潜能,使自己走向成功。

2. 职业生涯阶段性任务

口腔医师生涯分为求学期(19~25 岁)、培养期(毕业后 5~10 年,25~35 岁)、巅峰期(35~50 岁)以及退休期(50~60 岁)四个阶段,每一时期都有阶段性的任务和目标,其中求学期和培养期可视为生涯规划起步的关键。

在求学时的高年级寒暑假,口腔医学系学生可到医院或诊所见习,实习态度应积极主动,争取练习机会,初步认识未来工作实况。培养期时虽已走入社会开始执业,但专业技能尚未完全成熟,选择良好的训练环境,对于培养正确的诊断能力、训练口腔医师职业各方面基本技术和拟定治疗计划能力,有举足轻重的影响。这时期不论是学习或态度上的可塑性很大,任何习惯一旦形成,极可能沿用一辈子。我们提醒准口腔医师对自我要求一定要高,学习阶段时不要挑患者,不要怕踢铁板。正值花季年华,无所畏惧,敢于梦想一切。随着社会历练和对职业环境认识的增长,对自己的目标愈来愈清楚,就不难规划出日后生涯的轮廓。

3. 职业生涯成功

美国经济学家萨缪尔森(Paul A.Samuelson)提出了一个幸福方程式:效用/欲望 = 幸福指数。职业生涯成功是个人职业生涯追求目标的实现。职业生涯成功的含义因人而异,具有很强的相对性,对于同样的人在不同的人生阶段也有着不同的含义。每个人都可以,也应该对自己的职业生涯成功进行明确界定,包括成功意味着什么,成功时发生的事和一定要拥有的东西、成功的时间、成功的范围、成功与健康、被承认的方式、想拥有的权势和社会的地位等。对有些人来讲,成功可能是一个抽象的、不能量化的概念,例如觉得愉快,或在和谐的气氛中工作,有工作完成后的成就感和满足感;在职业生涯中,有的人追求职务晋升,有的人追求工作内容的丰富化。对于年轻的口腔医师来说,职业生涯的成功"应在其工作中建立满足感与成就感,而不是一味地追求快速晋升;在工作设计上,设法扩大其工作内容,使工作更具有挑战性"。

职业生涯成功能使人产生自我实现感,从而促进个人素质的提高和潜能的发挥。职业生涯成功与否,个人、家庭、企业、社会判定的标准都存在一定的差异。从现实来看,职业生涯成功的标准与方向具有明显的多样性。

目前大家共识的有五种不同的职业生涯成功方向:

进取型——使其达到集团和系统的最高地位。

安全型——追求认可、工作安全、尊敬和成为"圈内人"。

自由型——在工作过程中得到最大的控制而不是被控制。

攀登型——得到刺激、挑战、冒险和"擦边"的机会。

平衡型——在工作、家庭关系和自我发展之间取得有意义的平衡,以使工作不至于变得太耗精力或太乏味。

要对职业生涯成功进行全面的评价,必须综合考虑个人、家庭、企业、社会等各方面的因素。有人认为职业生涯成功意味着个人才能的发挥以及为人类社会作出贡献,并认为职业生涯成功的标准可分为"自我认定"、"社会承认"和"历史评判"。对于人力资源管理人员来说,按照其人际关系范围,可以将其职业生涯成功标准分为自我评价、家庭评价、组织评价和社会评价四类评价体系。如果一个人能在这四类体系中都得到肯定的评价,则其职业生涯必定成功无疑。

口腔医学职业是个伟大的、高尚的行业。如果我们投入的精力和探索能为我们打开这个世界,我们的职业能够为患者带来形态自然、功能完善的美观修复体,改变患者本身的不美观,为患者消除长期的疼痛,为此感到的心满意足会令我们的精神不断地焕发出新活力。

建立一所出色的诊所就好比锻炼身体。开始时你只是做几个俯卧撑,或在跑步机上走几下。渐渐地,你可以仰卧举起225磅的杠铃,跑一英里只需六分钟,但是,如果你要保持下去,就得养成习惯,否则最终只会回到原地。无论你处于职业生涯的哪个阶段,你总是可以继续上升的。罗伯特·本奇利说:"一个孩子能从一条狗身上学到:忠诚,坚持不懈,以及在倒下之前要挣扎三次。"这就是成功的秘诀——不断提高、永不停下改进的脚步,痛并快乐着。

社会竞争往往使我们陷入"被比较"的艰难境地:在学校看成绩,进入社会看名利。虽然我们不能改变整个社会风气,但是我们依然可以成就自己。

三、影响职业生涯的环境因素

职业生涯影响因素的关系可概括为:知己、知彼,明智抉择。

1. 社会环境

(1) 经济发展水平:在经济发展水平高的地区,企业相对集中,优秀企业也比较多,个人职业选择的机会就比较多,因而有利于个人的职业发展;反之,在经济落后地区,个人的职业发展就会受到一定的限制。

(2) 社会文化环境:包括教育条件和水平、社会文化设施等。在良好的社会文化环境中,个人能受到良好的教育和熏陶,从而为职业发展打下良好的基础。

(3) 政治制度和氛围:政治和经济是相互影响的,政治不仅影响到一国的经济体制,而且影响着企业的组织体制,从而直接影响到个人的职业发展;政治制度和氛围还会潜移默化地影响个人的追求,从而对职业生涯产生影响。

(4) 价值观念:一个人生活在社会环境中,必然会受到社会价值观念的影响,大多数人的价值取向,几乎都是被社会主体价值取向所左右的。一个人的思想发展、成熟的过程,其实就是认可、接受社会主体价值观念的过程。社会价值观念正是通过影响个人价值观而影响个人职业选择的。

2. 组织环境

（1）企业文化：它决定了一个企业如何看待自己的员工，所以员工的职业生涯，是为企业文化所左右的。一个主张员工参与管理的企业显然比一个独裁的企业能为员工提供更多的发展机会；渴望发展、追求挑战的员工也很难在论资排辈的企业中受到重用。

（2）管理制度：员工的职业发展，归根到底要靠管理制度来保障，包括合理的培训制度、考核制度、奖惩制度、晋升制度，等等。企业价值观、企业经营哲学也只有渗透到制度中，才能得到切实的贯彻执行。没有制度或者制度定得不合理、不到位，员工的职业发展就难以实现，甚至可能流于空谈。

（3）领导者素质和价值观：一个企业的文化和管理风格与其领导者的素质和价值观有直接的关系，企业经营哲学往往就是企业家的经营哲学。如果企业领导者不重视员工的职业发展，这个企业的员工继续留在这里也就没有太大的发展希望了。

第二节　口腔医师职业发展确定

在获得口腔医学学士的基本资格后，新的事业历程才刚刚开始。因为口腔医学毕业生可以遵循各自喜好选择不同途径发展其事业，而每一事业途径都会为口腔医师的知识和实践带来挑战，为社会提供服务和被社会尊重。每年都有一批年轻的准口腔医师，即将步出大学教室，肩负期许与理想，展开从医生涯的第一页。然而每个人的兴趣和特质各异，走临床或做研究？考住院医师或开业？出国深造或国内进修？要在看似错综的条条大路中做出最适宜的选择，实在是个令人期待又有些许彷徨的课题。

漫漫人生路，及早规划有助于成就学习、工作及生活的目标，避免错失机会和遗憾。"选择比努力重要"，"对于没有航向的船来讲，任何风都不是顺风"。俗话说：天生我才必有用。天赐的才能必有其用处，关键是要找到其用武之地。正如我们经常分析某某演员扮演一个角色很成功的原因，是因为演员的性格特质与角色很相似、是本色演员一样，职业成功的秘诀也是做本色演员。做本色演员得心应手，容易成功；做非本色演员很辛苦，不容易成功。

口腔医学毕业生可以从事的工作有：私人口腔诊所执业、医院口腔科工作、政府口腔医院服务、担任学院教学及研究工作和专科执业。现在的就业形势十分严峻，口腔医学专业也是一样的，一般高等院校高等口腔医学院系、职业技术学院和中等卫校口腔医学专业学生毕业后大概有三条出路：①继续学习；②就业工作;③自己开业。在这样一个就业金字塔,每上攀一层,都会有淘汰赛,竞争称得上相当激烈。

在通往成功的路上,最大的敌人是放弃和妥协。因此必须明确我们自己的目标,不要偏听那些使自己泄气的话,坚信自己并努力干下去。要想使自己美梦成真,就从现在开始,马上去做吧!无论我们现在或将来从事的职业是什么,对职业要负责这一点切切不可忘记。一定要认真敬业、勇担重任、兢兢业业、恪守职业道德。其实我们每个人都一样,是需要及时地问自己一句:"十年后我会怎么样?"然后想着五年、三年中你需要达到什么样的程度,你会发现,你的人生就会在不知不觉中发生变化。时刻想着若干年后的自己,会激励自己朝着自己的目标与梦想越走越近。

一、确定继续学习目标

1. 出国学习

出国学习是很好的选择,可是进一步学习,必须考虑经济和将来的出路。需要大笔经费,而且减少了收入。回国之后大医院空间几乎满员,没有关系几乎挤不进去。若有,也要从基础做起,而且待遇不高,到最后可能也只是开业这一条途径。问题是国外训练可能会与实际有些脱节,你若不是以基础医学与研究路线为目标的话,这条路仍须慎重考虑。但若你的志趣是在研究,而且家境富裕,不需赚钱养家,或可以忍受较清贫的生活且有点关系,回国之后能找到职业,这倒是可以考虑的。

打算出国留学的人同样应从确定科系、寻找国外学校资料下手。国外进修分四个系统:美国和加拿大、日本、欧洲(如英国、德国)、新西兰和澳大利亚等口腔医学临床和研究的先进国家。不过,我国学生主要出国进修地点还是美国、加拿大和日本。首先,研究级的进修费用非常昂贵,尤其是美国、加拿大和日本等国家视我国为准开发国家,所以给我国学生的奖学金名额非常少。这就要有周全的财务准备,而且尽最大可能提升个人竞争条件,以利申请学校和奖学金。譬如在校成绩、托福、GRE、个人履历、读书计划、已发表论文、师长推荐信等,样样都到位,做到最好。毫无疑问需要一段长时间的准备,不可仓促成行。

2. 考研深造

师出名门,寻求考研深造是否真有必要?早期我国硕士生或博士生较少,所以毕业生相当抢手,现在却过犹不及,人数又似乎太多了,故若只是为了虚名,再拿个学位又要多花2~3年的时间是否值得,应一并列入考虑范围。但作为临床医师,考研深造获得硕士或博士学位,无论是从医疗技术水平的提高,还是心理素质和对社会的认识,都将发生根本的变化。

口腔医学五年制本科毕业后,有能力考研深造,或有条件考研深造的,我认为应首选考研深造。为了自己将来发展有更多的空间,先打好坚实的专业基础,再干一番事业也不迟。毕业后直接考研不仅有利于提高自己的起点,还能促进知识的融会贯通,不失为提高竞争力的捷径。同时,先就业后考研,积累一定的临床工作经验和具备经济能力后创造条件报考研究生也是非常不错的选择。以国内大学和研究生院来说,各校师资阵容、研究方向、修业年限、特色和制度、学程是否包含临床、专科训练,都有了解的必要。

3. 专升本

职业技术学院和中等卫校口腔医学专业学生毕业后,有能力和有条件考专升本深造的,我认为应首选专升本深造。大学教育已成为基础教育,无论是牙科技士,还是牙科护士,为了自己将来发展有更多的空间,先打好坚实的专业基础,再干一番事业也不迟。例如:高职生选择专升本,甚至专升本后继续考研。同时,先就业后升本,积累一定的临床工作经验和成家以后,再创造条件报考专升本也是一种选择。

4. 培训

先培训后就业,由于学生在校学习是以理论知识为主,实践机会较少,虽经过少则六个月多则一年的临床见习、实习,但与用人单位的要求往往相差甚远。特别是一些实用牙科技术职位,往往要求就职人员有熟练的操作技巧。为了适应牙科职位的要求,先到相关口腔医疗机构参加三个月至半年的专项技术培训再去就业,就能做到得心应手。专科培训通常能带给个人更多自信心和成就感。

二、确定就业发展目标

口腔医生的就业领域较宽,既可在大医院从事口腔科工作,开设私人口腔诊所,在美容院从事相关的面部整容、美容,也可毕业后从事与医学教育、科研、临床实践相关的工作。在薪酬方面上,无论是从事口腔科医生还是从事口腔医疗行业的相关工作待遇都是不错的。

就业是劳动者同生产资料相结合,从事一定的社会劳动并取得劳动报酬或经济收入的活动。就业有正规就业和非正规就业之分。所谓正规就业,就是取得正式的就业身份、地位和相对稳定的就业,传统称为"正式工"。所谓非正规就业,就是未取得正式的就业身份、地位和相对不稳定的就业,传统称为"合同工"。对口腔医师个人来说,就业就是获得生活资料的主要手段,就业活动的结果要尽可能充分地满足自己不断提高的物质和文化生活的需要,使劳动力再生产的条件不断完善。同时就业又是稳定性和变动性的统一。

例如在就业时,原来所钟情的城市大医院要求条件较高,竞争非常激烈;虽然乡镇小医院需要口腔医师,可那里规模较小,环境、待遇各方面都与理想相差较大。遇到这种情况时,首先要进行自我评估,包括性格、兴趣、特长、学识、技能、思维及家庭状况等,还要分析环境条件的特点、环境的发展变化情况、自己在环境中的地位、环境对自己提出的要求以及环境对自己有利和不利的因素等。只有对这些因素充分了解了,才能做到在复杂的环境中趋利避害,做出最佳选择,获得最大的心理认同感,从而缩小理想与现实之间的差距。

1. 确定就业发展方向

通常情况下,职业方向由本人所学的专业确定。口腔医学专业毕业后,绝大多数人都能按照自己所学的专业来选择口腔医疗工作。口腔医学专业是长线专业,这种情况下,如果改做其他行业,就需要认真考虑,选择适合自己的职业岗位。也可以选择与口腔医学专业相关的职业,例如从事与口腔医学专业相关的产业——口腔医疗器材和口腔护理用品的设计、生产和营销。

有时为了就业,甚至要自己去"适合"与口腔医学专业完全不相关的岗位,只要这种职业是社会紧缺的、急需的,或许也会有发展前景。"学非所用"、"用非所学"、"专业不对口"的情况比比皆是,现已不足为怪。"从事适合的职业"就是从事最能发挥自己性格和天赋的职业,因为从事这个职业能很快地成长和发展,是职业发展的最佳路径;同时,在这个职业上能发展到更高的层次,就是能取得很大的成功。

学术研究的道路非常漫长,因此一开始就要认清这是否是条合乎自己兴趣与抱负的道路,一旦决定留在这个领域,就要持续坚定地走下去。口腔医学界从事研究工作的人是绝对少数,职业生涯过程遭遇的辛苦和压力,有时很难为外人所知,所以做抉择时要衡量自己是否具备耐孤独性与耐压性。此外,留在基础研究领域,生活条件通常不如临床或开业的,所以家人的支持和认同,相比之下非常重要。学术研究的确有其成就感,但其挑战性又显得高了些。所以勉励决定献身学术研究者,尽力在成就感和挑战性之间取得平衡,不要走向两极化。

2. 确定就业发展地点

有些人毕业后选择去广州地区发展,有些人选择到上海地区发展,有的则选择去新疆地区发展。选择到国家口腔卫生人力最需要的地方去,无可非议。俗话说"人各有志",但应该综合多方面因素考虑,不可一时冲动,心血来潮,感情用事。比如有的北方人毕业后去了南方,认为那里是改革开放的前沿,社会经济发达,大众口腔医疗需求较高,薪资水平固然较高。但可能会忽略竞争强烈、观念差异、心理承受能力,忽视大中城市的口腔医师处于饱和状态,甚至忽视了气候、水土、湿度等因素,结果时间不长又跳槽离开了。频繁更换地点,今天在这,明天到那,对口腔医师的职业成长肯定是弊多利少。其实中小城市和乡镇的口腔医疗事业同样会有另一番天地,另有一番作为。

引导和鼓励高校毕业生到基层就业,是新的历史条件下党中央、国务院作出的重大战略决策。目前,我国政府引导和鼓励高校毕业生面向基层就业、创业呈现新特点,即主题更加鲜明,政策更加丰富,力度前所未有,组织程度更高,更加以人为本,更加注重构建制度化环境。

3. 确定就业发展场所

因为国有医院能提供较高的工资、福利待遇及社会保险,因此成为求职者关注的焦点。而民营医院为抢夺人才,提供比国有医院高出数倍的薪资,同样也吸引了众多求职者的眼球。国有与民营的争夺,使很多口腔医疗技术人才感到迷茫:自己该去哪里呢?好的骑手在骏马上会有上乘表现,但是如果相反再好的骑手也没用。

在选择就业单位时,首先考虑该单位所在地区我们是否喜欢,其次是该城市是否有我们的发展空间和发展机会,第三考虑具体单位是否对我们的专业发展予以支持。刚毕业就被知名口腔医院或综合医院选中,而且薪资福利不菲,当然是我们的运气与成功。如果没有碰上这种好机遇,我们也无须气馁。不要过分在意职业发展场所的名气,薪资的高低。只要这家口腔医院或口腔诊所的专业岗位适合我们,是我们所向往和追求的,就应该去试一试,争取被录用。口腔医学本科生一定要把握好自身的定位,不图虚名,不好高骛远,所有口腔医院或口腔诊所都喜欢思想阳光而工作踏实的人。

公立口腔医院薪水低,效率较差,升职的机会不大,到40多岁还是要出去开业;有幸升上主任,因为较低的薪水,往往还要在外兼职,而有些医院兼职是非法的,又怕被抓,生活可能无法平静。投资型口腔诊所薪水亦低,但效率较好,升职机会亦不大,永远只是投资财团手下赚钱的工具而已,以所谓"管理中心"由非口腔医师管理口腔医师,难有口腔医师的尊严。口腔诊所薪水高,但进修机会较少,且看诊时间弹性不大,常无专业的分科,较难在专业技术上有进一步的提升。

目前我国人才流动的机制已经建立起来了,但有不少人能流动却不敢流动,总觉得在国有单位工作安稳保险。有的人明知到民营单位同样缴纳"三金",同样享受社会保险并无后顾之忧,但就是不敢越雷池一步。在生活中,我们总是试图尝试不同的结果,但是又不愿意改变现有的一切。口腔医师的自身发展,需要职业发展的场所为其提供舞台,而口腔诊所的发展,则需要有素养的口腔医师。这种素养不仅仅体现在专业方面,而且还体现在他们的职业操守上。

实际上,无论在哪里工作,都没有绝对的缺点或优势。关键的问题是围绕牙科职业长期稳定发展,确立从基层做起、从基础做起,逐步积累经验,循序渐进地提高口腔医疗水平,谋求牙科职业发展的思想理念,对自己的资历和经验都会有益和长进。19世纪先天不足、后天努力的价值观得到普遍推崇。如果你想高人一等,那么最好的方法就是从最底层做起,因为这样才能积累成功必备的历练。

我们都希望在自己所从事的和已知的领域做到完美和卓越。人生的方向很大程度上是由态度来决定的,通过长时间的努力,有望成为牙科职业某一领域的资深人士,可能对我们的一生都会有好处(表3-2)。

【案例】 *在今后的两年内有下海自己开牙科诊所的可能*
[来源:口腔医学网人才市场调查 2005]

表3-2 您认为在今后两年内有下海自己开牙科诊所的可能吗

选择	人数	构成比
A. 我上班有工资,有奖金没必要下海	923 人	9.355%
B. 我想自己开业,可资金不足,想合伙干	2619 人	26.546%
C. 目前没考虑这个,只能先去打工	1605 人	16.268%
D. 没错的! 我肯定会自己开口腔诊所	4719 人	47.831%
共有 9866 人参加调查		

三、确定开业发展目标

开业,即创办口腔诊所的过程。它包括自己是业主、提供服务或创办口腔诊所,是成就自己事业的过程。这不仅解决了自己的就业问题,而且也可以为他人创造就业机会。有人心中一直对开业、就业存在观念偏差,认为理想有纯洁与庸俗之分、高尚和卑劣之分。教科书对"理想"的解释是:"理想是人们在实践中形成的具有现实可能性的对未来的向往和追求,是人们的世界观、人生观和价值观在奋斗目标上的集中体现。"有人还形象地为"理想"作了一首诗:"饥寒的年代里,理想是温饱;温饱的年代里,理想是文明,动乱的年代里,理想是安定;安定的年代里,理想是繁荣。"在不同时期,在不同人的眼里,"理想"是大不相同的,只要不违反法律和有悖道德,理想并无高低贵贱之分,无论开业、就业,理应受到尊重。麦可思公司王伯庆认为创业者要有傻乎乎的乐观,还要有到了黄河心不死的执著。

1. 就业的乐趣

最初想开设口腔诊所的口腔医师都面临着一个重要的抉择,就是真的要自己创业吗? 多数人都有想当老板的欲望,即使在公立医院当主任的高级口腔医师也不例外。不过,领教过社会生存残酷的现实后,有些人宁愿留在有保障而没有太多烦恼的大医院里。

在决定把时间、泪水、技术投在口腔诊所开业经营以前,先想想在公立医院工作的好处。在公立医院就业可以专心致志地看病,进修有人安排,考研也有时间,晋升有人组织,开会有人出钱,纠纷有人解决,器材有人购买,消毒有人负责,不需要担心患者来多少。可归纳为五点:第一,工作有保障,因为公立医院多半根基稳固;第二,可能有优厚的薪水;第三,权责分明,烦恼较少;第四,因为没有涉及自己的财产,没有风险;第五,工作时间较短,不必把烦恼带回家。

自己开口腔诊所,压力非常大,除了要设法吸引和留住患者外,还要采购物品、消毒器材、保养设备、安排员工的工作。更加头疼的是不得不面对和处理与开业有关的种种事情,如与卫生行政管理部门、卫生监督部门、工商管理部门、税务部门,甚至街道办事处这样的部门打交道,才能保证正常运转。在我们国家,有关的法律法规还不是十分完善,传统习惯势力还相当强大,社会大众的口腔健康价值取向还比较低,开设口腔诊所的难度相当大。

目前我国开业口腔诊所步履维艰,某些地方政府有关部门的具体规定和做法,制约了开业口腔诊所的发展。据了解,上海 570 家民营开业口腔诊所,盈利的仅占 40%,勉强维持的占 35%,亏损的占 25%。主要存在"四多四少"即:政策性歧视多、指责多、检查多、处罚多;扶助少、引导少、培训少、服务少。开设一个盈利的口腔诊所的难度相当大。

2. 开业的优势

从事牙科开业工作是制定目标的理想领域,这是因为作为一个独立的经营者,我们完全能够控制自己的命运。如果我们回头看看已经拥有的资源、看看我们所掌握的技能和资源可能为我们带来无限的可能性发展,我们会看到,从事牙科开业工作的确是一件令人激动的事情。

开业是有风险的,就业则相对是安全的。但是开业是主动的,就业则是被动的。在我们扬起生活风帆的时候,一定要清楚我们未来的目标是什么。目标产生于信念,目标就是我们对生活的渴望,我们渴望投入全部的精力,使自己成为自己一直希望成为的那种人。命运到底应该由谁来掌握? 对弱者来说,命运永远掌握在别人的手里;对强者来说,命运则掌握在自己的手里。即在这个世界上,只有自己才能救自己,靠自己的努力,靠自己的头脑,靠自己的双手,靠自己的能力。

对于喜欢独立自主的人而言,在公立医院工作很痛苦,他们更愿意开诊所。第一,他们坚信失败为成功之母,不惜为此断绝后路;第二,他们认为冒险和辛劳终有获得补偿的一天,而且补偿丰厚;第三,他们无法忍受莫名其妙地被解雇。受雇于人,领导不免偏袒他的亲戚朋友,升职、加薪、表扬轮不到自己;第四,他们认为自己的努力总有一天会开花结果。自己创业可以最大限度地发挥自己的潜能,强烈感受成就带给自己的快乐。自己开办口腔诊所,需要全身心地投入,才会有回报,也才会有机会向更高的目标前进。这很有做事业的感觉,而不仅仅是在做一项工作。

　　口腔医疗市场的进入门槛并不高。根据齿科的特点,尤其适宜于小规模、大数量的连锁式发展。口腔的健康问题与一些全身的疾病相比,系统性的问题较少,口腔医师可以在没有大医院的环境支持下单独开门诊,甚至比集中服务的大型口腔医院更灵活、更个性化、更富有竞争力。因此,极富中国特色的口腔连锁诊所在中国有广泛的发展空间。

　　坦率地说,并不是每位口腔医师都适合开设口腔诊所的,也更不是每个口腔诊所都能够进入可持续发展状态的。从事个体口腔诊所,最重要的就是要求口腔医师要有熟练的技术,再就是口腔诊所的服务与环境。患者来就医,对我们的技术感觉满意了,才能成为回头客,也才能带来更多的人气。其次是服务,每次就医结束后,都告诉患者一些注意事项,甚至患者回家后,护士还要打电话询问患者的情况。再就是环境,所有的布置、装饰都会让患者来到这里以后觉得很舒服、很放松,对就医也很有帮助。

　　口腔诊所开业经营的人发现为患者服务不但能带来满足感,而且有助于员工提高技术水平、改善生活质量,投入社会服务行列给他们带来的快乐。对初出茅庐、雄心勃勃的人来说,这些未免太理想化了。也许你不敢相信自己的发现,口腔诊所开业的满足感来自于建立的风格和技术以及服务患者,而不是因为累积了财富,尊严也令人感到满足。口腔诊所开业经营的人希望自己的创意获得肯定,而不只是得到财富。此外,竞争也会使人获得满足。由此可见,自主开业是时代发展的必然。

　　单打独斗型的开业口腔诊所,自主性高,但是"校长兼撞钟"的工作时间长了,开业医师也很辛苦。数家口腔诊所结盟联营,可以互取所长,集不同专科的口腔医师,提供全面性的服务,充分发挥总体人力资源,经营成本也因联合采购可以压低。但联营口腔诊所的医患关系不容易深入,而且合作伙伴间格外需要良好的财务制度为后盾。加盟口腔诊所也拥有人力和软硬件资源共享的优点,但个人局限性大,学习机会比较少。专科诊所自主性强,工作项目单纯,工作时间具有弹性,有利于兼顾生活质量,而且收入未必会少,但格局小产能较低是其缺点。扎实的技术是靠山,配合经营手段和良好的医患关系,便可望成就成功的口腔诊所事业。

　　在民营机构工作的口腔科医生,深圳市有 1300 人,占全市口腔科医生的75%。珠海在民营口腔医疗机构工作的口腔科医生占的比例也达到 70%。广东省其他地方比例没有这样高,一般在 30%~40%,即总人数在 3000~4000 人。

3. 最终的决定

　　大部分口腔诊所经营不善的原因在于采用了不恰当的商业运作模式和医疗技术水平不足。而令人可悲的是,一些知识、技术一般的牙科医师所经营的口腔诊所却有着丰厚的经济效益。因为他们了解私人开业的关键是具备良好的商业运作能力，而不是简单具备优秀的口腔医疗操作能力。成功的商业运作，简单地说就是创造"利润"。这也意味着我们的收益将超过我们的投入。

在很多文化背景下，口腔医师都感觉自己与商业世界格格不入。如果你也有同感的话，建议考虑从事公立医院的口腔医疗、研究或教学等方面的工作，因为在竞争激烈的口腔诊所行业缺乏商业头脑是很难成功的。需要再次强调的是一个口腔诊所开业失败的主要原因往往是缺乏敏锐的商业洞察力，而非临床口腔医疗技能的不足。

我国现代口腔诊所要取得长足的发展，关键在于口腔医学专业人才要进一步更新观念，解放思想，敢于向"私"流动。对未来充满强烈的期望能有助于成功地开业。必须对自己的梦想有清楚的了解。有了清楚的了解，才会提高成功的可能性，直到口腔诊所开业变成现实。我们必须对开业有强烈的愿望，并能够灵活地去实现。未来而非过去才是最重要的。我们不可能只跳两下就跨过一个峡谷。换句话说，不可能在展望未来的同时又在过去中徘徊。做自己喜欢做的事，然后把它做到最好！

【案例】 职业发展规划自我分析法

［来源：老板，2010，（10）］

第一步，分析自己的性格。准确分析自己的性格，一方面便于找到适合自己的岗位，另一方面可以提醒自己在工作中注意克服性格的不足。不要过于由着自己的性子工作，分析自己是为了鞭策自己，而不是为了惯坏自己。

第二步，分析自己掌握的知识、技能。分析自己学习过和掌握的知识技能，罗列出哪些是自己精通的，哪些是自己熟悉的，哪些是自己的弱项。然后再分析自己所从事的工作，胜任岗位需要具备哪方面的知识和技能，如果存在不足之处，要及时学习提高，不要拖沓。

第三步，分析自己掌握的或能够调配的资源。这里的资源不但包括金钱，还包括自己在社会上的人脉。俗话说"有多大的能力办多大的事"，也就是说要尽量去做力所能及的事情。力所不能及的事情要勇于面对，果断放弃。

四、先就业后开业策略

随着我国大学教育的普及，面对严峻的就业形势，"先就业，后开业"正成为当今口腔医师新的就业观和开业观。口腔医学职业是长线专业，刚刚走出校门的口腔医师对即将从事的口腔医疗工作还很陌生，对自身价值的认识也较模糊，应该先"就业"，在积累一定的口腔医疗工作经验和投资财力，且有更多的人生感悟，思想发展成熟，成为主治医师以后，等到了30多岁再考虑开业，我认为是最佳的选择。

例如在我国人才市场中，有工作经验的医疗技术人才，一般都有在国有医院从业的经验，甚至还有部分从国有医院"离开"的，所以他们更愿意选择民营医院;而医学院校的应届毕业生,一般都愿意选择到有社会保障的国有医院就业。希望刚刚步入社会的口腔医师能够树立信心,锻炼坚毅的意志,开阔视野,面对困难和挫折应该设法调整自己,走出自己的小天地,多与各方面的人相处交流,多参加社会活动,融入社会生活。

1. 就业是开业的基础

刚刚走向社会的口腔医师,生理和心理的发育已基本成熟,成人感和自尊心都很强,希望尽快成为独立的人,实现理想中的自我。但由于多年的学生生活,实际经验少,面临错综复杂的问题时,往往由于年龄、阅历、知识、能力等方面的局限而感到力不从心。有些口腔医师由于经济和生活上长期依靠家庭,在自己遇到具体问题时,摆脱不了依赖的心理。这种独立意识与依赖心理所构成的矛盾,一时难以解决。因此,要根据牙科职业需要,有意识地接触社会、了解社会,培养必要的心理素质,按角色要求来调整自己的行为,提高适应能力。

毕业后先就业是一个比较好的实践机会,通过就业工作,可将自己所学的专业知识、所掌握的专业技能与实践紧密地结合起来,检验自己在校的专业知识是否适用、是否够用,所掌握的专业技能是否能够满足就业工作岗位的需要。同时,就业工作也是一个学习社会知识的大课堂,更要提高独立工作、独立思考、独立解决问题的能力,尽快适应工作环境。学习人际沟通与交往的方法,培养自己人格的独立性、减少依赖性,处理好各种关系,使心理从幼稚走向成熟。

2. 开业是就业的发展

进入 21 世纪以来,科学技术日新月异,生产高度社会化、科学化,人类已进入了一个知识经济的全新时代,随着高新技术的广泛应用,社会需要越来越多的灵活运作的口腔医疗服务,独立开业对未来的口腔医疗市场的重要性越来越大。自主开业在解决了自己就业问题的同时,也为社会创造了更多的就业岗位,而且也实现了自我发展和创造了自我价值。在自主开业已成为一种潮流的同时,我国新一代的口腔医师以其敏捷的思维、蓬勃的朝气、不畏挫折的勇气,一定会成为我国口腔诊所自主开业的中坚力量。就业毕竟不是一个最终目标,安于现状,不求发展,则面临淘汰;不进则退将是必然。

随着我国经济体制改革的不断深入,未来的口腔医师就业将面临两个发展趋势。其一,国有医疗机构的战略调整和体制创新将使原来医疗机构吸收的大量口腔医师逐步向社会排放,这势必会使大批口腔医师进入市场,寻找新的工作。其二,户籍制度和劳动人事制度的改革,将促使大量的口腔医师从事流动性工作。这些趋势的发展,将进一步增加就业的压力,就业岗位的竞争将表现得更加激烈。如果不开拓进取,寻求更大的发展空间,部分口腔医师将面临被社会淘汰的危险。

就业是口腔医师与具体化的医疗机构建立的关系;开业是去开创口腔诊所。前者是被动的,后者是主动的。只有掌握了主动权,才能立于不败之地。开业不仅可以实现自我就业,而且还可以创造更多的就业岗位,取得更大的效益。

我们与其陷在自尊的围墙中郁郁寡欢,倒不如去尝试一种积极的生活态度。应该去读那些可以激励自己的书籍,鼓励家庭成员和其他的人,积极地做事,像成功人士一样奋进。成功本身是一场向上攀登的战役,而其结果并不重要。

第三节　口腔医师资格准备

医师是指取得执业医师资格或者执业助理医师资格,经注册在医疗、预防、保健机构(包括计划生育技术服务机构)中执业的专业医务人员。1998 年 6 月 26 日经全国人大常委会通过,1999 年 5 月 1 日实施的《中华人民共和国执业医师法》对执业(助理)医师的考试、医师资格认定、执业注册作了明确的法律规定,未经许可批准,不得从事医师职业。与《执业医师法》相配套的文件有:卫生部《医师资格考试报名资格暂行规定》(2001 年)、《医师资格报名考试暂行办法》(1999 年)、《医师执业注册暂行办法》(1999 年)、《关于医师执业注册中执业范围的暂行规定》(2001 年)等。

我国医师分为四类两级。四类包括:临床医师、口腔医师、公共卫生医师、中医师。其中每个类别的医师又分为执业医师和执业助理医师两个级别。开业时必须要有口腔医师和助理口腔医师的行医资格。我国每年都要进行口腔医师和助理口腔医师执业资格的全国统一考试,只有考试合格,才具有对患者进行诊治的专业资格。

《卫生部关于 2000 年医师资格考试报名资格认定及有关规定》指出,对通过医学自学考试和广播电视大学获得医学专业学历,报名参加医师资格考试的,除符合《执业医师法》及有关文件的规定外,还应遵守下列规定:1998 年 6 月 30 日以前,报名参加医学自学考试,其后取得医学专业学历的人员,其学历可以作为医师资格考试报名的学历依据。1998 年 7 月 1 日以后,非在职卫生技术人员报名参加医学自学考试,其后取得的医学专业学历不作为医师资格考试报名的学历依据。2000 年 1 月 1 日以后入学的非在职卫生技术人员,取得的广播电视大学医学专业学历,不作为医师资格考试报名的学历依据。2003 年 12 月 31 日前,广播电视大学毕业并取得医学专业学历的人员,其学历可以作为医师资格考试报名的学历依据。2004 年 1 月 1 日以后广播电视大学毕业并取得医学专业学历的非在职卫生技术人员,其学历不作为医师资格考试报名的学历依据。在职卫生技术人员,经自学考试或广播电视大学毕业取得的医学专业学历,可以作为医师资格考试报名的学历依据。

一、资格考试

我国实施口腔医师资格考试制度,每年举行一次考试。在《执业医师法》实施后,要取得口腔医师资格,只有通过国家口腔医师资格考试方可取得。口腔医师资格考试也是世界各国普遍采用的口腔医师资格认可形式。口腔医师资格考试是测试和评价从事口腔医师工作的人员是否具备必需的基本知识、基本理论和基本技能的要求,是一个执业资格和行业准入性质的考试,是具有执法性质的考试,是口腔医师执业注册的先决条件之一,也是卫生行政部门依法管理口腔医师行业的重要措施。

口腔医师行业准入制度的实施可分为五个环节,即报名资格审定、实践技能考试、综合笔试、口腔医师资格认定和执业注册,其中前三个环节的目的是为了获取执业(助理)口腔医师资格,当持有执业(助理)口腔医师资格证书者被合法的医疗机构聘用,并经卫生行政部门注册后方可在规定范围内开展口腔医疗活动或其他口腔卫生服务。

【案例】 执业口腔医师考试的考前复习计划

［来源:口腔医学网］

在2011年执业口腔医师考试来临之际,对于一些想报考执业口腔医师而不知从何复习的考生,编辑为您准备了一个考前的复习计划,希望能够帮助考生,并且轻松地通过考试。

1. 读熟教材,掌握知识点

在口腔执业医师考试的初期先制定出一个复习时间计划表,再准备好辅导书,市面上的辅导书很多,可以选择一本口碑相对较好的,其作用在于总结的内容好,相当于一个纲要,为复习搭好一个完整的知识体系。但课本才是重点,看复习指导书一定要结合本科的教材(当然主要是指临床科目)。历年考过的病例题在指导书上往往找不到确切的答案,只有通过教材前后连贯分析才能得到。

2. 多做真题,多记错题

在复习完一遍辅导书和教材以后就可以开始做一些试题或往年的真题,在做真题的过程中你会发现很多问题,例如在做题时会首先发现自己书看得太粗了,根本没想到会考那么细;其次是书没看到点上,按照过去在学校的学习方法背大条条框框根本做不对几道题;再次是病例题知识连贯性很强,不太好找到一个确切的答案;在不断地做题中是会不断地暴露问题与打击自己的自信心的,但是没关系,只要坚持就一定能顺利地通过考试。

3. 集中复习错题,提高效率

在考试复习的过程中,常常有很多考生复习完第一遍后,还从头开始复习第二遍,编辑认为这样既浪费时间又效率不高,大多数考生为了赶时间只好囫囵吞枣,走马观花。这时候是最紧张和关键的,要花最短的时间做最有效率的事,那就要在做真题的时候把做错的都做好标记。我们在此提醒大家,错题除了在习题书上做好标记外,还记住一定要在课本相应的知识点处做好标记。这些错题就算你当时重点注意了,这时再做仍会发现照样很多差错。这就是本轮复习的关键所在:只需要认真整理错题和相关的知识点,既节省了时间效率还较高。

【案例】 关于青岛市 2012 年医师资格考试报名工作的通知

[来源:青岛市卫生局,公开日期:2011-03-30]

各有关单位:

2012 年国家医师资格考试工作即将开始。按照"依法治考、规范有序、公平公正"的原则,为确保我市考试各项工作的顺利进行,现将我市今年的医师资格考试报名工作通知如下:

一、报名时间、地点

1. 报名时间:2012 年继续采取网上报名方式,请考生于 2012 年 2 月 27 日 -3 月 15 日登录国家医学考试网(www.nmec.org.cn)填报信息进行网上报名,网上报名后请考生于 2012 年 3 月 21 日 -3 月 30 日(上午 9:00-11:30,下午 13:30-16:00)持本人报名材料和打印的网上报名信息到青岛市医学会进行资格审核,现场确认网报信息并缴费,现场审核通过的考生网上报名信息有效。未进行网上报名的考生不得参加现场审核。考生须在规定时间内亲自到报名地点审核,逾期不再受理。

实践技能考试时间为:2012 年 7 月 1 日至 15 日(具体考试时间及地点以各考生的实践技能考试准考证为准);执业助理医师综合笔试时间为 9 月 8 日一天,上午 9:00-11:30,下午 14:00-16:30;执业医师综合笔试时间为 9 月 8 日和 9 日两天,上午 9:00-11:30,下午 14:00-16:30。

2. 报名地点:青岛市医学会

地址:李沧区浮山路 22 号　联系电话:87634328

二、报名资格

(一)报名资格所依据文件《医师资格考试报名资格规定(2006 版)》请登录国家医学考试网(www.nmec.org.cn)查询。

(二)根据《医师资格考试报名资格规定(2006 版)》,具有下列情形之一的,不予受理医师资格考试报名:

1. 卫生职业高中毕业生;

2. 基础医学类、法医学类、护理学类、辅助医疗类、医学技术类等相关医学类和药学类、医学管理类毕业生;

3. 医学专业毕业,但教学大纲和专业培养方向或毕业证书注明为非医学方向的;

4. 医学专业毕业,但教学大纲和专业培养方向或学位证书证明学位是非医学的;

5. 现役军人持地方医疗、预防、保健机构出具的试用期证明报告的;

6. 持《专业证书》或《学业证书》报名参加医师资格考试的;

7. 1999 年 1 月 1 日以后入学的卫生职工中等专业学校的学生毕业后报考执业助理医师资格考试的。

(三)根据规定,本科以上医学学历毕业后试用期满一年报考执业医师,中专或大专医学学历毕业后试用期满一年报考助理医师;中专学历取得助理医师资格证书后工作满五年,大专学历取得助理医师资格证书后工作满两年报考执业医师。

三、报名手续

(一)考生向报名点提交材料:

1. 本人有效身份证明原件及复印件一份。本人有效身份证明包括身份证、临时身份证、军官证、文职干部证、护照、台港澳考生来往大陆的有效证件。

如果考生因正在办理有效身份证明阶段等特殊原因的,可出户籍所在地派出机构开具的有本人近期免冠近照的户籍证明办理报名手续,考生也须凭此证明和其他规定证件入场考试。

2. 毕业证书原件及复印件一份。毕业证书丢失者,须办理由教育行政部门和学校共同出具的学历证明(中专学历)或补办的毕业证书(大专以上学历)。

3. 试用机构出具的试用期满一年并考核合格的证明,可从网站下载。

4. 近期二寸免冠彩照一张。

5. 所在医疗机构的《医疗机构执业许可证》副本复印件(为保证复印件的真实性,请医疗单位审核无误后加盖公章,其中试用机构的诊疗科目中应包含本单位考生报考类别的相应科目)。

6. 助理医师申报执业医师考试的,还应当提交本人《助理医师资格证书》、《医师执业证书》原件及复印件。

7. 2012年毕业的研究生、博士生在毕业当年申请报名参加考试的,需提交所在院校研究生院出具的相关证明以及学生证原件和复印件。

8. 考生初审合格后须将毕业证书原件连同报名材料报省卫生厅复审。

9. 因省考务会还未召开,如有其他材料需要提交,会另行公布。考生可随后登录青岛市医学会网站(http://yxh.qdphb.gov.cn/)查询。

(二)经受理报名的工作人员初步审核,具备报考资格的考生,收取毕业证书原件及复印件,身份证明复印件,工作考核合格证明,一张二寸彩照及所在医疗机构的《医疗机构执业许可证》副本复印件(加盖单位公章),助理医师升执业医师考生的《助理医师资格证书》、《医师执业证书》原件及复印件等其他必须材料。

(三)考生应认真填写报名袋上《医师资格考试报名暨授予医师资格申请表》并粘贴照片。

(四)考生交上报名材料,经考点受理报名人员初审合格后,缴费并打印申请表后签字确认网报信息后,交至收档处方可离开。

考生提交的报名材料必须真实、齐全、可靠。凡不具备报考资格者通过各种不法手段,伪造有关报名材料的,其考试成绩无效。

(五)考试费用

根据山东省物价局、山东省财政厅《关于执业医师资格考试考务费收费标准的复函》规定,实践技能考试费为180元/人,综合笔试执业医师考试费为232元/人,综合笔试助理医师考试费为116元/人。

考生如报名后因自身原因不参加考试者,其缴纳的考试费一律不退。考试办公室自收到完整的申请材料之后完成初步审核工作,并上报省卫生行政部门。经省卫生行政部门审批合格者发放考试准考证。

四、医师资格考试各区(市)集中报名时间及地点安排:

时间	上午(9:00-11:30)	下午(13:30-16:00)
3月21-22日	各局直单位、市内四区	
3月23-24日	黄岛区、崂山区、城阳区	
3月25-26日	即墨、平度	
3月27-30日	胶南、莱西、胶州	

二、执业注册

依据中华人民共和国主席第五号令《中华人民共和国执业医师法》、中华人民共和国卫生部第五号令《医师执业注册暂行办法》,在区卫生行政部门执业登记的医疗、保健机构及同级预防机构中执业的有执业口腔医师或助理口腔医师资格的人员,在执业前必须向区卫生行政部门申请注册。区卫生行政部门收到注册申请之日起30日内,对申请人提交的申请材料进行审核,合格的予以注册颁发《医师执业证书》,初审的转交市卫生行政部门审核。

提供资料:

(1) 医师执业注册申请审核表;

(2) 二寸免冠正面半身照片2张;

(3)《医师资格证书》及复印件;

(4) 申请人6个月以内的健康体检表;

(5) 申请人身份证及复印件;

(6) 医疗、预防、保健机构的拟聘用证明;

(7) 重新申请注册还需区卫生行政部门指定培训机构出具的业务水平考核结果证明;

(8) 获得执业医师或助理医师资格后两年内未注册者,还应提交区卫生行政部门指定培训机构内培训3~6个月并经考核合格的证明;

(9) 其他省级以上卫生行政部门规定的材料。

【案例】 北京市医师执业注册须知

[来源:北京市卫生局,公开日期:2008-05-01]

一、受理范围

北京市卫生局登记注册的医疗机构内工作的临床、口腔、公共卫生类别医师。

二、提交材料

(一)医师执业申请审核表(一式两份)(申请表填写同时还要下载《医师执业注册填报电

子表格》并按要求内容录入后,在递交申请材料时以软盘或 U 盘形式报送);

(二)医师资格证书复印件(核实原件);

(三)本人身份证或军队退休证复印件(核实原件);

(四)如注册执业范围为美容专业,出具有关证明,具体内容按《医疗美容管理办法》第十一条以下规定,负责实施医疗美容项目的主诊医师必须同时具备下列条件:

1. 具有执业医师资格,经执业医师注册机关注册;

2. 具有从事相关临床学科工作经历。其中,负责实施美容外科项目的医师应具有 6 年以上从事美容外科或整形外科等相关专业临床工作经历;负责实施美容牙科项目的医师应具有 5 年以上从事美容牙科或口腔科专业临床工作经历;负责实施美容中医科和美容皮肤科项目的医师应分别具有 3 年以上从事中医专业和皮肤专业临床工作经历;

3. 经过医疗美容专业培训或进修并合格,或已从事医疗美容临床工作 1 年以上;

4. 省级人民政府卫生行政部门规定的其他条件。

(五)外省市颁发的医师资格证书,若没有进行医师执业注册的要提交外省市卫生行政部门出具的证明;

(六)军队医师离休、退休后仍由军队管理拟在地方医疗机构执业的,须在军队注销注册,并提交军队原注册机关出具的《军队医师变更执业注册介绍信》及原军队注册的《医师执业证书》;

(七)军队已换领地方《医师资格证书》者也要提交原军队注册的《医师执业证书》,不能提交原军队《医师执业证书》者由原注册机关开具相应的证明;

(八)获得医师资格或执业助理医师资格后两年内未注册者,申请注册时,需提交北京医师协会(联系电话:64097258)3~6 个月培训的合格证明;

(九)《医师执业申请审核表》身体和健康状况一栏中加盖单位体检合格章或具有体检资质的医疗机构出具的体检合格证明;

(十)近期小 2 寸免冠照片 1 张;

(十一)按照北京市物价局、北京市财政局 { 京价(收)字〔2000〕224 号 } 规定,收费 25 元;

(十二)医疗机构执业证书副本复印件,注册执业范围应与该医疗机构诊疗范围相符合。

填表要求用钢笔、签字笔或打印,文字要求简练、清楚,不得空格,网上下载表格不得改变其样式和规格。凡要求的资料要按顺序提交并用 A4 纸打印或复印且在每类资料封面上加盖单位公章。

三、办理时限

自受理申请之日起 30 个工作日内完成。

四、其他:

咨询电话:83978212　83978213　传真:83978212

办理部门:北京市卫生局行政许可大厅

办公时间:周一至周五 8:30-11:30;13:00-17:00,节假日除外

第四节　合理安排个人生活

我们经过口腔医学专业的学习,发展了自己的事业,组织了自己的团队,照

顾了自己的家庭……我们在一天天地进步。我们究竟应该在什么时候开始考虑自己对生活的期望，而不是别人对我们的期望？在这个前所未有的时代，应坚信一切皆有可能。除了事业成功之外，更希望去感知生活的美好，去领悟更多的词汇——健康、快乐、阳光、幸福……并亲手参与创造。

有这样一个故事，一名刚刚大学毕业进入工作岗位的员工请教公司的CEO，"请问我要干多少年才能做到你的位子呢？" CEO 想了一下回答他："大概15 年以上吧。""如果我要夜以继日地工作，大概多少年才能成为 CEO ？" CEO微笑地告诉他："我估计 25 年以上吧。""为什么呢？""因为你忽略了工作的乐趣所在。"

如何安排成家、立业的先后顺序呢？年轻时努力读书研究，既想把学到的专长好好发挥，又想为后半辈子赚点钱，但毕竟多赚钱需要比别人多努力。口腔医师的执业寿命不是很长的，毕业后到能够独当一面已近 30 岁，而在 40~45 岁即走下坡路，所以许多人趁着年轻，努力工作，使生意兴隆，以至于没有时间运动。日复一日直到 45 岁左右，才体会到身体的重要性。又因诊所忙碌，老婆也到诊所帮忙，孩子的教育受到了影响。因此我们必须妥善分配时间，阶段性地去完成我们想要的，才能面面俱到。

1. 健康是一切的基础

健康是一切的基础，离开健康的身体，去说事业、金钱、爱情等都是无源之水。悠着点，不要透支了自己的健康，金钱是挣不完的，工作是干不完的，病人是看不完的。工作是生活的一部分，而生活不仅仅是工作，该工作时工作，该休息时休息。连续加班，挑灯夜战，都不是良策。缺乏睡眠和休息会导致创造力减退、精神疲倦低下、暴躁易怒。工作超时超负荷，不仅让人疲惫，还使人变得孤僻、冷淡。如果身体已经发出这些警告，说明你的工作应该马上"减速"，弄清自己是生病了还是该好好休息了，这一点极其重要。有了健康的身体，才会有了一切！健康是福，平安也是福，不要牺牲健康去换取金钱，到时候痛悔莫及。

2. 心身并养

心理健康比机体健康更重要，健康还在于日常的保养。众所周知，口腔医师在口腔医疗服务过程中的心理压力很大。例如：心理学家通过长期、大量的研究后，将当代人的工作紧张程度划分为 10 级，口腔医师为 7.3 级。特别是在口腔诊所创业初期，条件相对艰苦，没有节假日，没有星期天，无午休，守着自己的诊所，认真看好每一位病人，努力扩大自己的影响，赢得病人的口碑。口腔诊所开设初期，资金投入比较大，固定患者群还比较小，前途还不明朗，心理承受的压力很大，产生急功近利的情绪是难免的。几乎所有口腔诊所都有过这样的经历，所以应该有足够的思想准备。短暂的成功不是成功，长期的稳定才是成功。按照现在新的说法，就是你的职务做得再高，钱挣得再多，但您没有活到中国的人均寿命,这一辈子来到人世间,也不是十分成功的,而是留下了遗憾。

3. 培养业余爱好

找点与你的工作完全无关的兴趣爱好,会让生活更加充实,比如跑步、画画、看小说或写作等,培养自己的一点业余爱好。这些业余消遣能给自己带来快乐,并让身心投入,充分放松和享受。培养自己的爱好,或阅读写作,或旅游冒险,或音乐绘画,既得到患者的高度评价,又有美好幸福的家庭生活(图 3-2、图 3-3)。

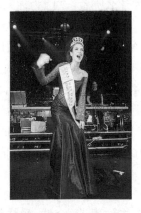

图 3-2　牙医助理当选 2002 年德国小姐

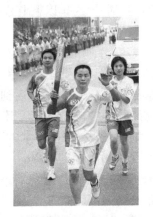

图 3-3　口腔医生成为北京奥运火炬手

例如在多伦多大学主修牙周病学的华裔硕士生于时康,在法国巴黎的第 17 届国际业余钢琴大赛中获得冠军及传媒和观众投票 2 项大奖,成为第一名获得此奖的加拿大人。他说,在音乐与科学的"鱼与熊掌"之间几经挣扎考虑,他才决定选择牙医。因为修读牙医仍然能够维持对音乐的热诚,但反过来,如果音乐事业发展了,则势必要放弃牙科学。

埃及阿拉·阿斯瓦尼(Alaa Al Aswany)本为执业牙医,以此安身立命,但内心始终不舍文学,2002 年出版小说《雅库便大厦》,以讽刺性的笔法描绘了埃及社会的世象,一举轰动了整个阿拉伯世界,该书极为畅销,亦有几乎所有欧洲主要语言的译本问世,并于 2006 年被搬上埃及银幕,次年又被改编为电视连续剧。美国《外交政策》杂志评选出了 2011 年的 100 位"全球思想家",埃及小说家阿拉·阿斯瓦尼名列榜首。

4. 陪伴亲友

在苦心经营口腔诊所时,将本人和家庭生活也应放在非常重要的地位来考虑。工作很重要,家人和朋友同样不能替代。抽时间陪伴他们,会让生活更有意义。但要真心投入,保持互动,不能"身在曹营心在汉"。应该在健康、精神、家庭、职业、社交、教育以及业余爱好等方面制定目标。对待自己的业务工作精益求精，对待患者呵护有加。同样也要非常注重提高生活的素质。多一点时间陪伴自己的家人，注重孩子的教育及成长。这样的安排也是口腔诊所整体发展的重要组成部分，应该列入口腔诊所的开业准备和战略发展规划。

5. 充满自信心

鼓励是一种乐观向上的精神，希望这种精神成为每个人的行为准则之一，让每一个人的情绪去感染同事、患者以及我们所接触的每一个人。对待工作、生活、学习中的喜喜悲悲，应该用一种平常的心态去对待，这样也是保持好的情绪和好的工作态度的一个有效的行为方式。自信心是源自每个人对自身价值的客观评价。良好的自信心会以一种强势的力量鼓励自己向上与奋进。牙科是一种令人精神振奋的职业，在一天的工作结束时，我们会感到精力更充沛。如果我们在离开口腔诊所时感到精疲力竭，巴不得明天可以好好休息一天的话，那就得考虑一下改变这种状况了。

6. 保持健康的习惯

健康习惯并非一夜养成，每天一点小变化，持之以恒就会有大收获。比如每天锻炼 30 分钟，游泳、打球、瑜伽等。进行精神方面和身体方面的准备，需要我们审视自己的健康习惯以及它们在我们身体内的状况。如果抽烟、过度饮酒或体重超重，我们在新年到来之前就做一些改变吧。制定关于心率、身体脂肪比例或每分钟行走英里数之类的目标。做出能够延长自己生命和快乐的勇敢决定。

7. 热情投入公益慈善

在提供口腔诊疗服务的过程中，热心回馈百姓的社会效益，热情投入公益慈善事业十分重要。例如南通市"五一"劳动奖章获得者、利民口腔诊所的张利民医生有幸成为北京奥运南通境内第 129 名火炬手。张医生是通过自己长期的社会志愿者行为证明了，口腔医生同样可以利用自身的专业知识和拳拳爱心为社会与人民作出贡献！回顾自己 30 年的从医经历张利民医生认为，一个合格的口腔医生应该是"有理论，有实践，服务好，有爱心"的"四有"医生。例如四川石棉县个体牙科医师杨仕成，由于满腔热情投入公益慈善事业，先后多次获得雅安市扶贫救困"十佳"人物等称号，2005 年获得中央"社会新风进万家"先进个人荣誉。

口腔诊所的盈利状况比较稳定，口腔诊所的从业人员一般都有较强的自信心，自我感觉良好，容易满足，容易滋生麻痹思想。与发达国家相比，我国的口腔医疗服务市场还远没有成熟，还有很大的发展空间。但也因为远没有规范化，所以必将会遇到更多不尽如人意的事情，更多的困难。用句时髦的话来说，那就是"机遇和挑战并存"。在这种情况下，要做好口腔诊所的管理，绝不是容易的一件事。

　　口腔医学是一项终身事业,但不是人生的全部。规划牙科职业生涯时,不能不考虑譬如身心健康、家庭生活、休闲嗜好等问题。多多接触不同的人、事、时、地、物,终身学习,拓宽人生的广度,从人格管理、风险管理、财务管理、信息管理到人际关系,全面为自己累积经验,在我们面前展开的,将不仅是出色的牙医生涯,而且还有一个成功的人生!

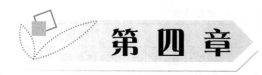

第四章

口腔诊所开业计划

2010 年 2 月,卫生部出台了《关于公立医院改革试点的指导意见》,指出"鼓励多元化办医、鼓励民营资本进入非盈利性医院。"别人抓住的机会我也看到了,为何别人成功了,我却没有?开业也有诀窍,除了"成功学"里的那些大道理,更应该谨慎地对待每个"第一次"。它们才是事半功倍的关键点。一次开业,碰到"第一次"的事情会特别多。无论从口腔诊所的布局、装备,还是口腔诊所的服务理念,都是本着"以人为本"的原则,除了以患者为中心,充分考虑患者的利益外,也要想到医护人员的身心健康,既体现了患者是上帝,也显现出对医护人员的关爱。

众所周知,口腔诊所一旦开办成功,通常不大会也不大愿意挪动地方。诊所地址的相对稳定和固定很有必要,随着开办时间的变长及患者群的扩大,诊所必须考虑拓展。因此在开办之初就应有个远程规划并考虑持续性发展,必须预留一定的回旋空间。比如计划 6 台牙椅,先采购 4 台,预备 2 台空间;随着条件的成熟再伺机添购 2 台。吧台模型柜等不宜固定,以保证不得已迁址时仍可使用。

第一节　口腔诊所开业计划

一个精心策划的开业计划是成功开业的关键。当我们准备经营一间属于自己的口腔诊所时,必须对涉及口腔诊所开业的所有问题进行计划安排,在筹建各种类型的口腔诊所的过程中,都会面临选择地址、基础工程、能源供给、设备购置与安装调试乃至社会环境等诸多复杂的问题。因此,我们同时也成为一位商人,生活方式不但会有所改变,而且压力也会日益加重。但是,只要有卓越的临床技术及优质的服务标准,再配合恰当及周详的开业计划,成功必可在望。所以要为成功做好充分的准备(表4-1)。

表 4-1　口腔诊所开业的准备计划

步骤	计划内容	方法	筹集资金
一、确定计划	1. 口腔医生技术条件 2. 口腔诊所附近的医疗设施 3. 病人来源 4. 财务税务咨询 5. 员工招聘计划 6. 广告刊登	1. 自学有关知识 2. 向有关人员请教	学习班费用
二、市场调查	1. 口腔诊所所在地竞争对手调查 2. 病人来源调查 3. 口腔诊所周边地区开业环境调查		
三、资金筹划	1. 口腔诊所开办总费用 2. 口腔诊所年度项目收支计划 3. 还款计划	签订有关贷款或借款合同协议	自筹,集资,贷款,借款
四、诊所定点	1. 调查研究 2. 专业咨询 3. 综合分析		
五、场地租赁或购买	租赁或购买的合同 (请律师介入)	签订租赁或购买合同(向有关部门登记)	租赁或购买费用
六、采购设备器材	选定设备器材 (确定供应商)	签订购买合同和维修保养合同	器材购买费用
七、诊所设计	平面图和立体图	请有经验的专业设计人员设计(注意环保和X射线防护)	设计费
八、装修施工	1. 材料购置 2. 施工进度	有关建筑部门审批 施工和监理合同	装修费
九、开业准备	1. 确定时间 2. 筹划广告	医疗机构开业许可证、营业执照、税务登记证	1. 有关机构审批费 2. 开办费 3. 广告费

开设和经营口腔诊所是一项长期而复杂的工作,有没有一个战略性的考虑

和规划对口腔诊所的持续稳定发展起着非常重要的作用,千万不能掉以轻心。口腔诊所开业计划自始至终贯穿口腔诊所的生命周期,口腔医疗服务市场调查帮助口腔诊所在确定营销策略之前先明确目标市场所在、竞争对手优势和劣势,等等,在实施营销活动后又在某种程度上检验和证实营销策略的作用和意义,并以此为理论根据,指导和调整下一轮的营销活动。

开业口岸口腔医疗服务市场调查为口腔诊所营销活动服务,口腔诊所营销活动最大限度地为口腔诊所占有口腔医疗市场提供支持。营销策略贯穿于口腔诊所的筹备、成立和经营的整个过程,所以口腔诊所必须有一个完整的战略规划。许多年轻的口腔医师在刚开始他们执业生涯时都有一个诊所的蓝图——可能并没有明确说出来——设想他们诊所的未来,这个蓝图必须写下来才会有效。

衡量一个口腔诊所的经营和发展是否健康,主要是看诊所的社会效益和经济效益是否良好。就诊患者的数量固然是一个非常重要、非常显著的指标,但这不是唯一的指标。更加重要的是要看口腔诊所的投入和产出的比例是否适当,初诊患者的复诊率是否较高,口腔诊所是否有一个不断增长的忠实的患者群体。这就要求我们"知己知彼",制定切实可行的口腔诊所开业发展规划。表面上,这些口腔诊所可能没有令人目眩的惊人举措,但能够有力地抵御各种诱惑和风浪,在日趋剧烈的市场竞争中"胜似闲庭信步",不会出现大的反复,被广大群众接受,得到认同。

这个理想业务模式的设计,应该从最基本的要求开始。换言之,先确定我们想要赚取的收入和家用,由这个前提出发,逐步往后设计你的业务。应该问自己这些问题:

(1) 在口腔医师行业中建立什么形象?

(2) 对口腔医师行业可以有什么贡献?

(3) 提供哪个标准的护理?

(4) 应该提供全面服务,还是提供自己专长而又喜欢的疗程?

(5) 作出这些贡献后,希望得到多大的收益?

开业计划的立案过程,一般可分为下列程序:

1. 基本目标的设定

对于开业长期战略目标的拟定,包括经营方针、经营形态、开业时期、营业目标、利益目标、口腔诊所规模等的设定。把关注重点放在以需要为基础的牙科方面的口腔医师与希望拥有该地区最好的整形口腔诊所的口腔医师的技术需求不会相同。

2. 前提条件的整理

针对具体开业计划方案提出之前,将有关的基本前提条件应加以整理、确认。口腔诊所开业计划所需要的数据基础都有赖于开业口岸口腔医疗服务市场调查的实施和执行。

3. 具体内容的立案

一个口腔诊所只有制订了明确的开业计划,才能够稳步前进。必须配合经营面与建设面的相关部分作一个具体的叙述,内容应包括:

(1) 基本的营业计划:如市场目标、诊所形象、年度营业目标、室内规划、设备构成、采购系统等基本数值的设定。

(2) 组织人员计划:口腔诊所各部门组织系统及业务内容,各部门编制人数的设定。

(3) 附属设施计划:诸如停车场、消毒配送中心、员工宿舍等各项必要附属设施的设想。

(4) 土地、建筑物取得计划:诊所及附属设施的外形、规模、取得方法、取得时期、取得费用等的设定。

(5) 装修计划:口腔诊所及附属设施的外形、规模、基本设计图、装修费、装修工程进度等项目。

4. 投资方案的设想

对于各个计划内容所必须使用资金的评估、收入与支出的预算、资金运用方案等进行分析;并拟定年度收支计划及资金计划。在精心制作口腔诊所蓝图时,口腔医师必须考虑到口腔诊所目前与将来的经济状况,决定当前的需求。

5. 实施组织的设定

为求得开业计划的顺利进行,对于筹备人员的组成,要编定组织及责任分担内容。

6. 实施计划的调整

依据对于各个计划内容及进度的情况,为求相互间的配合与联系以及效果的发挥,编定总实施进度表。

7. 效果的评估检核

这是整个立案过程,配合投资的内容,在作投资意向决定时十分重要的步骤,其检核的内容重点包括:

(1) 整个立案内容可行性的检核,尤其针对收益性应予以特别注意。

(2) 此投资对口腔诊所经营可能产生的效果与影响的检核。

(3) 对于口腔诊所开业实施乃至开业以后,若遭遇损失之际,对口腔诊所可能产生影响的检核。

第二节　口腔诊所口岸选择

地段,地段,还是地段,这是房地产投资的秘诀,而口腔诊所的开设也有着异曲同工之处,口腔诊所一旦定位,就很难迁移,否则带来的是病人的流失。对于诊所位置调查的重要性就像聘用人员前的面试一样。在很多地区对于新开业的牙医来说可以选择的地理位置是很有限的。在选择一个地点以前,必须了解这个地点的优势和劣势都是什么。这个地点的优势是否符合开业哲学。发现符合要求的地理位置后,做一些调查工作是非常必要的。

在现实生活中,口腔医疗服务是一种与选址关系非常密切的行业,口腔诊所的地域性是非常明显的。创办口腔诊所,首先面临的是选择地址,所以选址就成了口腔诊所战略规划的一个重要组成部分。开商店的人都明白口岸的至关重要。口岸选不好,生意就很难做。只有好口岸才会有顾客,而要确定一个好口岸并非易事。口腔诊所的口岸选择更是一项重要的工作。

1. 明确六个问题

(1) 社区性质:社区性质不同,如工业区、商业区、行政区、科技区和居民区,将直接影响口腔诊所的病源、服务性质和病种构成。口腔诊所所在地的人群组成结构和邻近的医疗机构和口腔诊所分布都影响着诊所的患者定位、规模大小、服务内容。

(2) 生活环境:能源的供给也是一个十分重要的问题,若供电不足,必须具备发电装置,以应付临时停电。水质的好坏对设备的功能及使用寿命有一定的影响,水质差的必须安装过滤装置,以净化水源。地层结构条件也与诊断治疗室的建筑和上、下水道,以及电线和气源的铺设有关。

(3) 交通便利:口腔诊所的位置要适中,应该注意交通是否方便及所选社区的居民知识结构层次。要尽量接近公共交通工具的上下站,或地铁的出入口。附近要是有小型汽车的停车场,患者会更方便。上下楼梯容易对客源起良性作用。最好设在繁华地区马路旁边的地下商铺。如在楼上,要有电梯可以抵达,并且要接近电梯,不要经过拐弯抹角才能到达,令患者难找。高龄体弱和伤残人士上下楼梯很吃力,坐轮椅的人不能走楼梯,必须走斜道。

(4) 高投入高回报:如果确定选择的地点是好口岸,就不要怕租金高,要值得在口岸上投资,要认真分析资金回收率,如果能确认高投入可带来高收入就值得投资。俗话说:"花大价钱开个大店子,不如花大价钱找个好码头。"国外的口腔诊所不但是建立在酒店写字楼里,大型的购物商场内也是各类诊所,特别是口腔诊所云集的地方。随着我国现代口腔诊所的蓬勃发展,其地理位置不仅局限于建筑物的底层,同时也在向高层写字楼、商业楼内发展。

(5) 不求独家经营:商人们都知道一句谚语:"人气足,风水服。"指的是由于同业集中,同种行业在同一口岸形成规模,就可以扭转此口岸商气的条件限制,让生意火爆起来。所以,选择口岸,不要盲目地追求独家在此经营,不要害怕其口腔诊所的竞争,同行多未必是坏事,也许在一起能够形成"口腔诊所一条街"。

（6）相对稳定：当一间口腔诊所装修好并开业后，我们当然期望生意兴隆。口腔诊所要长期生存，必须要有足够的医疗收入，因此并不是在随意一个地点开业都行的。因为只有物质生活条件达到一定程度，人们才会引起对口腔疾病的关注。如果口岸选择不好，就算你的牙科设备和牙科技术均数一流，生意也不一定做得好。口腔诊所的地址不能随便更换搬迁，最好是永远的。因为诊所搬到别处必然流失许多患者。虽然可以按照病历上登记的地址通知给每位患者，但是有些患者地址更改了，不一定可以收到通知。对于不得已而必须迁移口腔诊所的，诊所的电话号码要设法不改变，以便患者可以和口腔诊所联络。

诸如此类的问题都必须经过周密的考虑，进行安排。并不是车水马龙、人流如潮的场所就是好口岸，许多在闹市区开张的口腔诊所还不及小巷口腔诊所的生意红火，其原因是因为开店前口岸调查工作做得不好。口岸的选择要考虑群众就医的方便，甚至行人走路的速度、房屋位置、消防设施、合理分布等都应该被列入考察范围。

目前各地比较大型的，成功的口腔诊所，一般在主干道上，繁华地段，有的在城乡结合部、开发区、富人聚居区、交通要道、学校、农贸市场旁边这些地方交通便利，人们文化层次高，爱牙护齿意识比较强，经济条件较好，这些口腔诊所相对人气旺，业务量大，效益好。

2. 具备四个条件

一般而言，口腔诊所的开业口岸起码要具备以下四个条件：

（1）**商业活跃地区**：商务繁忙的人们往往最讲究口腔健康，对口腔保健的需求极大，加上他们缺少时间，选择附近口腔诊所来保健自己。你也可以从房地产经销商处获得一些关于此地区增长趋势的数据，以及比较此地区和城市其他地区发展情况的数据。

（2）**人口密集地区**：如果口腔诊所设在这样的地方，要能满足其中 1%~2% 的人的口腔医疗需要，大概业务就会好得出奇。调查可以从计算交通流量开始，这是一个比较简单易行的方法（译者注：计算每小时通过此路段的汽车行人数量在国内也是可行的方法之一）。

（3）**面朝客流量最多的街道**：这些匆匆的行人未必都是忽视口腔健康的人。面对大街的店铺人流量大，但开业成本却较高；商业或住宅大厦的租金较为合理，但是需要一定时间来通过口碑建立患者群。

（4）**成熟的居民区**：在这样的居民区，各项生活设施比较完备，人们会把口腔保健看做休闲的一种享受，很容易培养固定顾客，业务收入比较稳定。

但此时的好口岸却不见得以后也是好口岸。有些目前很兴旺的口岸，很可能由于城建工程的需要而变异；而有些不太好的口岸，却可能因为某种因素而热闹起来。这就是口岸好坏的可转换现象,选择口岸时要有预见性。

要选择适合的口腔诊所地点并不是一件容易的事,因为其中牵涉到大量固定的资产投资。口腔诊所开设时需要的固定投资相当大,牙科治疗台的气喉、水管、电线等都是埋在地下或墙壁内不易迁拆的。选点失误会给投资人蒙受相当大的经济损失,在心理上所造成的压力则更加难以估量。发现选点不当再作搬迁时,除了人力、财力的损失外,还丢失了一批患者。所以对口腔诊所的选点应该慎之又慎。

具体选择哪种类型的开业口岸,完全要根据开业者自身的条件(如资金、专业知识等)和需要决定,缜密的研究外加胆识和运气,你就可以找到适合自己投资的开业口岸。

一个口腔诊所的成功,有多种因素,口腔诊所的位置是不可或缺的重要因素。但如果地点无法改变,那就把工夫下到其他方面,从服务、质量、口碑上下工夫,条条大路通罗马,同样能到达成功的彼岸。

第三节　口腔诊所名称确定

"名称"一词源于古代北欧语"brandr",意为"燃烧",最早是对牲畜进行"命名"的,即作为一种区分的标志,同时是品质和信任的象征。渐渐地这种信任的标志被看做是一种关系的建立,这种关系在确保喜爱度与忠诚度的前提下在日后将带来持续不断的收入。口腔医疗领域比以往更加拥挤,口腔诊所的前景也比以往更加混乱模糊。由于口腔诊所之间的差异化逐渐减小,一个口腔诊所需要更加努力地让自己叫得响亮才能被目标客户群关注。差异性是这场游戏的名称,一个独特的名称会使得口腔诊所在这场游戏的角逐中脱颖而出。为口腔诊所取名实际上是选择适当的词或文字来代表口腔诊所。

对社区大众而言,口腔诊所名称是引起其心理活动的刺激信号,它的基本心理功能是帮助社区大众识别和记忆口腔诊所。口腔诊所名称的好坏给社区大众的视觉刺激感受程度和心理上引起的联想差别很大,从而对该口腔诊所的认知感也不同。

虽然对某口腔诊所名称的印象从根本上讲,取决于口腔医疗服务质量,然而口腔诊所名称的宣传效果不能忽视。当口腔诊所进入市场,人们要认识它、记忆它,首先要记住的是它的名字。因而我们可以得出这样的结论:口腔诊所名称是口腔医疗品牌形象设计的主题和灵魂。

口腔诊所名称确定非常关键。随着口腔行业的竞争日益激烈,一个好的名字能引起人们的注意,能把潜在患者吸引到我们的口腔诊所里来。那么起名应该注意什么呢? 最好能清晰地表明我们是谁,我们能做什么,我们与其他诊所不同之处在哪里。如果名字能使就诊患者容易记住,应该做到:①能突出门诊的形象,给患者好印象;②简短、独特、清晰、易于记忆;③不要夸大,要做到和自己的服务内容相一致;④名字要突出。

口腔诊所名称要有助于创建和保持口腔诊所在消费者心目中的形象。口腔诊所名称要清新高雅、不落俗套,充分显示口腔诊所的高品位,从而塑造出高级次的口腔诊所形象。

口腔诊所的名称由识别名称和通用名称依次组成。我国卫生行政部门规定的通用名称为:医院、中心卫生院、卫生院、疗养院、妇幼保健院、门诊部、诊所、卫生所、卫生站、卫生室、医务室、卫生保健所、急救中心、急救站、临床检验中心、防治院、防治站、护理院、护理站、中心以及卫生部规定或者认可的其他名称。口腔诊所可以下列名称作为识别名称:地名、单位名称、个人姓名、医学学科名称、医学专业和专科名称、诊疗科目名称和核准机关批准使用的名称。

各级地方人民政府设置的社区口腔诊所的识别名称中应当含有省、市、区、街道、乡、镇、村等行政区划名称,私立口腔诊所的识别名称中不得含有行政区划名称;企业、社会团体或者个人设置的口腔诊所的名称中应当含有设置单位名称或者个人的姓名。医疗机构只准使用一个名称。确有需要,经核准机关核准可以使用两个或者两个以上的名称,但必须确定一个第一名称。口腔诊所名称不得买卖、出借。未经核准机关许可,口腔诊所名称不得转让。

口腔诊所在设置申请时,应同时提交口腔诊所冠名申请,区卫生行政部门收到申请及全部材料后 30 天以内审核,合格的转报市卫生行政部门核准冠名。医疗机构名称经核准登记,领取《医疗机构执业许可证》后方可使用,在核准机关管辖范围内享有专用权。

口腔诊所名称确定可选择口腔诊所、口腔科诊所、齿科诊所、牙科门诊部、口腔科门诊部、齿科门诊部,牙科中心、口腔科中心、齿科中心等。例如义乌市何小壮口腔诊所、湖州市南浔丁氏牙科、奉化市王旭明牙科诊所、永定县张氏牙科诊所、清河县万长华牙科、调兵山市志强齿科、温州市郑伟光口腔门诊部、温州马必胜牙科门诊部、费县颜庆牙科联盟、晋江市吴仲达口腔诊疗中心、淮安市沈燕燕牙科诊所、宁波市张氏牙科、吉林磐石包大伟牙科医院、惠州李飞口腔医院等。

另外,也可根据自己的技术特点或服务特点加一些形容词或名词进行修饰,例如天津欣爱齿口腔门诊部、上海雅杰口腔门诊部、青岛博爱齿科、北京普尔尼斯齿科、广州凯怡牙科、上海市西典牙科、镇江市嘉美牙科诊所、沈丘县美洁牙科、东营市圣洁齿科、南宁市创美口腔中心、钦州市康美口腔中心、澳门仁康牙科医疗中心、松原市延康牙科医院、深圳新世纪口腔门诊部、广州市大地牙科诊所、安康同仁口腔医院、北京圣心口腔、广元市众象牙科、安康小白兔口腔医院、瑞昌市爱国牙科、上海广仁口腔门诊部、温州市德康口腔门诊部、郴州市光明口腔专科门诊、深圳市宝安时代牙科、北京永信口腔、孝感市安洁口腔门诊、北京市惠美佳口腔门诊部、四川开创齿科门诊部、宁波嘉和齿科、桐乡市美洁牙科、温岭市现代牙科、雅安市世纪口腔专科门诊部、常熟市利民齿科、广州市联友牙科中心、广西嘉怡口腔门诊部、温州佳洁口腔门诊部、广元市德美牙科、温岭市博雅口腔诊所、韶关市三美牙科门诊、广西现代牙科联盟、北京爱雅仕口腔诊所、北京精德口腔门诊部、上海雅杰口腔门诊部、上海美达口腔门诊部等，这些口腔诊所的名称都非常精美。

口腔诊所名称要充分体现口腔医疗服务的属性所能给就诊患者带来的益处，从而通过视觉的刺激，使就诊患者产生对口腔诊所认知的需求。这是口腔诊所形象深入人心的基础。如"雅洁"口腔门诊，能使就诊患者发挥高雅清洁的想象；"圣心"牙科，可以使就诊患者联想到高尚医德的感觉。"爱雅仕"口腔诊所，可以使就诊患者联想到自己即为爱牙人士。

口腔诊所字号命名和所处环境、客户成分、文化经济氛围、地方习俗等关系很大。通常名称要避免用生僻字，要做到通俗、易记、明晰、顺应客户心理，念起来朗朗上口。

对于最终选择口腔诊所名称的标准不能是简单的"喜欢"或"不喜欢"，而是必须达到以下目标，符合以市场为导向的标准：

与口腔诊所价值相符合；

和所有的目标群体有关联；

显眼，特别，容易记忆；

为口腔诊所生命注入长效价值；

合适且能够接受的语言；

如同商标和 URL 一样被注册和保护；

得到相关管理当局的认可。

让我们记住口腔诊所名称的作用。口腔诊所名称的发展和选择都应该考虑到它的最终价值。

第四节　口腔诊所服务宗旨

现代口腔诊所的营销策略不是简单的广告，营销活动贯穿于整个口腔诊所的经营活动之中，从有自己开业的想法那一刻起，营销就影响着我们的执业活动。口腔诊所应该提倡"经营的目的是创造客户,唯一的获利中心是患者"的原则。要创立口腔诊所的品牌效应,就要以口腔医疗市场为导向,找到自己的市场空间,推动口腔诊所的发展。

日本政府在总结明治维新时期经济得到迅速发展的经验时发表过一份白皮书,其中有这样一段话:日本的经济发展有三个要素:第一是精神,第二是法规,第三是资本。这三个要素的比重是:精神占50%,法规占40%,资本占10%。兰德公司是世界著名的咨询顾问公司,他们花了20多年的时间,跟踪了500家世界大公司,最后发现其中百年不衰的企业一个共同的特点是:他们不以追求利润为唯一目标,有超越利润的社会目标。具体地说,他们遵循以下三条原则:第一,人的价值高于物的价值;第二,共同价值高于个人价值;第三,社会价值高于利润价值,用户价值高于生产价值。

一、服务宗旨

口腔诊所开业其中重要的一个措施就是要确定口腔诊所的服务宗旨,能够反映口腔诊所服务客户的决心的宗旨。服务宗旨对服务管理具有极其重要的意义。服务产品同其他有形产品一样,也强调产品要能满足不同的消费者需求。服务最终是由雇员提供的,特别是由那些与消费者发生交互作用的雇员所提供,所以服务企业的服务宗旨在满足消费者需求的同时还要满足雇员的需求。从这个角度上讲,服务宗旨必须包括一套经由多数雇员一致同意的通用价值观。

一个口腔诊所服务宗旨不仅要在口腔诊所创业之初就要加以明确,而且要在口腔诊所遇到困难时和企业持续繁荣昌盛时加以确认,以便口腔诊所能够保持明确的目标和方向,保持旺盛的生命活力。

【案例】 口腔诊所服务宗旨

成都市和睦牙科诊所的服务宗旨:使您不仅获得最高质量的牙科治疗,而且还享受详尽的牙科保健知识,实行免费检查、免费咨询制度,为每一位就诊者建立可长期保存的牙科健康状况资料,并愿为每一位就诊者提供终身口腔保健服务,治疗完成后实行跟踪随访。

吉林市赵志强口腔诊所的服务宗旨:依靠国际顶端的牙科设备,高水准的口腔医务人员,运行机制及操作流程均与国际公认的牙科医疗体系接轨,实行预约就诊制,医师首诊负责制,严密的消毒隔离制度,医师、护士用手操作制,以亲切的全程导医式服务帮助您解除牙病的烦恼。

南京市雨花台区光耀口腔诊所服务宗旨:以患者的安全、满意为第一。

淄博市张店区赐金方诊所牙科诊所服务宗旨:精益求精,诚心诚意!

上海宫羽口腔诊所服务宗旨:达到患者满意为止!

杭州"贝佳齿科"服务宗旨:情暖老年人。

石家庄桥西区贝佳口腔诊所服务宗旨:以人为本,健康至上。

石家庄三博口腔服务宗旨:科技护佑健康,专业成就美丽。

都江堰市杨氏牙科服务宗旨:让顾客以更低的价格享受到最高的服务。

南宁赖氏牙科服务宗旨:赖氏牙科值得信赖!

莱芜朝阳口腔专科诊所服务宗旨:患者至上,服务第一,您满意请告诉亲朋好友,若不满意告诉我们。

广州市大地牙科诊所服务宗旨:为患者提供优质高效的口腔保健服务。

河南省安阳县柏涧牙科诊所服务宗旨:以患者为中心,随到随服务。

郑州市友好儿童牙科服务宗旨:让患者100%满意。

焦作市小白象儿童牙科服务宗旨:用知识为人民服务。

保定市口腔疾病防治所服务宗旨:优质、快捷、无痛、舒适。

西安太白花园口腔诊所的服务宗旨:坚守高度的医学职业道德,以最先进的设备专注于口腔本业的发展,不断追求进步,为广大顾客提供专业的、安全的、舒适的口腔服务。

北京世恩口腔诊所的服务宗旨:创造一个口腔疾病预防、保健和医疗的全新模式。

上海卜庆华口腔诊所的服务宗旨:高起点、高质量、严管理、优服务。

禅城微笑牙科中心经营的四大服务宗旨:仁者爱人,艺有所值,优质服务,精湛技术。

鞍山时代口腔门诊服务宗旨:医病医人,致善致美。

大连美尔口腔门诊秉承"金口玉牙"经营宗旨。坚持"患者第一,质量第一,服务第一,诚信第一"的理念。

二、服务目标

目标是个人、部门或整个组织所期望的成果。目标是指企业或组织所指向的终点。服务目标指口腔诊所的经营目标、大方向。"我们的目标是提供超越你想象的服务",这个目标比任何口腔诊所自己制定的策略都要好。这条目标首先告诉我们的是:我们需要一个所有人都积极参与的口腔诊所团队,而我们的服务则包括口腔医疗服务的和非口腔医疗服务的两个方面。

例如接待工作就是非口腔医疗服务,要知道首先接触患者的是前台的接待员,然后才是口腔医师。接待员的工作好坏甚至可以决定一个口腔诊所的成败。第一印象不仅是员工的问题,而是患者对口腔诊所的印象问题。患者首先会看到口腔诊所的环境,然后才会见到口腔医师,我们只有一次机会让口腔诊所给患者留下美好的印象。例如一个调查显示1/2不满意的患者都是因为口腔诊所工作人员的态度不好或不重视他们,而不是因为口腔医师的医疗技术问题。

【案例】　口腔医院战略目标

[来源:南京医科大学口腔医学院,2010年]

在"十一五"规划中,南京医科大学口腔医学院制定战略目标的指导思想是"以医疗和教学特色打造品牌,以诚信服务树立形象,以创业精神鼓舞士气,以医院文化凝聚人心,以敬人敬业构建和谐",坚持"科技兴院、富民强院、发展内涵、整体跃升"的可持续发展战略,战略目标是将我院建设成省内领先、国内一流的教学研究型口腔医学院,成为江苏省示范性、指导性三级甲等口腔专科医院。

【案例】 口腔诊所服务目标

瑞尔齿科的目标:让您笑得更自信。

石家庄桥西区贝佳口腔诊所的目标:建立精品社区牙科。

广州市大地牙科诊所的目标:成为一家广受尊敬的诊所,一家一流的民营专科诊所。

宜宾兴文县美好牙科的目标:提供超越您想象的服务。

高雄县安田牙医诊所的目标:要成为大寮地区民众口腔卫生的守护天使。

三、服务承诺

服务承诺分"无条件服务承诺"和"对重要服务内容承诺"。服务承诺影响的研究表明:"承诺使员工的士气和忠诚度得到增强,承诺可以使员工产生自豪感。对于顾客来说,承诺降低了顾客的风险并建立了对服务组织的信任。"一个有效的承诺能影响口腔诊所的盈利能力,建立一种更积极的服务文化,同时,承诺能间接地减少员工的变动成本。

【案例】 潍坊口腔医院文明服务承诺

[来源:潍坊口腔医院]

一、医院实行"以人为本、质量第一、顾客至上、服务先行"的经营理念,医务人员举止大方,语言文明,服务热情周到,热心解答顾客提出的问题。尊重顾客的人格与权利,对待顾客不分民族、性别、年龄、职业、地位、财产状况,都一视同仁。

二、实行医院领导定期轮流接待人员制度,随时听取顾客的意见和建议。

三、由医务科专项负责受理投诉、听取建议意见等,并设立为民服务热线电话(0536)8322202,全天专人值班。对患者投诉能及时处理的一定立即办理,复杂医疗纠纷5个工作日内给予合理答复。

四、建立首问责任制及首诊责任制,第一承办人负责办理到底。

五、设立医德医风监督台和医德医风监督箱、聘请社会监督员,定期召开监督员座谈会,对违反医德医风的现象加大监督力度。

六、医务人员向顾客介绍治疗方案和治疗费用时实事求是。收取费用时不分解收费、不超标收费,不自立项目收费。确保顾客在院内享有选择权、知情权和监督权。

七、为顾客保守医密,实行保护性医疗,不泄露顾客的隐私与秘密。确保顾客在院内享有保密权和享用权。

八、不以任何理由接受顾客及其亲友以及产品供应商的红包、礼品、有价证券、宴请及其他不正当利益。一旦收到,须立即退还或上交医院处理。

九、医务人员不通过介绍顾客入院、检查、治疗、手术为由收取回扣或提成;开药、仪器检查、化验检查及其他医学检查等,不收取开单提成;不私自为药品经销单位或个人代开、代售药械或要求顾客到指定地点就诊、购药、购买医疗设备、器械等;不以顾客名义"搭车开药"、"搭车检查";不出具假诊断书、假检查结果或假病情介绍。

十、以顾客为中心,因病施治,因病施护,合理检查,合理用药。不开大方、滥检查、乱用药。不销售假、冒、伪、劣和过期药品,让群众吃上放心药。

四、院训

院训是指导口腔诊所一切活动的基本原则和信条,其主要目的是解决口腔诊所与员工的价值趋向和价值追求问题,它是形成其他理念和行为准则的基础,是对口腔诊所理念诸要素的集中概括和提炼。

【案例】　口腔诊所院训
北京精德口腔门诊部以"精益求精,医德至上"为院训。
徐州博爱口腔医院以"精益求精,追求完美"为院训。
登封小太阳口腔门诊严守"团结、博爱、求精、创新"的院训。
大连市口腔医院院训:精艺精品　以德为尚　修齿修行　以诚为信。
遵义医学院附属口腔医院秉承"人和兴业,德艺惠民"的院训。

五、技术与服务

以前的口腔诊所运作模式是流水作业,患者找上门来,几乎是毫无意识的市场自然行为,生意平平稳稳,平平淡淡。"好酒不怕巷子深",这是中国人的传统观念,也是许多口腔诊所开业者和口腔医师对口腔医疗服务营销在认识上的一种误区。例如有人曾专门通过调查的方式研究了就诊患者选择医师的主要因素,结果发现前四个因素与医师的技术水平无关。就诊患者选择医生的前四个因素是:口腔医师为就诊患者提供服务所花费的时间;获得及时预约的能力;工作人员的服务态度和医师履行预约的能力。这就说明,就诊患者选择医师并不是清楚地知道医师真实的技术水平,而主要是凭个人对口腔医师服务态度的感知。

例如航空公司称一种现象为"咖啡污染综合征",说的是旅客判断航空旅行质量的依据不是飞行员的航行技术,而主要是倾向于航空小姐提供的服务。在口腔医疗服务中也同样存在着这种现象,如果口腔诊所的设备很先进,技术也很高超,但口腔医师和工作人员的服务态度很生硬,就诊患者很难从口腔诊所方面获得足够的口腔医疗信息,那么面对"冷冰冰的设备和技术"的就诊患者,只能选择放弃在该口腔诊所的医疗,而选择一家同样能够解决问题但充满人情味的口腔诊所。可见,良好的技术优势再加上有效的服务营销,必然是既可让就诊患者获得优质的口腔医疗服务,又可给口腔诊所带来良好的效益。"酒香不怕巷子深"的传统营销观念已不适宜这个飞速发展的现代社会了。

口腔诊所的成功运作是一个长期效应，它有一个稳步发展的过程。表面上，有些口腔诊所可能没有令人目眩的惊人举措，但能够有力地抵御各种诱惑和风浪，在日趋剧烈的市场竞争中"胜似闲庭信步"。对每一位开业者来说，必须根据实际情况制定相应的运作目标。口腔诊所只有一切为患者着想，了解别人，懂得自己，才能在激烈的市场竞争中争得一席立足之地，求得发展。

例如：摩托罗拉价值体系中的经营策略，最令人欣赏的就是它在45年的历史中的一致性："以技术产品领先为基础立于不败之地"。在其几十年的过程中，追求领先地位的表现总结为三个明显且相关的模式：不断开拓新产品、新市场；不断加强、扩大和更新现有的产品生产线，发展现有市场；不断努力，更不断改进产品品质，缩短产品周期时间；这三种模式确保摩托罗拉在环境和时间不断变化的半个世纪保持了其在通信领域的领先地位。

第五节　口腔诊所市场定位

在市场经济不断发展和成熟的过程中，社会也呈现出多姿多彩的分化。这种分化不但表现在经济生活的层面上，也表现在文化观念和价值取向上。不同的人群也必然表现出不同的口腔健康卫生需求。任何一个口腔诊所都只可能为某一特定的人群提供他们所需要的诊治服务，企望满足所有人的需求是不现实、不可能的。所以口腔诊所应该有比较明确的定位。

"定位"这个词最初来源于美国。1972年，里斯和特劳特为专业刊物《广告时代》撰写了题为"定位时代"的系列文章。1981年，他们俩又联合写出了著名的《定位》一书。从此"定位"就逐渐成为全球企业界经常使用的一个词了。

市场定位则属于口腔诊所发展的范畴，目的是为了贯彻有所为、有所不为的开业方针，是为了明确经营方向和经营目标，是为了改变现状，是为了坚定信心，从而实现口腔诊所迅速而又健康的发展。

一、市场定位元素

口腔诊所定位，就是根据自己的能力确定目标患者群，建立一个独特的口腔诊所形象，精心设计口腔诊所的整体形象，不遗余力地传播口腔诊所的形象，从而在目标患者群的心中占据一个独特的、有价值的地位的过程和行动。其着眼点是目标患者群的心理感受；其途径是对口腔诊所整体形象的设计；其实质是依据目标患者的种种特征设计医疗行为属性和传播诊所形象，在目标患者群心中形成一个刻意塑造的，独特的口腔诊所形象。

这就要求我们在开设口腔诊所前先明确口腔诊所的定位，也就是确定诊所

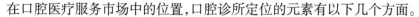

在口腔医疗服务市场中的位置,口腔诊所定位的元素有以下几个方面。

1. 目标人群确定

口腔诊所定位,首先要搞清楚服务的对象,确定诊所服务的目标人群,要知道你的患者主要来源于哪一个阶层,不同的目标人群有不同的需求。每个行业都会有收取最高价钱的人,这叫做市场定位不同。但是对于13亿中国人来说,钱确实是个大问题。

在市场经济时代,大众的经济收入和价值取向也呈现出多样化的格局,有人追求高级消费,有人满足温饱而已。口腔医疗服务市场也不例外,社会有不同的需求,口腔诊所就应该适应这样的变化,提供不同层次的服务。要想在一个诊所内取悦所有的患者,满足所有患者的需求,让每一位患者都满意,是不现实的。

2. 诊所面积确定

口腔诊所的面积和口腔诊所的规模有各种各样的,因为口腔医疗本质上是一对一的家庭作业性质,口腔诊所面积的决定,既要根据牙科治疗的需要,又要根据投资额的多少来决定。首先算出候诊室、诊疗室、技工室、办公室等必要的面积,再决定雇用医务人员的数量,一般以牙科椅2~5台,建筑面积90平方米左右的小规模为宜,口腔诊所的规模不宜太大,这样可以避免不必要的过多投资。

3. 装修标准确定

在确定口腔诊所定位的时候,应该对自己的特点、能力、水平、偏好有一个比较正确的估计,对诊所所在地的历史、现状和发展有一个比较全面的了解。根据口腔诊所的定位,再来确定诊所的装修标准和风格,选择设备器材的种类和档次。

4. 技术特长确定

一般来说,口腔诊所的规模都不会很大,口腔诊所的口腔医师应该向患者提供全方位的、系列的口腔医疗服务。但由于受到原工作条件的限制,现在开设口腔诊所的医师往往在业务上有比较明显的倾向性。不同的口腔医师有不同的特长和个性。有的口腔医师在口腔修复方面积累了丰富的经验,有的口腔医师擅长于根管治疗,有的口腔医师喜欢牙齿美容,有的口腔医师对冠桥的钻研比较有心得。所以每个口腔诊所都可以在满足患者不同要求的同时,充分保留和发挥自己的特色。

5. 收费标准确定

收费标准对口腔诊所运行无疑是非常重要的。为了在维持高标准服务的同时适当地降低收费标准,唯一的办法就是降低口腔诊所的运行成本,提高临床操作技巧、科学地安排患者的就诊时间、规范设备和器械的保养维修、加强采购和库存的管理等都是有效的措施。

6. 诊疗科目确定

口腔诊所开业时往往会根据口腔医师的专业、患者的来源等决定口腔诊所的诊疗科目,大部分的口腔诊所是以一般齿科治疗为主要诊疗科目。

7. 营业时间确定

劳动者有一定的休息时间是非常重要的,一方面可以恢复精力,另一方面还可以与家人团聚。更重要的是根据劳动法,雇主给予雇员一定的假期是雇主的义务。每天的诊疗时间一般控制在7~8小时。例如一年的诊疗时间日本齿科医师平均为2000小时左右,欧美平均为1500小时。

为了更好地满足不同的患者群体的需求,口腔诊所也可以在服务方式上作出相应的调整。老年人习惯于早起,开设在社区内的诊所应该提前服务时间,满足这部分特殊人群的需求。在中小学校放假期间延长服务时间,放弃常规的假日,一定能够吸引更多的中小学校学生,同时也会把他们的长辈吸引进来。

二、利润模式定位

作为一位开业的口腔医师,必须选择理想的利润模式定位。选择为较少患者提供优良的口腔护理,不仅减轻人手,同时可以更有效地管理业务,工作更觉得愉快,而且确保有利可图。许多口腔医师对本身的事业感到沮丧,都是因为他们对利润模式的路向失去控制。可能诊治很多不同身份行业的患者,但患者是否到诊所求诊,绝对是他们的选择。再者,每天诊治这么多患者,需要多聘请人手帮忙,但每名患者所得到的诊治却相对不足。表4-2列出了三种不同口腔诊所利润模式的定位,试将它们逐一比较,看看选择哪一种做法是较理想的口腔诊所利润模式定位。

表4-2　三种不同口腔诊所利润模式定位

每月总收入(元)	员工数目	新病人数目	牙科手术椅	员工花费(元/名)	口腔医师净收入(元)
口腔诊所甲十万元	16	55	8	无	二万元
口腔诊所乙五万元	4	20	5	六百五十元	二万元
口腔诊所丙三万五千元	3	17	3	三百三十元	一万六千元

由表4-2可见,口腔诊所规模多大并不重要,最重要是你的时间、努力、学识和投资能为你赚回多少利润。很多时候一个较小的业务模式比一个较大的业务效益更高。口腔医师不一定要有许多患者方能获利丰厚。若口腔诊所每月有20名身份理想的成年人作为新患者,为他们提供优良的口腔医疗,便是很理

想的业务模式。吸引需要专科医术的患者到来求诊，便可以大大降低经营成本。对于口腔诊所提供的口腔医疗质素感到满意，员工会获得更大的报酬，而患者会获得他们想要的、应得的关怀和服务。

三、市场定位的灵活性

由艾尔·里斯和杰克·特劳特提出的"定位"（positioning），仍然是营销人士最重要的理论法宝之一，如果我们将一个市场表现不太成功的口腔诊所交给"定位派"们来评判，他们的回答几乎百分之百是：该口腔诊所的定位不清晰，或者定位发生了错误。当我们尝试建立一个新的口腔诊所时，要遵循一个原则：不要过度确定或过度否定任何一个目标。新的口腔诊所需要一个亮点来激发消费者的兴趣，此时定位理论是他们应该牢记的。但当口腔诊所进入或者创建一个依然不断变化的新兴专业时，开发者不要过早地否定其他的选择，为定位留些空白。

新的口腔诊所开业后，如果发现目标顾客完全超出商业计划的意料之外，是调整定位，还是将错就错？我们建议不要立即调整定价、宣传策略，重新瞄准原先的客户群，而要细致地了解和分析那群"意料之外"的客户，并从中发现和挖掘出一个全新的"金矿"。

口腔诊所经营模式也就是口腔诊所的盈利模式。"小病种做人气，大病种做效益"。这句医疗行业的经营真理最早起源在二八法则。闻名的 80/20 规则认为，20% 的就医者创造了医院 80% 的利润。尽管大部分患者创造的利润较少，但可以提升口腔诊所的人气，增加市场份额，有助于提高患者对口腔诊所的信任程度，增加口腔诊所的无形资产，这有利于口腔诊所的长期发展。这种观念至关重要，必须在每位员工身上，至少是接诊医师身上贯彻落实。口腔诊所收入主要来自门诊，不像大型医疗机构那样以住院患者带来的收入为主。口腔诊所由于患者流量不固定，很大地影响了口腔诊所利润的稳定性，因此扩大门诊量是新的口腔诊所开业后一个必须的举措。

四、市场定位应该注意的问题

在口腔诊所的筹备阶段，根本没有收入，完全是投入，必须做好节流的工作。这个时候，最容易犯的错误是不考虑口腔诊所的定位，不去主动适应市场，不去主动选择，最后就会被市场做出无情的选择，市场会迫使你固定在某一个适当的位置上。

1. 口腔诊所不一定要在城市开业

事实的确如此。大中城市人口多、素质高，口腔健康意识好，相对有钱，也舍得在口腔医疗上花钱。可为什么在很多大中城市多如牛毛的口腔诊所中，开业经营好的却凤毛麟角,而大多数口腔诊所的生存空间越来越小呢?在选择设立口腔诊所时一定要根据自身的条件,即专业条件和经济条件,再结合当地或社区的情况了解是否有自己服务的人群等,并进行综合评估后,最后确定口腔诊所的定位设计。

2. 口腔诊所不一定要规模经营

口腔诊所规模经营、连锁经营,在很多城市不乏这样成功的案例。可这并不适合于任何人。"再给我搞两把椅子,旁边诊所的扩充把我整的没办法了!"这种"形势所迫"盲目地去扩大规模不在少数,最后使自己背上沉重的经济负担,也使得开业者的竞争出现白热化。利润的降低,使一个行业恶性循环,严重地阻碍了口腔医疗事业的健康发展。一定要知己知彼,要知道自己的能力有多少、自己的长处在哪里、去分析对手的实力是什么、对手的弱点在哪里。进行客观的分析,冷静的思考,再去作出决定,这样的计划才是切实可行的。

3. 口腔诊所不一定要趋利经营

口腔诊所趋利经营,什么挣钱搞什么,确实有很多成功的先例。但开业医生一定要头脑冷静,结合自己的实际,结合当地的实际,慎重地选择要开展的项目,一点一滴地积累,不要想有什么天上飘钱的项目。伴随着越来越激烈的竞争,同质化的现象司空见惯,差异化变得越来越难,而价格大战似乎也总是在愈演愈烈当中不断地推进。于是人们看到了这样的现象,在新兴市场上,似乎到处都是机会,可是真正把握住机会的幸运儿却少之又少。对很多企业来说,多元化是他们发展和壮大的一条道路,但与此同时我们看到,掉入多元化陷阱当中的企业也比比皆是。中国已经加入世贸组织多年了,可是真正在世界的舞台上能够与狼共舞的中国企业依然很少。所有的事实告诉我们,在激烈的竞争当中战略变得越来越重要了。

4. 口腔诊所不一定要装修豪华

千万不要看到别人的口腔诊所设备那样高档,装潢如此豪华,收费那么昂贵,经营那样出色,就把自己的口腔诊所向他看齐,选择与他同一层次的患者,以为自己也能和别人做得一样好,那就大错特错了。误认为口腔诊所装修诊室档次提高了,价也就好要了。口腔诊所在定位时应正确评价自己,量力而行,雷同是口腔诊所定位中的大忌。

第六节　口腔诊所开业原则

无论环境如何变化,口腔诊所开业掌握核心技术特色和服务优势永远是唯一的选择。

一、口腔诊所开业观念

口腔医疗服务是多学科不断发展的科学,它不仅为口腔疾病的诊治和口腔健康的维护奠定了基础,而且在推动整个人体健康的发展上也起着重要的作用。"技术国际化、服务人性化、管理标准化",在这个牙科治疗可供广泛选择的时代,对于实现给患者一个最佳的,并且能让患者维持终身的口腔健康状态的口腔诊所开业观念是极为必要的。

1. 整体观念

现代化口腔诊所有数十名员工,他们在工作上存在着互相依赖、互相协作、互相促进提高的关系。整个口腔诊所犹如一台结构严密的机器,其正常运转有赖于人员良好的配合协调。任何一名员工安排不当或失误,必将影响其他员工甚至整个口腔诊所工作的进行。因此,口腔诊所应具有深刻的整体观念。整体与局部是一个相对的概念。口腔诊所与员工的关系是整体与局部的关系。

2. 发展观念

一切客观事物如果停滞不前,将逐渐失去活力而萎缩。纵观国内外获得成功的口腔诊所,无不具有积极进取的发展观念。不想投入巨大的力量,很难谋求发展。那种囿于眼前成绩,不重视未来发展,即使在一个短时期内是赢利的,但终将缺乏"后劲"而落后。是满足现状的守旧思想,还是坚持开拓创新的发展观念,对口腔诊所的发展将产生极大的影响。

3. 时效观念

时效观念反映了时间与效益的关系,强调开业必须不失时机,才能取得较高效益。要做到这一点,关键是要有踏实快速的工作作风,时效观念反映在一切工作上。

4. 竞争观念

竞争观念可以说与时效观念密切关联。开展新业务技术,必须重视时效性。当取得科技信息后,根据口腔诊所的条件,迅速决定,投入使用或组织力量进行研究,以期尽快取得效益。

5. 质量观念

口腔诊所服务的对象是人,医疗质量的优劣,直接关系到人的健康。因此,在医疗工作中强调质量第一是理所当然的。将服务质量第一观念植根于全体员工中,落实于各项工作中,鼓励全体员工创造一流的医疗和服务质量,在质量上从严要求,特别是对年轻的员工更应该如此。

6. 服务观念

口腔诊所的服务对象是患者,患者至上,为患者提供优质服务是口腔诊所工作的基石。对此,管理者应当身体力行,以自己的行动影响全体员工。患者至上和优质服务观念一旦化为员工的自觉行动,可以大大提高服务质量和疗效。制订各种规定时,应从患者的利益与方便出发,以取得患者的拥护与配合。

7. 效益观念

人们在决定开展某项工作时,必须先考虑其结果是否有价值,是否为社会所需要或被社会所承认,是否有效益。这是决策过程中信守的准则。忽视价值效益,必将导致劳而无功或耗费与收效不相称。在安排各项工作中,应充分考虑其价值效益,使付出的劳动能取得相应的效益,避免重复劳动和无效劳动。重视经济效益是为了保证口腔诊所的存在与发展,更好地为社会服务。

8. 道德观念

道德之所以重要,在于它起着个人行为的自我控制作用,是一种自愿奉行的行为规范。不在患者面前谈论同行的失误,不对第三者披露患者的隐私,都是医务工作者公认的道德准则,每一位有道德的口腔医师都会自觉奉行。

9. 法制观念

现代社会生活中,个体之间和群体之间的利益矛盾更为频繁,仅凭道德观念的自我控制显然是不够的,必须依靠完善的法制来制约人们的行为,以减少违法事件的发生和保护合法权益。口腔诊所涉及法律的问题日益增多,必须学习与运用法律法规保护全体员工的权益,并以法律法规为准绳,规范全体员工的言行,以保障口腔诊所的权益与患者的安全。

二、口腔诊所开业原则

开业提倡的是抓住机会,敢为人先。但开业不是乱闯乱碰,一定要遵循原则。

1. 符合国家方针政策的原则

自古以来政治与经济便是一对紧密相连的孪生儿,开业者要想取得经营的辉煌成绩,先要根据国家的方针政策来调整和约束自己的创业行为。的确,优秀的口腔诊所开业者不仅非常熟悉国家以及主管部门的有关方针政策,而且善于领会政策的精神、原因以及趋势,并以此来具体指导自己的经营活动。一个口腔诊所自身的经济行为必须在符合国家政策方针的前提下,才能正常运行和发展。

2. 对国家和个人有利的原则

开业的最终目标是获取最大的社会效益和经济效益。作为一项投入巨大精力从事的事业,不顾回报是不可能的。在社会主义市场经济体制不断深化和完善的今天,竞争的激烈和残酷是不可避免的。只有壮大自己,立稳脚跟,才能再图发展,再创佳绩。

（1）以国家和大众的利益为前提：无论从事何种职业，干什么事情，国家和大众的利益是至高的。有的人为了获取利益而不择手段、不顾后果，是要受到道德的谴责，甚至法律制裁的。例如在大力增强环保意识、保护生态环境的今天，个别口腔诊所业主却在乱弃医疗垃圾，选择错误的经营管理方式，违背生态环境的演化规律，从而制约了社会可持续发展。这种损"公"利己的做法会遭到后人的唾骂，是绝不可取的。因此，开业时所选经营方式、经营活动等一定要符合国家和人民的利益。

（2）对个人有利是关键：小河有水大河满。只有全社会的人通过诚实的劳动，用辛苦的汗水浇灌出丰收的花朵，才能保证社会的稳定，促进国家的繁荣。

三、口腔诊所的基本目标

在开业基本方针设定时，无论是对于口腔诊所经营战略方针的定位或是其展开的方法，均必须由长期的观点来加以确立。所以对于利益的追求、连锁店的展开、口岸战略的运用等，均要考虑口岸条件的特性，预测经营环境的变化条件，甚至配合口腔诊所的经营理念及在社会上所担当的角色等因素，以确立经营的基本方针。

凡是市场需求尚未满足或满足程度低的市场，都有可能成为口腔诊所的目标市场。如果我们把口腔医疗服务市场细分为学校口腔医疗、家庭口腔医疗，进而发现学校市场尚未得到满足，就应当向这一市场领域拓展。各级各类口腔诊所应根据主客观条件，确定自己选择开发哪一层次的服务市场，以便把人力、财力、物力、技术集中到最为有利的市场。

至于基本目标方面，一般而言，可以包括诊所规模、投入资金、利益目标及员工目标等项。口腔诊所规模在设定之际，对于商圈的内容、口腔诊所本身的经营能力、设店地区的竞争条件等均为考虑的因素。投入资金则指开业所必要的诸项费用，如用地取得费、店铺及附属设施建设费、设备采购费、利息支出等都必须列入投入资金计算。利益目标方面，则可以包括总资本利益率、总资本回转率、纯利益达成年度乃至分红达成年度等都为设定的项目。员工目标乃是企业经营的基本动力，对于从业员工人数乃至每位从业人员的能力等，都属设定的目标。总之，有关基本方针、基本目标的设定，对于互相的关联性、开业计划的特殊性乃至将来的发展性均应列入考虑的范围内。

第七节　口腔诊所开业宣传

口腔诊所开业宣传活动或店庆宣传计划是经过口腔诊所营业方针的设定，

并配合营业具体策略展开的一切活动。因此宣传活动的内容包括开业日期、宣传主题、宣传标语、宣传时间、宣传地区重点、开业行政活动以及各种媒体的运用、口腔诊所企划的配合,等等。针对消费者的宣传诱导,以塑造新店铺的印象。例如:青岛市益海齿科举行开业三周年店庆优惠送健康活动,内容包括:①免费全口腔检查(使用一次性器械);②凡来咨询者均送 10 元优惠卡一张;③凡累计消费满 300 元者,送 60 元优惠卡一张;④消费满 2000 元者除送 60 元优惠卡外(累计),加送财经日报订报卡一张(半年);⑤消费满 4000 元者除送 60 元优惠卡外(累计),加送财经日报订报卡一张(一年)。

1. 开业宣传计划进度

对于开业宣传活动计划,一般而言,可以分成下列四个阶段进行:第一为宣传计划的立案与决定;第二为实施前的引导宣传阶段;第三为开业宣传活动的实施;第四为开业后的宣传活动。

(1) 宣传活动计划的立案与决定:这是整个开业活动的基本计划,需要对全盘进度进行拟定。最理想的状况是在开业 10 个月前能予以立案,在开业 6 个月前能加以定案,以便整个活动能够充分地准备与有效地展开。有关开业年月日、宣传的重点与主题、宣传文案、宣传时间、商圈的地区重点、店铺的特性、行政业务等,均必须在计划中予以考虑,作为实施的依据。

(2) 开业实施前的引导宣传:一般而言,最好能在开业六个月前至一个月前能予以逐步展开,以逐渐地塑造口腔诊所印象。如爱牙座谈会、工程及内装进度发表会、记者招待会、工地现场的标示、筹备情况说明会,等等,透过各项媒体,展开开业前的公共关系活动,逐渐建立口腔诊所的形象。

(3) 开业宣传活动的实施:这在开店前一个月左右展开,以便整个开业信息能告知消费者,进而在开业当日达到活动的最高潮。其实施的方式与内容可分为口腔诊所员工对商圈内家庭的访问、各项广告媒体的运用、公共关系活动的展开、开业当日庆祝活动的实施、特别服务项目的提供,等等,使口腔诊所一系列的宣传活动能够配合开业计划而逐一有效地推进展开。

(4) 开业后的宣传活动:这是配合前述系列性的活动内容,为达成开业盛况的持续而推出的连续性活动。如文化活动、口腔诊所促销活动、服务性措施等,使整个开业宣传活动能获得预期的效果。

当然在前述四项活动实施阶段,必须注意各类活动内容的持续性与相关性,才能带动整体的实施效果,而在开业之际塑造口腔诊所的新形象。

2. 宣传活动推进展开的重点

由于开业宣传活动的实施成果,关系口腔诊所整体的企业形象,因此在实施之际,必须营业部门、美容部门、后勤部门三者一体充分地协调与配合,才能收到预期的效果,所以活动计划推展之际,下列几项重点应予考虑:

（1）开业宣传活动计划方案：必须考虑口腔诊所内外的因素及预算状况，必须协调营业、总务、人事、财务等各部门，经研究分析之后再作最终决定。

（2）宣传活动的内容方面：对于开业预定日、宣传标题、文案表现、诊所特性、楼面构成特色、开业诸项活动的重点均应加以列出。

（3）口腔诊所现场外观及周围的建筑物：若能予以利用，对于开业的宣传可作为广告之用。

（4）广告媒体的运用：应针对诉求的对象，进行有效组合，以力求宣传效果的发挥。

（5）开业行政业务：应事前与各相关部门协调准备，使各项作业的推动能够彼此相互地配合与协助。

小型口腔诊所开业后，同学、战友、老乡、亲戚、朋友都可能是第一批顾客和义务宣传员。首先技术要过硬，把他们的牙齿看好，做事认真负责，诚信待人，收费肯定要打点折，不然没有人情味，他们会介绍朋友的朋友，亲戚的亲戚来这里就诊，广告效应就出来了。

总之，开业业务的实施，是口腔诊所各部门业务综合效果的表现。当然，在时间的展开与准备方面，可以配合口腔诊所业务内容的繁简进行弹性的调整与运用。前面所述各阶段的准备期间是以大型口腔诊所为考虑前提的，至于一般中小型口腔诊所则可予缩减。具体实施之际，对于准备充分的，确实有助于开店效果的发挥。当然，整个开业业务，就是针对人力、物力、财力诸项做有效的组合与运用，以求最佳效果的展现和塑造口腔诊所整体的形象（图4-1）。

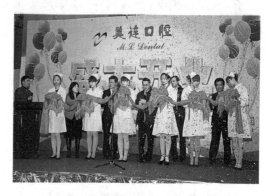

图 4-1　美连口腔在重庆江北区建新东路平安国际大厦举行隆重的揭牌开幕仪式

第八节　口腔诊所社会合作

现代社会是一个充满竞争的社会，但同时也是一个更加需要合作的社会。作为一个现代人，只有学会与别人合作，才能取得更大的成功。"三个臭皮匠，赛过诸葛亮"。人多智慧多，只要善于合作，去发挥合作和整体的力量，就能想出办法，取得成功。

大多数情况下，一旦战略及合作伙伴关系偏离预定的轨道，就必须进行调整。任何合作伙伴关系都有可能发生这样或那样的状况。但依靠双方开诚布公的沟通交流，双方在评估战略和运营调整时必须考虑对另一方的影响，而不能只顾自己。可以尽可能地控制并规避这些风险。找最适合的人一起做事，而不是找最厉害的人共事。

戴安娜嫁给了查尔斯王子，于是成了王妃，也有了王室的高贵与尊严，否则，她将永远是平民，是一个普通的女人。"王妃原理"有点像"傍大树""抱粗腿"，由于自己是弱小者，寻找一个比自己更强大的一方，借助他们的实力与势力，使得自己也能够摆脱弱小的地位，得到别人的关注与尊重，并实现一些在原来弱小者地位时无法实现的目标。只要不是依靠强者去作恶，"王妃原理"就是很有意义的。一方面可以借助强者的优势，使自己很快从弱小地位摆脱出来；另一方面，由于你与强者联合，很多人会将你和强者等同对待，你会获得不一样的关注和尊重，也会获得更多人的支持和帮助，能够整合更多的资源去实现自己的目标。

现在的社会是一个合作的社会，一个人有了合作的精神，那么也就成功了一半，人与人相处，只有合作，才能把事情办好。口腔诊所应加强与政府卫生行政部门、社保局、保险公司、各类公益组织、社会团体以及周边社区各单位的联动。

【案例】 **成功的八大原则**

原则一：集中力量

您苦苦拼搏，却找不到企业突破的门径。

世界上没有奇迹，只有集中力量做好一件事情！

原则二：找准焦点

您事事尽心尽力，却没有成功的喜悦。

马上放弃"全面发展"，重新找准焦点！

原则三：寻求简单

您为了扩大企业规模而不停地做"加法"，却发现企业越来越难管理。寻求简单！

少就是多，寻求简单才是你的出路！

原则四：重强避弱

您拼命消除企业的缺陷，却无法打开局面。

不要关注自己的弱点，尽量把优势发挥出来，重强避弱！

原则五：无形资产导向

您追求利润，利润却离您远去。

有形资产只代表过去，无形资产代表企业的未来，无形资产比有形资产重要5倍！

原则六：目标客户导向

您信奉客户都是上帝，好客户却越来越少。

并不是所有的客户都是目标客户,争取新客户,留住老客户!

原则七:时间原则

您希望像媒体描绘的企业英雄一样速成却屡屡失败。

我们通常高估一年能做到的事情,而低估十年能做成的事情,你应该学会时间的原则!

原则八:实验反馈

为了摆脱竞争的压力,您愿意孤注一掷吗?

做企业就是做管理实验,做好实验就能成功!

第五章

口腔诊所设置申请

根据《中华人民共和国执业医师法》、国务院《医疗机构管理条例》、卫生部《医疗机构管理条例实施细则》、省市县区人民政府《医疗机构管理办法》、省市县区卫生厅局《医疗机构申请设置审批须知》，向居住和开业地点所在市县区卫生局申请口腔诊所设置及执业登记许可。

申请人向市/县/区卫生局提交设置申请全部材料，市/县/区卫生局在收到全部材料之日起 30 个工作日内进行审查，符合条件的发给《设置医疗机构批准书》，在设置批准有效期内筹建，不符合条件的将以书面告知设置申请人。

第一节 设置申请

申请人应提供以下资料：

(1) 设置医疗机构申请书(图 5-1)；

(2) 设置可行性研究报告(不设床位的医疗机构可以简化)；

(3) 选址报告和建筑设计平面图；

(4) 由两个以上法人(或个人)共同申请设置医疗机构的，应提交有效的合同书或协议书；

(5) 申请设置单位或者设置人的资信证明。口腔诊所不少于 15 万元人民币；

(6) 设置人或主要负责人的身份证明；

(7) 还应提交申请人的医师资格证书、执业证书复印件，外省的无执业证书的人员需提供外省卫生厅的未注册证明，外地市的提供外地市的卫生行政部门的未注册证明，本市县区的应提供所在县区卫生行政部门的未注册证明。获得医师资格证书后两年未注册的,需提供上一级医疗机构3~6个月的培训,并经考核合格的证明。

1. 设置医疗机构申请书

设置医疗机构申请书由当地市/区/县卫生局根据国家有关法律、法规、政策规定并结合当地市/区/县实际工作需要拟制,为单位和个人申请《医疗机构执业许可证》专用。例如:霸州市卫生局设置医疗机构申请书还包括《医疗机构法定代表人(主要负责人)登记表》、《医疗机构从业人员登记表》、《医疗机构登记表》、《医疗机构执业申请审核意见》、《医疗机构执业登记批准书》多个附表。

设置医疗机构申请书

被申请机关:		
设置单位(人):		
地　址:		
申请核定项目	类　别	
	名　称	
	选　址	
	所有制形式	
	床位(牙椅)	
	服务对象	
	诊疗科目	
	投资总额	
	注册资金(资本)	
	其他	

提交文件目录:
(1)选址报告:　　　　　　　　(　　)
(2)可行性研究报告:　　　　　　(　　)
(3)设置申请单位(人)的基本情况证明:(　　)
(4)其他:　　　　　　　　　　　(　　)

设置单位(人):　　　(章)
年　月　日

设置地的区(县)卫生局意见	年　月　日　(章)
审查人员意见	签字:　　年　月　日
主管领导意见	签字:　　年　月　日
局长核批	签字:　　年　月　日

图 5-1　设置医疗机构申请书(来源:上海市松江区卫生局卫生监督所)

2. 设置可行性研究报告

可行性研究报告是指从事一种经济活动(投资)之前,双方需从经济、技术、生产、供销,以及社会环境、法律等各种因素进行具体调查、研究、分析,并确定有利和不利的因素。以此作为该口腔诊所或口腔门诊部或口腔专科医院新建项目是否可行、成功率有多少、具备多大的经济效益和社会效益的依据,最终作为呈交决策者和主管机关实行审批的上报文件。

一份完整的可行性研究报告的主要内容包括:新建项目背景、新建项目概况、问题与建议、新建项目的发展背景、新建项目的市场分析、新建项目的市场预测、新建项目的市场竞争力分析、新建项目场址选择、新建项目技术方案、设备方案和工程方案、新建项目主要原材料、燃料供应、新建项目总图运输与公用辅助工程、新建项目节能措施、新建项目节水措施、新建项目环境影响评价、新建项目劳动安全卫生与消防、新建项目组织机构与人力资源配置、新建项目实施进度、新建项目投资估算、新建项目财务评价、新建项目经济社会效益分析、新建项目风险分析。

3. 申请设置单位或者设置人的资信证明

资信证明是指由银行或其他金融机构出具的足以证明他人资产、信用状况的各种文件、凭证等。此类证明文件不论以何种名义、形式出具,核心是证明他人拥有某项资产、债权或具有何种程度的经济实力,等等。

资信证明业务指银行接受客户申请,在银行记录资料的范围内,通过对客户的资金运动记录及相关信息的收集整理,以对外出具资信证明函件的形式,证明客户信誉状况的一种咨询见证类的中间业务。

资信证明业务主要用于客户在商业交往中自我介绍、向合伙、合作单位出具证明、申请营业执照及其他商业非商业用途。

在银行开户立账往来正常、无不良信用记录的企事业单位法人和其他经济组织均可向银行提出申请,填写资信证明业务申请表并提交相关文件资料。

【案例】 **口腔诊所或口腔门诊部或口腔专科医院新建项目可行性研究报告**
第一章 项目总论

1.1 项目概况

1.1.1 项目名称

1.1.2 项目承办单位

1.1.3 项目主管部门

1.1.4 项目拟建地点

1.1.5 承担可行性研究工作的单位

1.1.6 建设规模与建设内容

1.1.7 可行性研究报告编制依据

1.2 可行性研究结论

1.2.1 市场预测和项目规模

1.2.2 场址

1.2.3 建设内容与技术方案

1.2.4 项目建设进度

1.2.5 投资估算和资金筹措

【案例】 ××××口腔门诊部可行性研究报告

1. 申请单位及申请人情况

申请单位：××××××××××

申请人：×××，×× 口腔门诊部主任

2. 所在地区的人口、经济状况

据最新资料报告，×× 市人口密度 666/km²。近 10 年来，人口密度有从郊县向城区急剧增大的趋势。截至 2010 年，城区的三个区平均人口密度 17 860/km²，×× 区约为 30 000/km²，远高于 ×× 区（约 15 000/km²）、×× 区（约 15 000/km²）。据 ×× 市人口分布动态研究预测(2005 年)，2020 年 ×× 市人口分布的峰值将出现在距市中心约 2.5km 的城墙与二环线之间。

2010 年，×× 市区 GDP 约 1450 亿，×× 区 144.66 亿，年增长 12.1%，位居全市第四位。

×× 路街道办事处辖区面积 5.2 平方公里，常住人口约 15 万，北靠明城墙和 ×× 西路，南至南二环，西邻安西街，东到公园南路。

×× 路社区位于 ×× 区 ×× 路街道办事处辖区，北邻 ×××× 大学，南邻 ×××× 大学。×××× 大学现有在校学生 18 000 余人，职工 3000 余人。×××× 大学校本部现有职工 5571 人，离退休职工 3535 人，在校学生 35 441 人。两单位及周边有口腔健康需要的人口数近 12 万人。

3. 所在地区人群口腔健康状况和口腔疾病流行以及有关口腔疾病患病率

龋病、牙周疾病、错𬌗畸形和牙齿缺失是口腔中最常见的疾病。第三次全国口腔健康流行病学调查结果显示，我国 12 岁儿童恒牙龋病的患龋率为 28.9%，龋均 0.5，35～44 岁中年人龋病患病率为 88.1%，龋均 4.5，65～74 岁老年人龋病患病率为 98.4%，龋均 14.7DMFT。35～44 岁年龄组牙龈出血、牙石和牙周袋的检出率分别为 77.3%、97.3% 和 40.9%。全国 35～44 岁年龄段人群有牙齿缺失的为 37.0%，义齿修复率仅为 11.6%。全国 65～74 岁老年人有牙齿缺失的为 86.1%，义齿修复率仅为 42.6%。错𬌗畸形患病率不低于 30%，约为 29.3%～83.1%，随着生活水平的提高，对错𬌗畸形治疗的需求日益强烈。

4. 所在地区口腔医疗资源分布情况及口腔医疗服务需求分析

随着人口增长和社会经济因素的改变，居民对口腔医疗服务的需求量增加了。人均收入是反映一个地区口腔健康需求的重要指标。×× 市 2010 年城市居民人均可支配收入达 2 万元，口腔健康需求处于快速上升阶段。×× 路社区及 ×××× 大学现有人口收入高于 ×× 市人均水平。其文化背景决定口腔健康需求的取向：大医院，可信赖的品牌。但大医院就诊距离远,服务不完善(就诊难、挂号难,等候时间长、价格高)使口腔健康需要不能有效地转化为需求。

××××大学及××××大学社区的人群就诊流向趋向于口腔专科医院、三级医院口腔科,但其口腔治疗需求多以充填治疗、简单拔牙与修复、洁治等一些预防性服务为主。这些治疗大多可以在一级、二级医疗机构完成。但一般社区口腔诊所能提供的口腔医疗服务质量不完善,不能满足其需求,导致资源浪费。

××西路口腔诊所少,规模小,从业人员学历层次较低,口腔治疗质量有待提高。对大医院的依赖和对口腔诊所的不信任导致口腔医疗资源的浪费与不足并存,其本质是对口腔治疗需求层次的差异。

老年人有特殊的口腔保健需求,有复杂的口腔健康问题,是口腔治疗的难点。3~12岁儿童的口腔治疗是社区口腔医疗的空白。两类患者多转向专科医院就医。

所以该地区存在旺盛的口腔医疗保健需求。××口腔门诊部的设立,将很好地满足社区人群对口腔医疗保健的需求,更有效地提高口腔医疗服务的效率和牙科医疗服务的可及性。

5. 拟设口腔医疗机构的名称、选址、功能、任务、服务半径

拟设医疗机构名称:××口腔门诊部

地址:××路26号商住楼,面积460平方米

功能:口腔医疗保健服务

任务:口腔疾病的检查、诊断、治疗、保健

　　　为周边诊所提供会诊服务

服务半径:2.0公里

6. 拟设口腔医疗机构的服务方式、时间、诊疗科目和床位编制

服务方式:口腔综合门诊,口腔保健咨询服务

时间:周一至周日

　　　8:30~12:00

　　　13:00~15:30

诊疗科目:口腔内科(牙体牙髓,牙周黏膜,儿童牙病)

　　　　　口腔外科

　　　　　口腔修复

　　　　　口腔正畸

　　　　　口腔预防保健

椅位编制:10张口腔综合治疗台

7. 拟设口腔医疗机构的组织结构、人员配备

门诊部主任1名

护士长1名

口腔医师及助理医师6名

护士6名

挂号收费员1名

导医员1名

8. 拟设口腔医疗机构的仪器、设备配备

口腔综合治疗台	10 台
口腔 X 线机	1 台
曲面断层 X 线机	1 台
牙科手机专用清洗机	1 台
超声清洗机	1 台
口腔真空高压灭菌器	1 台
牙科手机	70 支
根尖定位仪	3 台
超声波洁牙机	5 台
配套治疗器械	50 套
光敏固化灯	3 台
银汞搅拌器	1 台
义齿抛光机	1 台
模型修整机	1 台
倒模震荡机	1 台
点焊机	1 台
技工手机	1 台

9. 拟设口腔医疗机构与服务半径区域内其他口腔医疗机构的关系和影响

希望通过我们的努力,把该 ×× 口腔门诊部建成社区口腔医疗保健的示范中心。同时其规范的医疗质量管理和消毒感染控制,将有力地带动和促进周边社区口腔医疗质量的提高,并促使他们在消毒感染、污水处理等方面作出更多的努力,使患者获得安全、高质量的口腔医疗服务。

10. 拟设医疗机构的污水、污物、粪便处理方案

口腔治疗产生的医疗垃圾主要是一次性口腔检查器械、一次性注射器、唾液污染的棉球和纸巾。

其处理方案为:废弃物分类收集处理,感染性废弃物放置在黄色塑料袋内密封运送,交有关部门无害化处理。一次性器械经清洗、毁形处理后放置在黄色塑料袋内密封运送,交有关部门无害化处理。锐器用后应放入防渗漏、耐刺的容器内,交有关部门无害化处理。

口腔治疗每位患者产生污水在 200 毫升以内,以冲洗用纯水和唾液为主。其处理方案为:设置污水处理池,二氧化氯混合处理后排放。污水排放执行国家《污水排放标准》。

11. 拟设口腔医疗机构的通信、供电、上下水道、消防设施情况

×× 口腔门诊部位于 ×× 路商住楼,分上下两部分,一层约 70 平方米,为咨询导医台。二层约 400 平方米,为医疗区及候诊区。通信、供电、上下水设施齐备,有消防栓 2 套。

12. 资金来源、投资方式、投资总额、注册资金

本门诊部以自有资金投入。投资总额 120 万元。注册资金 60 万元。

13. 拟设口腔医疗机构的投资预算

　　1.设备投资预算　　80 万元

　　2.装修预算　　　　40 万元

×× 口腔门诊部

2010 年 × 月 × 日

【案例】 嘉峪关市口腔诊所基本标准

[来源:嘉峪关市卫生局,嘉卫发〔2008〕146号]

一、人员

1. 任用的医师必须具备执业资格,并持有《医师执业证书》上岗,执业助理医师必须在执业医师指导下进行诊疗活动。

2. 至少有1名取得执业资格的护士。护士必须持有《护士执业证书》上岗,根据《护士条例》按时注册。

3. 设一台牙科治疗椅,人员配备不少于2人;设两台牙科治疗椅,人员配备不少于3人;设三台牙科治疗椅,人员配备不少于5人。

4. 诊所内工作人员衣帽整齐、挂牌服务,工作期间严禁饮酒。

二、硬件标准

1. 房屋:业务用房面积不小于60平方米,诊室内每牙科治疗椅净使用面积不少于6平方米,同时保证室内业务用房面积满足治疗室、镶复室、消毒间(区)、候诊区分设、相对独立的要求,室内布局合理,医疗机构室内保持整洁、明亮、舒适、温馨;室内墙面、顶面、地面必须硬化、平整、卫生,严禁存在卫生死角,室内顶面、墙面用易清洗材料处理;室外干净、整洁,禁贴超诊疗科目及影响外观整洁的图片、文字等医疗广告。

2. 设备:牙科治疗椅至少1台、根据牙科治疗椅数量配备相应的手术灯、痰盂、器械盘、低速牙科切割装置、医师坐椅、病历书写桌、口腔检查器械;配备满足需要的X线牙片机、银汞搅拌器、紫外线车、牙科专用消毒机、戊二醛消毒液及消毒容器、带盖污物桶、镶牙煮颌设备、药品柜;配备候诊椅。

以上设施设备必须规范,使用医用专用设施,禁止使用非专业设施,如自制紫外线消毒车、自制观察床等;室内桌、椅、凳颜色规格协调统一整齐。

3. 各医疗机构必须使用与《医疗机构执业许可证》核准的名称一致的牌匾,并使用医疗机构核准名称全名,禁止使用未经批准的机构名称。牌匾样式应为绿底白字,字体为华文行楷。

三、医疗机构业务管理

1. 日常诊治工作 各类医疗机构按照相关的要求建立门诊日志,并按照门诊日志规范统一登记工作,对每名就诊患者均要进行登记,使用全市统一处方,禁止使用已经停用的处方,并按照《处方管理办法》规范处方的书写与管理工作。

2. 消毒与医疗垃圾处理

消毒:配备满足需要的消毒设施,配置1台紫外线消毒车(必须使用医用紫外线消毒车,禁用自制消毒设施);建立各类我市统一的消毒登记本,必须做到按时、规范的记录,并严格按照《消毒管理办法》和《医院消毒技术规范》的要求规范医疗场所及各类医疗器械的消毒工作。

医疗垃圾处理:配备医疗垃圾处理设施设备,主要包括针头毁形器、废弃医疗垃圾消毒桶、带盖垃圾桶、分类收集的垃圾袋等;建立我市统一的医疗垃圾处理登记本,并严格按照《医疗废物管理条例》的要求规范医疗垃圾处理及登记工作。

3. 规章制度 各类医疗机构按照我局的要求,建立健全全市统一的规章制度,张贴至相应的工作场所,并严格按照各类规章制度的要求规范开展医疗活动。

【案例】　设置医疗机构申请须知

［来源：上海市黄浦区卫生局］

办事依据：

国务院《医疗机构管理条例》

卫生部《医疗机构管理条例实施细则》

上海市政府《上海市医疗机构管理办法》

上海市卫生局《上海市医疗机构设置审批、执业登记实施意见》

受理范围：

设置在辖区内各类医疗机构。

提供资料（用 A4 纸打印，并按下列顺序排列，所附材料必须加盖公章）：

一、申请医疗机构（除内部医疗机构）

1.《设置医疗机构申请书》、《设置医疗机构审核意见表》；

2.《医疗机构名称申请核定表》；

3.《医疗机构分类登记审批表》；

4. 可行性研究报告①；

5. 选址报告②和建筑设计平面图（含房屋使用意向证明）；

6. 设置申请单位（人）的基本情况证明；

7. 由两个法人共同申请的，应提交有效的合同书；

8. 设置申请人资信证明；

9. 设置戒毒医疗机构提交市禁毒委同意批复；

10. 涉及国有资产投入或租赁的应提交资产所有者同意投资或租赁的批复文件；

11. 涉及转制提交机构设置人及有关部门同意转制的文书；转制协议书及有关资产、人员安排的说明；拟转制机构资产评估报告；

12. 涉及联合重组提交联合重组双方（多方）上级主管部门意见书；联合重组双方（多方）协议书；

13. 二级医疗机构新设置的，须提交区（县）人民政府同意批复、同级规划部门批复；三级医疗机构新设置的，须提交市规划部门批复；

14. 卫生行政部门规定提交的其他材料。

备注：

① 可行性研究报告包括内容详见《医疗机构管理条例实施细则》第十五条。

② 选址报告包括内容详见《医疗机构管理条例实施细则》第十六条。

二、申请内部医疗机构

1.《设置医疗机构备案书》；

2. 设置单位批准设置该内部医疗机构的文件；

3.《医疗机构分类登记审批表》；

4. 建筑设计平面图；

5. 设置申请单位工商营业执照或事业单位法人证书及法人身份证复印件；

6. 卫生行政部门规定提交的其他材料。

审批程序:

(一)市卫生行政部门核准医疗机构

填写申请表→提供相关材料→受理→初审→送上海市卫生局卫生监督所审核→申请人到市卫监所领取《设置医疗机构批准书》

(二)区卫生行政部门核准医疗机构

填写申请表→提供相关材料→受理→审核→申请人领取《设置医疗机构批准书》或《设置医疗机构备案回执》

办理时限:

1. 市卫生行政部门核准医疗机构:二十日内作出初审

2. 区卫生行政部门核准医疗机构:受理后三十日内作出审核决定。

受理部门:

地址: 联系电话:

斜土路 309 号 63029832(原卢湾)

制造局路 181 号 63121177(原黄浦)

接待时间:周一至周五: 上午 8:30 — 11:30

下午13:00 — 17:00

13:30 — 17:00

第二节 执 业 登 记

在设置批准书的有效期内进行筹建(超过设置批准书有效期的,设置批准书作废)口腔诊所。筹建结束,应向卫生局提出书面申请,市卫生局在收到执业登记验收申请全部材料之日起 45 个工作日内组织专家进行评审验收。验收合格核发《医疗机构执业许可证》,持有《医疗机构执业许可证》后方可开展诊疗活动。

申请执业登记验收应提供以下资料:

(1)《医疗机构申请执业登记注册书》、《设置医疗机构批准书》或者《设置医疗机构备案回执》;

(2) 口腔诊所用房产权证明或者使用证明;

(3) 口腔诊所建筑设计平面图;

(4) 口腔诊所规章制度、技术操作规程并打印成册;

(5) 口腔诊所上岗人员花名册、聘用合同;

(6) 执业专业技术人员有效证件(医师资格证书、执业证书、毕业证书、技术职称证书)、退休证、下岗或待业证;

(7) 申办个体口腔诊所的,必须由县(区)级以上卫生行政部门出具"从事五年以上同一专业临床工作的有效证明";

(8) 申办大型口腔诊所的尚须提交环保、消防、规划、土地部门的验收批准文件,以及主要仪器设备备案清单。

第三节　校　　验

口腔诊所设置申请批准,口腔诊所开业以后,依据国务院 1994 第 149 号令《医疗机构管理条例》、卫生部 35 号令《医疗机构管理条例实施细则》、当地政府《医疗机构管理办法》政策,在市、县、区卫生行政部门执业登记的口腔诊所,每年一次向市、县、区卫生行政部门申请《医疗机构执业许可证》校验。

提交材料:

(1)《医疗机构执业许可证》副本;

(2) 医疗机构执业许可证校验申请书;

(3) 上一年度卫生行政部门检查考核结果。

市、县、区卫生行政部门收到全部材料起 30 天内完成校验。未通过校验的注销其《医疗机构执业许可证》。

第四节　变 更 登 记

依据国务院 1994 第 149 号令《医疗机构管理条例》、卫生部 35 号令《医疗机构管理条例实施细则》、当地政府《医疗机构管理办法》,在市、县、区卫生行政部门执业登记的口腔诊所需变更名称、地址、类别、诊疗对象、诊疗方式、诊疗科目、法人等事项的,变更前应向市、县、区卫生行政部门申请办理变更手续,市、县、区卫生行政部门收到全部材料后 30 天内给予审核,合格批准。属初审的提交市卫生行政部门进一步审核。

提供资料:

(1)《医疗机构执业许可证》正、副本;

(2) 医疗机构申请变更登记注册书;

(3) 其他规定的相关材料。

第五节　政 府 服 务

各级卫生行政部门在受理设置申请之日起 30 日内,作出是否批准的决定。

经批准,发给《设置医疗机构批准书》,并报上一级卫生行政部门备案。上一级卫生行政部门在接到备案报告之日起 30 日内,对不符合《医疗机构设置规划》及有关设置条件的,有权予以纠正或者撤销。不予批准的,应书面答复。县级以上地方人民政府卫生行政部门自受理执业登记申请之日起 45 天内,根据《医疗机构管理条例》和《医疗机构基本标准》进行审核。审核合格的予以登记,发给《医疗机构执业许可证》;审核不合格的,将审核结果以书面形式通知申请人。

一、市、区、县卫生局

市、区、县卫生局是市、区、县人民政府主管市、区、县卫生行政工作的职能部门,一般设有党委办公室、行政办公室、人事科、计划财务科、医政科、疾病预防(卫生监督)科、法制科、医疗保险办公室、初保办公室等职能部门,并直接领导市、区、县卫生监督所、区疾病预防控制中心、区麻风病防治所、区卫生学校、区血站、区卫生工作者协会、区医疗保险事务中心、区卫生实业有限公司、区合作医疗基金管理中心、市区县医院和镇乡医院等职能机构。

市、区、县卫生局的职能是在市、区、县委、市、区、县政府的领导下,坚持以农村卫生工作为重点,预防为主,中西医并重,加强社区卫生服务工作,以满足市、区、县卫生局卫生服务需求,提高区域内居民健康水平,实现市、区、县卫生局卫生事业的全面有序发展,为市、区、县卫生局经济和社会发展提供良好的服务。

市、区、县卫生局医政科的职能是实施区域卫生规划、实施医疗服务信息公示、组织实施医政监督执法、实施医疗机构、人员、设备、新技术准入管理、组织实施医疗质量管理、组织实施重大活动的医疗保障工作、组织实施医学教育、妇幼卫生、科研管理、临床药事管理、组织落实中医政策方针、做好医疗纠纷的接待处理工作等,直接进行口腔诊所准入管理。

各级卫生行政部门在受理设置申请之日起 30 日内,作出是否批准的决定。经批准,发给《设置医疗机构批准书》,并报上一级卫生行政部门备案。上一级卫生行政部门在接到备案报告之日起 30 日内,对不符合《医疗机构设置规划》及有关设置条件的,有权予以纠正或者撤销;不予批准的,应书面答复。县级以上地方人民政府卫生行政部门自受理执业登记申请之日起 45 天内,根据《医疗机构管理条例》和《医疗机构基本标准》进行审核,审核合格的予以登记,发给《医疗机构执业许可证》;审核不合格的,将审核结果以书面形式通知申请人(如图 5-2、图 5-3、图 5-4、图 5-5)。

二、市、区、县工商行政管理局

市、区、县工商行政管理局、分局作为政府监督管理市场和行政执法的重要

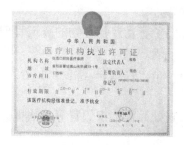

图 5-2　青阳县张浩口腔诊所执业许可证

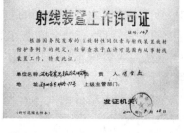

图 5-3　郑州赛思口腔医院放射装置工作许可证

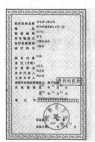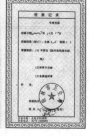

图 5-4　桂林市刘永寿口腔诊所校验记录

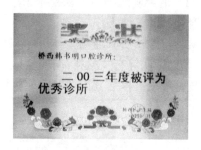

图 5-5　石家庄桥西韩书明口腔诊所获优秀诊所

职能部门,设置包括综合科室、业务科室、工商所、市场执法大队,以及信息中心、工商学会等多个职能部门,并支持市、区、县消费者权益保护协会和个体经营经济协会工作。职能范围包括:依法确认市场主体资格;监督管理各类经济市场的交易行为;查处经济违法违规案件;维护市场经济秩序。

主要职责:

(1)负责本行政区域内宣传、贯彻、实施有关工商行政管理的法律、法规及规章。

(2)依法管理本辖区内工商企业和从事经营活动的单位、个人的登记注册工作;审定、批准、颁发分管范围内有关证件并实行监督管理;承办企业改组改制的登记工作。

(3)依法监督本辖区内市场竞争行为,查处垄断、传销和变相传销等违法违章行为。

(4)负责流通领域商品质量的监督管理;组织查处侵犯消费者权益及假冒伪劣等违法行为。

(5)依法监督和管理本辖区内各类市场的经营秩序。

(6) 依法监督管理本辖区内经纪人、经纪机构。

(7) 负责本辖区内经济合同的监督管理;负责动产抵押物的登记管理;负责拍卖行为的监督管理;查处合同欺诈等违法行为。

(8) 依法监督管理本辖区内个体工商户、个人合伙、私营企业和个人独资企业的经营行为。

(9) 依法负责本辖区内商标管理工作;查处商标侵权假冒等违法行为,保护注册商标专用权。

(10) 依法监督管理本辖区内广告发布和广告经营活动,查处广告违法违章行为。

(11) 指导所属消费者协会和私营个体经济协会的工作。承办市工商局及区政府交办的其他工作。

从事口腔诊所开业的个体医师,申请人应当持户籍证明(本人身份证)、职业状况、场地证明等有关材料,向经营地的工商行政管理机关申请登记。经县级工商行政管理机关核准登记领取营业执照后方可营业(如图 5-6、图 5-7)。

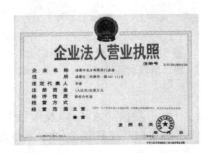

图 5-6　成都华美牙科企业法人营业执照

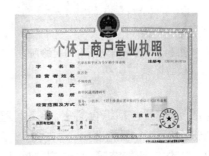

图 5-7　天津万全口腔诊所个体工商户营业执照

【案例】 医疗机构的设置审批、登记和校验

[来源:玉林市卫生局,发布时间:2009-12-23]

一、事项名称

医疗机构的设置审批、登记和校验

二、审批依据

1.《中华人民共和国行政许可法》

2.《医疗机构管理条例》(国务院令第 149 号)

3.《中华人民共和国中医药条例》(国务院令第 374 号)

三、审批条件

设置医疗机构共性条件:

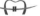

1. 符合玉林市《医疗机构设置规划》(含《社区卫生服务机构设置规划》)要求;

2. 符合《广西壮族自治区医疗机构配置标准》要求;

3. 符合《医疗机构管理条例》和《医疗机构基本标准》要求;

4. 在拟设置医疗机构的地点进行选址公示7天(公示在选址处现场)后,相邻居民(指上下左右相邻居民)无明确的、正当的、合理的反对意见;

5. 由两个以上法人或组织共同申请设置的医疗机构,以及由两个自然人以上合伙申请设置的医疗机构,还须提交由各方共同签署的协议书;股份制医院提交组织章程。

(一) 选址

1. 有固定的经营场所,场所必须远离污染源,距离暴露的垃圾堆、垃圾场、坑式厕所、粪池等开放式污染源25米以上,周围环境卫生状况良好整洁。

2. 经营场所使用集中式给水,水源充足。

3. 经营场所距离医院和社区卫生服务中心≥500米;距离社区卫生服务站点、同类医疗机构≥200米。

4. 在住宅小区内设置新的营利性医疗机构,需取得住宅小区管理部门的同意。

(二) 建筑面积

1. 设置一个诊疗科目,建筑面积不少于40平方米。

2. 每增加一个诊疗科目,面积相应增加不少于20平方米(口腔诊所每增加一张牙椅,净使用面积不小于6平方米)。

(三) 资金(人民币)

1. 设置一个科目,投资总额≥5万元(除房屋外),注册资金≥2万元。

2. 设置两个科目,投资总额≥10万元(除房屋外),注册资金≥5万元。

3. 设置门诊部,投资总额≥100万元(除房屋外),注册资金≥20万元。

4. 设置一级医院,投资总额≥100万元(除房屋外),注册资金≥50万元。

(四) 执业人员

1. 法定代表人

申请开设营利性医疗机构的法定代表人(业务负责人)必须是具有玉林市城区常住户口,具备国家承认的中专以上(含中专)医学学历,获得《医师执业证书》5年以上并经二级以上医院体检证明身体健康(没有白内障、青光眼、帕金森病等影响诊疗活动的疾患),能适应拟开设的诊疗科目需要的非在职人员。

2. 其他执业人员

受聘于营利性医疗机构的人员,应持有国家承认的中专以上(含中专)医学学历,《医学专业技术职称证书》(或《护士执业证书》),二级以上医院身体健康证明、不在职证明(离退休证明或离职证明,待业证明)。

(五) 建筑与布局

1. 布局

诊所的内部功能分区应按从污染区→半清洁区→清洁区的流程进行布局,避免发生诊所(院)内交叉感染。根据所设诊疗科目设置诊室、检查室、治疗室、配剂室、观察室、消毒供应室和药房等,各室必须独立并张贴标志牌。每室面积不小于8平方米,室内净高度不低于2.8米。

2. 建筑材料和设备

(1) 诊所内各医疗用房之间应使用砖墙或铝合金玻璃分隔。诊所内所有砖墙内墙面贴1.5米高的浅色瓷砖,地面铺设防滑耐磨地砖,天面涂覆防霉涂料,以便于清洗和消毒。内安装良好的机械通风设施(空调、排气扇和电扇)。

(2) 开设妇科的诊所,应设有一间妇科检查室。

开设外科的诊所,应设有一间外科处置室。

开设口腔科的诊所,应设有一间牙模制作间。

开设静脉用药的诊所:应设有一间配剂室和一间观察室(注:单纯设置中医科、口腔科的诊所不得开展静脉用药诊疗活动)。

以上妇科检查室、外科处置室、牙模制作间、配剂室、观察室的内部装修要求:①独立成间,面积≥8平方米。要求用砖墙或铝合金玻璃分隔到顶;内安装两个洗手消毒池(砖砌水池可见面贴瓷砖),安装紫外线空气消毒灯(要求悬挂于室中央,距离地面2米)和排气扇。②根据使用功能相应配备妇科检查床、观察床、配剂案台(不锈钢或瓷砖材料)、铝合金玻璃药柜等必要的诊疗设备和密闭加盖的污物桶。

(3) 设有手术室的诊所(如医疗美容外科诊所),手术室应该分设医务人员通道和病人通道,并按照换鞋→更衣→洗手消毒→准备→手术的流程进行设计。手术室内安装均匀分布的紫外线空气消毒灯。

(4) 消毒供应室,有专门的清洗诊疗用具及诊疗床上用品的消毒供应室,内设洗消池两个,配有高压灭菌设备、洗衣机、消毒剂等设施。一级以上医院消毒供应室的建筑布局和设备条件按自治区卫生厅《关于下发〈广西壮族自治区消毒供应室管理规范〉及其配套文件的通知》要求执行。

3. 诊疗设备

(1) 基本设备:诊察床、诊察桌、诊察凳、听诊器、血压计、出诊箱、体温计、压舌板、处置台、注射器、纱布罐、方盘、药品柜、紫外线灯、高压灭菌设备。

(2) 专科诊所按卫生部《医疗机构基本标准(试行)》的要求设置。

4. 医疗服务管理

(1) 规章制度:制定开设与诊疗科目相适应的医疗规章制度、医疗护理技术操作规程及人员岗位责任制,并装订成册,确保医疗安全和质量。

(2) 执业人员符合《执业医师法》的规定,遵守国家卫生法律法规,严格按照许可的执业科目开展诊疗活动。工作时注意个人卫生,穿着工作服,戴口罩,佩戴标明执业人员姓名、医学专业职称(或职务)、执业科目、诊所名称的工作牌。

(3) 与专业机构签订《医疗垃圾处理协议书》并复印备查。

设置专科医院的,必须符合我市医疗服务市场的需求,设置前必须经过以下审查程序:

(一) 确认诊疗科目的先进性

1. 开展的诊疗科目的诊疗技术是区内新兴的、先进的并已成熟应用于临床。

2. 开展的诊疗科目的核心技术人员必须是该专业的学科带头人,且有主任医师职称并曾在区内外三级甲等医院的重点学科任职,专业核心技术人员能坚持在该拟设的医疗机构从事日常临床诊疗服务。

3. 采用的新医疗技术和科研成果获得过省级科技部门颁发的奖励,并有在区内成熟利用这项技术的医疗机构或者其主管的卫生行政部门出具的证明资料。

4. 拟购置的专科医疗设备能代表区内同类专业先进水平的医疗器械。

（二）必要时组织专家进行需求调查论证。

（三）必要时组织进行需求听证会，了解是否符合我市当前医疗服务的需求。

设置个体诊所负责人条件及递交的材料：

（一）诊所负责人条件

1. 有玉林市城区常住户口；

2. 取得医师执业证书后，连续五年以上从事同一专业的临床工作；

3. 身体健康，能够正常开展诊疗活动，并提供健康证明（由市第一人民医院、市红十字会医院出具）；

4. 在玉林城区内公立医疗机构的离、退休和辞职、退职人员，并至少在该单位工作两年以上；原单位不在城区公立医疗机构的离退休人员以及辞职、退职人员，须在市内二级（含二级）以上公立医院同一专业连续工作或进修连续两年以上。

（二）递交材料

1.《设置医疗机构申请书》；

2. 申请人的身份证（或户口簿）、学历证书、医师资格证书、医师执业证书、专业技术职称证书、不在其他医疗机构任职证明（离、退休、辞职证明等）、健康证明；原工作单位不是城区内的公立医疗机构的申请在市内设置诊所的，须持有玉林城区内二级（含二级）以上公立医院出具的连续工作或进修满两年并考核合格的证明；

3. 选址报告和建筑设计平面图；

4. 设置可行性研究报告；

5. 资信证明（或银行存款、资产证明）。

设置门诊部的条件及须递交的材料

（一）法人条件

1. 具有完全民事行为能力并能独立承担民事责任；

2. 未受过吊销《医疗机构执业许可证》等处罚；

3. 具备法律、法规规定的其他法人条件。

（二）负责人条件

1. 玉林市城区常住户口；

2. 未受过吊销《医疗机构执业许可证》等处罚；

3. 身体健康且能亲自主持医疗工作；

4. 取得中华人民共和国执业医师资格证书；

5. 至申请日为止，5年内未发生二级以上医疗事故；

6. 在二级以上医疗机构从事临床工作5年以上；

7. 非其他医疗机构在职人员。

（三）递交材料

1.《设置医疗机构申请书》；

2. 申请人的身份证、个人简历；

3. 负责人的身份证（或户口簿）、学历证书、职称证书、医师资格证书、医师执业证书。医

疗机构非在职证明(离、退休、辞职证明等)、近期6个月内的身体健康证明;

4. 选址报告和建筑设计平面图及污水排放图;

5. 设置可行性研究报告;

6. 资信证明(银行存款或资产评估证明)。

企业、事业单位卫生所(室)设置的条件及申办时递交的材料

(一)法人条件

企事业单位的法人。

(二)负责人条件

1. 本单位编内人员;

2. 具有法人委托书;

3. 具有执业医师资格证书;

4. 身体健康。

(三)递交材料

1. 设置单位或其主管部门设置医疗机构的决定文件;

2.《设置医疗机构申请书》或《设置医疗机构备案书》;

3. 设置医疗机构可行性报告;

4. 选址报告和建筑设置平面图;

5. 设置单位的营业执照(正副本)、法定代表人资格证明及身份证等。

医院设置的条件和申请时递交的材料

(一)法人、负责人条件同门诊部。

(二)申请时递交的材料

1. 设置医疗机构申请书;

2. 医疗机构名称预先核准申请表;

3. 设置医疗机构可行性研究报告;

4. 法人的身份证和个人简历;

5. 主要负责人的资格证明材料

填写负责人基本情况表,并附身份证、学历证书、职称证书、医师资格证书、医师执业证书、非在职证明(退休证、失业证、辞职证明、未返聘证明等);

6. 如为单位申办的需提供申办单位的基本资料,包括营业执照(正副本)、法定代表人资格证明及身份证等;

7. 选址报告和房屋建筑设计平面图及污水排放图;

8. 资信证明(银行存款或资产评估证明);

9. 土地使用、规划建设、环境影响等方面的证明材料;

10. 设置专科医院的,须提供所设置专业的相关材料:

(1) 玉林市医疗服务市场的需求调查报告并附专家论证认可的相关材料;

(2) 技术、人员、设备先进性的资信材料;

(3) 区内已使用该技术的医疗机构或卫生主管部门出具的应用该技术的证明材料;

(4) 自治区卫生行政部门出具的该技术是代表区内先进水平的证明材料。

设置医疗机构必须按《医疗机构管理条例实施细则》的规定递交的《可行性报告》和《选

址报告》,报告内容按《医疗机构管理条例实施细则》第十五条、第十六条的规定要求。

四、申报材料

设置审批须提交以下材料

1. 设置医疗机构申请书;

2. 设置医疗机构的《可行性研究报告》;

3. 选址报告和建筑设计平面图、功能布局图、地理位置图;

4. 各县(市)卫生局或本局医政科出具的是否符合区域医疗机构设置规划的证明;

5. 医疗机构场所的土地使用、规划建设等方面的证明材料;

6. 近半年验资证明(可由银行、会计师事务所等有关部门出具);

7. 设置申请人资质证明材料(包括工商营业执照、企事业法人证书等);申请人(法定代表人)及医疗机构负责人的身份证、学历证书、资格证书、职称证书、退休证复印件(请携带以上证件的原件来核对)、二级以上医院体检合格证明、不在职证明(注:非营利性医疗机构应提供法定代表人任职证明、签名表等);

8. 承诺依法设置营利性医疗机构和开展诊疗活动的承诺书;

9. 上级主管部门或市政府区域卫生规划规定的其他材料。

执业登记须提交以下材料

1. 医疗机构执业登记申请书;

2.《设置医疗机构批准书》;

3. 房屋产权证明或者使用证明;

4. 建筑设计和业务用房平面图;

5. 验资证明、资产评估报告(可由会计师事务所或卫生主管部门出具);

6. 所有科目专业技术工作人员的身份证、学历证书、资格证书、职称证书、退休证复印件(请携带以上证件的原件来核对)、二级以上医院体检合格证明、不在职证明;

7. 专业技术人员办理胸牌、台牌并复印存档;

8. 制定与所开设诊疗科目相应的《管理规章制度》和《技术操作规程》;

9. 与专业机构签订的《医疗垃圾处理协议书》复印件;

10. 主要仪器设备清单。

五、审批程序

根据《医疗机构管理条例》和卫生部《医疗机构标准》等卫生法律、法规和标准的规定,由卫生局窗口两名以上卫生监督员对申请单位的场所、卫生设施进行现场审查。

1. 符合卫生规范要求的,按审批权限报有关领导审批,发放《医疗机构设置批准书》或《医疗机构执业许可证》。

注:申请医疗机构执业登记的要经市医疗机构评审委员会进行评审合格,评审时间不计入办结时限。

2. 对不符合卫生规范要求,但通过整改可以达到卫生要求的,发给《卫生监督意见书》,限期整改。整改完毕后进行复核,复核合格发出《准予卫生行政许可决定书》,发放《设置批准书》或《医疗机构执业许可证》。

3. 对不符合卫生规范要求,通过整改也不能达到卫生要求的,按审批权限报有关领导审批,发出《不予卫生行政许可决定书》,送达申请人(见图5-8、图5-9)。

（法定办结时限 30 个工作日,承诺办结时限 10 个工作日）

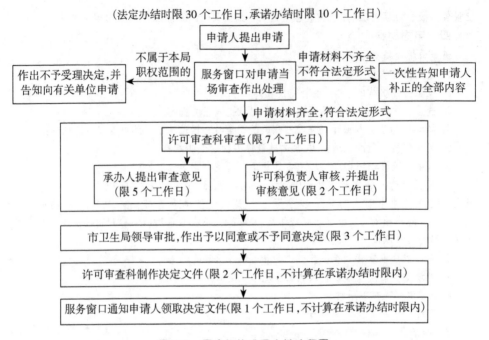

图 5-8　医疗机构设置审批流程图

（法定办结时限:执业许可证核发 45 日,校验 20 个工作日;承诺办结时限:执业许可证核发 20 个工作日,校验 15 个工作日）

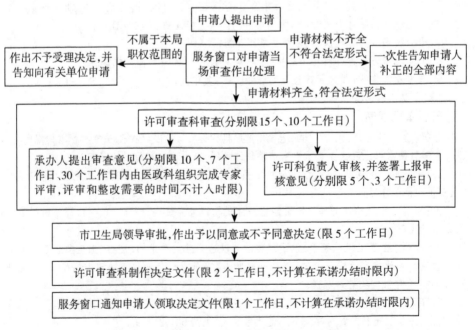

图 5-9　医疗机构执业登记和校验审批流程图

六、审批时限

法定时限:30个工作日

承诺时限:10个工作日(不包括整改时间)

七、收费标准

免费

八、查询方式

窗口电话:0775-2828066

玉林市电子政务大厅网址:http//sp.yulin.gov.cn

九、投诉电话

玉林市卫生局投诉电话:0775-2801231

市政务服务中心投诉电话:0775-2822980

市行政效能投诉中心电话:0775-2683619、0775-2683519

附件

玉林市医疗机构年度校验须知

玉林市各医疗机构:

为了加强以医疗机构的管理,规范医疗机构执业校验行为,根据《医疗机构管理条例》、《医疗机构管理条例实施细则》、《广西壮族自治区医疗机构管理暂行办法》、《广西壮族自治区医疗机构执业校验办法(试行)》以及自治区卫生厅《关于进一步规范医疗机构执业校验管理的通知》(桂卫医〔2008〕148号)的相关规定,不设床位和设床位不满100张的医疗机构校验期为一年。

在玉林市辖区范围内,市卫生局发证的医疗机构,由市卫生局医政科负责组织校验。申请医疗机构校验应于校验期满前三个月内向市卫生局窗口申请办理校验手续。由市卫生局医政科集中统一组织校验专家组对申请校验的医疗机构进行现场审查考评。通过听取汇报、现场检查、病案与文件抽查、理论与技术操作考核和咨询等方式,根据《广西壮族自治区医院(含综合、专科医院)执业校验标准》、《广西壮族自治区乡镇卫生院执业校验标准》、《广西壮族自治区城镇医疗门诊部、诊所、卫生所(室)执业校验标准》对医疗机构进行逐项评分。现场审查结束后,校验专家组应向医疗机构反馈存在的问题和整改意见。

校验机构应提供以下材料:

1.《医疗机构校验申请书》;

2.《医疗机构执业许可证》副本复印件;

3. 医疗机构法定代表人、业务负责人身份证复印件;

4. 本校验年度医疗机构执业情况总结(包括医疗机构基本情况、执业人员情况、诊疗人数工作情况、有无医疗事故及违法违纪记录等);

5. 玉林市医疗机构卫生技术人员一览表(一式两份);

6. 人员资料

(1) 本年度执业人员无变动的,请提供所有执业人员的胸牌和台牌,以及执业证书复印件。

(2) 有新增人员的,应同时提交卫生技术人员的身份证、资格证、执业证、毕业证、体检表、

不在职证明(退休证、辞职证明或人事档案托管证明)复印件;

(3) 有减少卫生技术人员的,应同时交回该人员胸牌、台牌原件,并注销相应执业科目。

7. 医疗垃圾处理协议书复印件。所有提交材料请逐页加盖公章或法人签名和指印,并提供原件审核。

医疗机构换证提交材料告知

申请办理医疗机构换证,需提交以下材料:

1. 换证申请报告(使用A4纸)(自己写);

2. 医疗机构申请执业登记注册书一份;

3. 医疗机构法定代表人签字表一份(非营利);

4. 医疗机构法定代表人任职证明一份(非营利);

5. 医疗机构负责人任职证明一份(非营利)(单位出具);

6. 医疗机构名称申请核定表(非营利);

7. 医疗机构业务用房证明或合法租赁合同;

8. 所设诊疗科目业务用房建筑平面图、布局图、位置图;

9. 与开设诊疗科目相应的设施和设备清单(使用A4纸);

10. 开设诊疗科目所聘专业技术人员身份证、护士执业证、医师资格证、毕业证、退休证或不在职证明(原件和复印件各一份),二级以上医疗机构出具的体检表;

11. 开办医疗机构投入资金数额的证明材料复印件一份;

12. 与开设诊疗科目相应的管理规章制度(使用A4纸);

13. 卫生行政部门要求提供的其他材料(承诺书、玉林市社会医疗机构执业人员申请审核表、玉林市社会医疗机构情况一览表,执业人员近期免冠相片2寸1张、1寸2张)等;

14. 医疗机构执业许可证副本。

医疗机构申请变更执业地点、执业类别、执业范围审批须知

申请人须提交以下材料

变更执业地址:

1. 医疗机构申请变更登记注册书。

2. 变更执业地址申请书(原因、理由)。

3.《医疗机构执业许可证》副本复印件。

4. 医疗机构负责人身份证复印件。

5.《医师执业证书》复印件。

6. 变更地址位置图和医疗机构平面图。

7. 场地所有权或使用权证明材料(包括房产证、租赁协议复印件等)。

变更执业类别、执业范围:

1. 医疗机构申请变更登记注册书。

2. 申请书。

3.《医疗机构执业许可证》副本复印件。

4. 医疗机构负责人身份证复印件。

5.《医师资格证书》复印件。

6.《医师执业证书》复印件。

要求:

1. 申请人填写申请材料齐全、规范、真实、有效;

2. 审核者认真、细致,及时、准确告知申请人受理结果。

3. 申请资料中除申请表外,所有材料应逐页加盖申报单位印章。如无单位印章的,法定代表人凭身份证到市政务中心卫生局窗口当场签名并加盖指印。

4. 代办人应提交有关委托证明和身份证明。

【附录1】 卫生部关于印发《诊所基本标准》的通知

［来源:卫医政发〔2010〕75号,公布时间:2010-08-02］

各省、自治区、直辖市卫生厅(局),新疆生产建设兵团卫生局:

1994年《医疗机构管理条例》及其配套文件公布以来,地方各级卫生行政部门严格执行诊所的基本标准,切实加强诊所的准入管理,对提高医疗质量和保证医疗安全起到了重要作用。随着我国经济社会和医疗卫生事业的发展,诊所的基本标准已不能满足准入管理的需要。为深化医药卫生体制改革,完善医疗服务体系,鼓励有资质的人员开办诊所,并保障诊所的医疗安全,我部组织对诊所的基本标准进行了修订,形成了《诊所基本标准》。现印发给你们,并提出以下要求:

一、《诊所基本标准》是地方各级卫生行政部门进行诊所执业登记和校验的重要依据。对于申请执业登记和校验的诊所,卫生行政部门应当按照《诊所基本标准》进行现场检查。对于达不到《诊所基本标准》要求的,卫生行政部门不得予以登记和校验。因经济状况等原因,部分地区确需对《诊所基本标准》中的相关指标进行调整的,由省级卫生行政部门规定,并报我部备案。

二、《诊所基本标准》自印发之日起施行。已取得《医疗机构执业许可证》,但不符合《诊所基本标准》要求的诊所,应当于2010年12月31日前完成整改。逾期不符合《诊所基本标准》的,由登记机关注销《医疗机构执业许可证》。

三、1994年我部颁布的《医疗机构基本标准(试行)》(卫医发【1994】第30号)中诊所、卫生所(室)、医务室、口腔诊所、美容整形外科诊所、精神卫生诊所的基本标准同时废止。

附件:诊所基本标准

附件
诊所基本标准
诊所

诊所是为患者提供门诊诊断和治疗的医疗机构,不设住院病床(产床),只提供易于诊断的常见病和多发病的诊疗服务。

一、人员

(一)至少有1名取得执业医师资格,经注册后在医疗、保健机构中执业满5年,身体健康的执业医师。

(二)至少有1名注册护士。

(三)设医技科室的,每医技科室至少有1名相应专业的卫生技术人员。

二、房屋

(一)建筑面积不少于40平方米。

（二）至少设有诊室、治疗室、处置室。

（三）每室独立且符合卫生学布局及流程。其中治疗室、处置室的使用面积均不少于10平方米;如设观察室,其使用面积不少于15平方米。

三、设备

（一）基本设备

诊桌、诊椅、方盘、纱布罐、诊察凳、听诊器、血压计、体温表、压舌板、药品柜、紫外线消毒灯、污物桶、高压灭菌设备、处置台。

（二）急救设备

氧气瓶(袋)、开口器、牙垫、口腔通气道、人工呼吸器。

（三）有与开展的诊疗科目相应的其他设备

其中,临床检验、消毒供应与其他合法机构签订相关的服务合同,由其他机构提供服务的,可不配备化验室和消毒供应室设备。

四、具有国家统一规定的各项规章制度和技术操作规范,制定诊所人员岗位职责。

五、注册资金到位,数额由各省、自治区、直辖市卫生行政部门确定。

口腔诊所

一、口腔综合治疗台

至少设口腔综合治疗台1台。

二、人员

（一）医师

1. 至少有1名取得口腔类别执业医师资格,经注册后在医疗、保健机构中从事口腔诊疗工作满5年,身体健康的执业医师。

2. 每增设2台口腔综合治疗台,至少增加1名口腔医师。

3. 设4台以上口腔综合治疗台的,至少有1名具有口腔主治医师以上专业技术职务任职资格的人员。

（二）护士

1. 至少有1名注册护士。

2. 每增加3台口腔综合治疗台,至少增加1名注册护士。

三、房屋

（一）设1台口腔综合治疗台的,建筑面积不少于30平方米;设2台以上口腔综合治疗台的,每台建筑面积不少于25平方米。

（二）诊室中每口腔综合治疗台净使用面积不少于9平方米。

（三）房屋设置要符合卫生学布局及流程。

四、设备

（一）基本设备

光固化灯、超声洁治器、空气净化设备、高压灭菌设备。

（二）急救设备

氧气瓶(袋)、开口器、牙垫、口腔通气道、人工呼吸器。

（三）每口腔综合治疗台单元设备

牙科治疗椅(附手术灯1个、痰盂1个、器械盘1个)1台,高速和低速牙科切割装置1套,吸唾装置 1 套,三用喷枪 1 支,医师坐椅 1 张,病历书写桌 1 张,口腔检查器械 1 套。诊疗器械符合一人一用一消毒配置。

　　其中,临床检验、消毒供应与其他合法机构签订相关服务合同,由其他机构提供服务的,可不配备化验室和消毒供应室设备。

　　五、具有国家统一规定的各项规章制度和技术操作规范,制定诊所人员岗位职责。

　　六、注册资金到位,数额由各省、自治区、直辖市卫生行政部门确定。

卫生所(室)、医务室

　　卫生所(室)、医务室的基本标准参照诊所的基本标准执行。

【附录 2】　医疗机构管理条例

　　[来源:国务院令第 149 号发布《医疗机构管理条例》,自 1994 年 9 月 1 日起施行,公布时间:1994-02-26]

第一章　总则

　　第一条　为了加强对医疗机构的管理,促进疗卫生事业的发展,保障公民健康,制定本条例。

　　第二条　本条例适用于从事疾病诊断、治疗活动的医院、卫生院、疗养院、门诊部、诊所、卫生所(室)以及急救站等医疗机构。

　　第三条　医疗机构以救死扶伤,防病治病,为公民的健康服务为宗旨。

　　第四条　国家扶持医疗机构的发展,鼓励多种形式兴办医疗机构。

　　第五条　国务院卫生行政部门负责全国医疗机构的监督管理工作。

　　县级以上地方人民政府卫生行政部门负责本行政区域内医疗机构的监督管理工作。

　　中国人民解放军卫生主管部门依照本条例和国家有关规定,对军队的医疗机构实施监督管理。

第二章　规划布局和设置审批

　　第六条　县级以上地方人民政府卫生行政部门应当根据本行政区域内的人口、医疗资源、医疗需求和现有医疗机构的分布状况,制定本行政区域医疗机构设置规划。

　　机关、企业和事业单位可以根据需要设置医疗机构,并纳入当地医疗机构的设置规划。

　　第七条　县级以上地方人民政府应当把医疗机构设置规划纳入当地的区域卫生发展规划和城乡建设发展总体规划。

　　第八条　设置医疗机构应当符合医疗机构设置规划和医疗机构基本标准。

　　医疗机构基本标准由国务院卫生行政部门制定。

　　第九条　单位或者个人设置医疗机构,必须经县级以上地方人民政府卫生行政部门审查批准,并取得设置医疗机构批准书,方可向有关部门办理其他手续。

　　第十条　申请设置医疗机构,应当提交下列文件:

　　(一)设置申请书;

　　(二)设置可行性研究报告;

　　(三)选址报告和建筑设计平面图。

　　第十一条　单位或者个人设置医疗机构,应当按照以下规定提出设置申请:

　　(一)不设床位或者床位不满 100 张的医疗机构,向所在地的县级人民政府卫生行政部

门申请;

（二）床位在100张以上的医疗机构和专科医院按照省级人民政府卫生行政部门的规定申请。

第十二条　县级以上地方人民政府卫生行政部门应当自受理设置申请之日起30日内,作出批准或者不批准的书面答复;批准设置的,发给设置医疗机构批准书。

第十三条　国家统一规划的医疗机构的设置,由国务院卫生行政部门决定。

第十四条　机关、企业和事业单位按国家医疗机构基本标准设置为内部职工服务的门诊部、诊所、卫生所(室),报所在地的县级人民政府卫生行政部门备案。

第三章　登记

第十五条　医疗机构执业,必须进行登记,领取《医疗机构执业许可证》。

第十六条　申请医疗机构执业登记。应当具备下列条件:

（一）有设置医疗机构批准书;

（二）符合医疗机构的基本标准;

（三）有适合的名称、组织机构和场所;

（四）有与其开展的业务相适应的经费、设施和专业卫生技术人员;

（五）有相应的规章制度;

（六）能够独立承担民事责任。

第十七条　医疗机构的执业登记,由批准其设置的人民行政卫生行政部门办理。

按照本条例第十三条规定设置的医疗机构的执业登记,由所在地的省、自治区、直辖市人民政府卫生行政部门办理。

机关、企业和事业单位设置的为内部职工服务的门诊部、诊所、卫生所(室)的执业登记,由所在地的县级人民政府卫生行政部门办理。

第十八条　医疗机构执业登记的主要事项:

（一）名称、地址、主要负责人;

（二）所有制形式;

（三）诊疗科目、床位;

（四）注册资金。

第十九条　县级以上地方人民政府卫生行政部门自受理执业登记申请之日起45日内,根据本条例和医疗机构基本标准进行审核。审核合格的,予以登记,发给《医疗机构执业许可证》;审核不合格的,将审核结果以书面形式通知申请人。

第二十条　医疗机构改变名称、场所、主要负责人、疗科目、床位,必须向原登记机关办理变更登记。

第二十一条　医疗机构歇业,必须向原登记机关办理注销登记。经登记机关核准后,收缴《医疗机构执业许可证》。

医疗机构非因改建、扩建、迁建原因停业超过1年的,视为歇业。

第二十二条　床位不满100张的医疗机构,其《医疗机构执业许可证》每年校验1次;床位在一百张以上的医疗机构,其《医疗机构执业许可证》每3年校验1次。校验由原登记机关办理。

第二十三条　《医疗机构执业许可证》不得伪造、涂改、出卖、转让、出借。

《医疗机构执业许可证》遗失的,应当及时声明,并向原登记机关申请补发。

第四章　执业

第二十四条　任何单位或者个人，未取得《医疗机构执业许可证》，不得开展诊疗活动。

第二十五条　医疗机构执业，必须遵守有关法律、法规和医疗技术规范。

第二十六条　医疗机构必须将《医疗机构执业许可证》、诊疗科目、诊疗时间和收费标准悬挂于明显处所。

第二十七条　医疗机构必须按照核准登记的诊疗科目开展诊疗活动。

第二十八条　医疗机构不得使用非卫生技术人员从事医疗卫生技术工作。

第二十九条　医疗机构应当加强对医务人员的医德教育。

第三十条　医疗机构工作人员上岗工作，必须佩戴载有本人姓名、职务或者职称的标牌。

第三十一条　医疗机构对危重病人应当立即抢救。对限于设备或者技术条件不能诊治的病人，应当及时转诊。

第三十二条　未经医师(士)亲自诊查的病人，医疗机构不得出具疾病诊断书、健康证明书或者死亡证明书等证明文件；未经医师(士)、助产人员亲自接产，医疗机构不得出具出生证明书或者死产报告书。

第三十三条　医疗机构施行手术、特殊检查或者特殊治疗时，必须征得患者同意，并应当取得其家属或者关系人同意并签字；无法取得患者意见时，应当取得家属或者关系人同意并签字；无法取得患者意见又无家属或者关系人在场，或者遇到其他特殊情况时，经治医师应当提出医疗处置方案，在取得医疗机构负责人或者被授权负责人员的批准后实施。

第三十四条　医疗机构发生医疗事故，按照国家有关规定处理。

第三十五条　医疗机构对传染病、精神病、职业病等患者的特殊诊治和处理，应当按照国家有关法律、法规的规定办理。

第三十六条　医疗机构必须按照有关药品管理的法律、法规，加强药品管理。

第三十七条　医疗机构必须按照人民政府或者物价部门的有关规定收取医疗费用，详列细项，并出具收据。

第三十八条　医疗机构必须承担相应的预防保健工作，承担县级以上人民政府卫生行政部门委托的支援农村、指导基层医疗卫生工作等任务。

第三十九条　发生重大灾害、事故、疾病流行或者其他意外情况时，医疗机构及其卫生技术人员必须服从县级以上人民政府卫生行政部门的调遣。

第五章　监督管理

第四十条　县级以上人民政府卫生行政部门行使下列监督管理职权：

(一)负责医疗机构的设置审批、执业登记和校验；

(二)对医疗机构的执业活动进行检查指导；

(三)负责组织对医疗机构的评审；

(四)对违反本条例的行为给予处罚。

第四十一条　国家实行医疗机构评审制度，由专家组成的评审委员会按照医疗机构评审办法和评审标准，对医疗机构的执业活动、医疗服务质量等进行综合评价。

医疗机构评审办法和评审标准由国务院卫生行政部门制定。

第四十二条　县级以上地方人民政府卫生行政部门负责组织本行政区域医疗机构评审委员会。

医疗机构评审委员会由医院管理、医学教育、医疗、医技、护理和财务等有关专家组成。评审委员会成员由县级以上地方人民政府卫生行政部门聘任。

第四十三条　县级以上地方人民政府卫生行政部门根据评审委员会的评审意见,对达到评审标准的医疗机构,发给评审合格证书;对未达到评审标准的医疗机构,提出处理意见。

第六章　罚则

第四十四条　违反本条例第二十四条规定,未取得《医疗机构执业许可证》擅自执业的,由县级以上人民政府卫生行政部门责令其停止执业活动,没收非法所得和药品、器械,并可以根据情节处以1万元以下的罚款。

第四十五条　违反本条例第二十二条规定,逾期不校验《医疗机构执业许可证》仍从事诊疗活动的,由县级以上人民政府卫生行政部门责令其限期补办校验手续;拒不校验的,吊销其《医疗机构执业许可证》。

第四十六条　违反本条例第二十三条规定,出卖、转让、出借《医疗机构执业许可证》的,由县级以上人民政府卫生行政部门没收非法所得,并可以处以5000元以下的罚款;情节严重的,吊销其《医疗机构执业许可证》。

第四十七条　违反本条例第二十七条规定,诊疗活动超出登记范围的,由县级以上人民政府卫生行政部门予以警告、责令其改正,并可以根据情节处以3000元以下的罚款;情节严重的,吊销其《医疗机构执业许可证》。

第四十八条　违反本条例第二十八条规定,使用非卫生技术人员从事医疗卫生技术工作的,由县级以上人民政府卫生行政部门责令其限期改正,并可以处以5000元以下的罚款,情节严重的,吊销其《医疗机构执业许可证》。

第四十九条　违反本条例第三十二条规定,出具虚假证明文件的,由县级以上人民政府卫生行政部门予以警告;对造成危害后果的,可以处以1000元以下的罚款;对直接责任人员由所在单位或者上级机关给予行政处分。

第五十条　没收的财物和罚款全部上交国库。

第五十一条　当事人对行政处罚决定不服的,可以依照国家法律、法规的规定申请行政复议或者提起行政诉讼。当事人对罚款及没收药品、器械的处罚决定未在法定期限内申请复议或者提起诉讼又不履行的,县级以上人民政府卫生行政部门可以让人民法院强制执行。

第七章　附则

第五十二条　本条例实施前已经执业的医疗机构,应当在条例实施后的6个月内,按照本条例第三章的规定,补办登记手续,领取《医疗机构执业许可证》。

第五十三条　外国人在中华人民共和国境内开设医疗机构及香港、澳门、台湾居民在内地开设医疗机构的管理办法,由国务院卫生行政部门另行制定。

第五十四条　本条例由国务院卫生行政部门负责解释。

第五十五条　本条例自1994年9月1日起施行。1951年政务院批准发布的《医院诊所管理暂行条例》同时废止。

【附录3】《医疗机构管理条例》实施细则

[来源:中华人民共和国卫生部部长令(第35号)1994年发布《医疗机构管理条例》实施细则,自1994年9月1日起施行]

第一章　总则

第一条　根据《医疗机构管理条例》(以下简称条例)制定本细则。

第二条　条例及本细则所称医疗机构,是指依据条例和本细则的规定,经登记取得《医疗机构执业许可证》的机构。

第三条　医疗机构的类别

(一)综合医院、中医医院、中西医结合医院、民族医医院、专科医院、康复医院;

(二)妇幼保健院;

(三)中心卫生院、乡(镇)卫生院、街道卫生院;

(四)疗养院;

(五)综合门诊部、专科门诊部、中医门诊部、中西医结合门诊部、民族医门诊部;

(六)诊所、中医诊所、民族医诊所、卫生所、医务室、卫生保健所、卫生站;

(七)村卫生室(所);

(八)急救中心、急救站;

(九)临床检验中心;

(十)专科疾病防治院、专科疾病防治所、专科疾病防治站;

(十一)护理院、护理站;

(十二)其他诊疗机构。

第四条　卫生防疫、国境卫生检疫、医学科研和教学等机构在本机构业务范围之外开展诊疗活动以及美容服务机构开展医疗美容业务的,必须依据条例及本细则,申请设置相应类别的医疗机构。

第五条　中国人民解放军和中国人民武装警察部队编制外的医疗机构,由地方卫生行政部门按照条例和本细则管理。

中国人民解放军后勤卫生主管部门负责向地方卫生行政部门提供军队编制外医疗机构的名称和地址。

第六条　医疗机构依法从事诊疗活动受法律保护。

第七条　卫生行政部门依法独立行使监督管理职权,不受任何单位和个人的干涉。

第二章　设置审批

第八条　各省、自治区、直辖市应当按照当地《医疗机构设置规划》合理配置和合理利用医疗资源。

《医疗机构设置规划》由县级以上地方卫生行政部门依据《医疗机构设置规划指导原则》制定,经上一级卫生行政部门审核,报同级人民政府批准,在本行政区域内发布实施。

《医疗机构设置规划指导原则》另行制定。

第九条　县级以上地方卫生行政部门按照《医疗机构设置规划指导原则》规定的权限和程序组织实施本行政区域《医疗机构设置规划》,定期评价实施情况,并将评价结果按年度向上一级卫生行政部门和同级人民政府报告。

第十条　医疗机构不分类别、所有制形式、隶属关系、服务对象,其设置必须符合当地《医疗机构设置规划》。

第十一条　床位在一百张以上的综合医院、中医医院、中西医结合医院、民族医医院以及专科医院、疗养院、康复医院、妇幼保健院、急救中心、临床检验中心和专科疾病防治机构的设置审批权限的划分,由省、自治区、直辖市卫生行政部门规定;其他医疗机构的设置,由县级卫生行政部门负责审批。

第十二条 有下列情形之一的,不得申请设置医疗机构:

(一) 不能独立承担民事责任的单位;

(二) 正在服刑或者不具有完全民事行为能力的个人;

(三) 医疗机构在职、因病退职或者停薪留职的医务人员;

(四) 发生二级以上医疗事故未满五年的医务人员;

(五) 因违反有关法律、法规和规章,已被吊销执业证书的医务人员;

(六) 被吊销《医疗机构执业许可证》的医疗机构法定代表人或者主要负责人;

(七) 省、自治区、直辖市政府卫生行政部门规定的其他情形。

有前款第(二)、(三)、(四)、(五)、(六)项所列情形之一者,不得充任医疗机构的法定代表人或者主要负责人。

第十三条 在城市设置诊所的个人,必须同时具备下列条件:

(一) 经医师执业技术考核合格,取得《医师执业证书》;

(二) 取得《医师执业证书》或者医师职称后,从事五年以上同一专业的临床工作;

(三) 省、自治区、直辖市卫生行政部门规定的其他条件。

医师执业技术标准另行制定。

在乡镇和村设置诊所的个人的条件,由省、自治区、直辖市卫生行政部门规定。

第十四条 地方各级人民政府设置医疗机构,由政府指定或者任命的拟设医疗机构的筹建负责人申请;法人或者其他组织设置医疗机构,由其代表人申请;个人设置医疗机构,由设置人申请;两人以上合伙设置医疗机构,由合伙人共同申请。

第十五条 条例第十条规定提交的设置可行性研究报告包括以下内容:

(一) 申请单位名称、基本情况以及申请人姓名、年龄、专业履历、身份证号码;

(二) 所在地区的人口、经济和社会发展等概况;

(三) 所在地区人群健康状况和疾病流行以及有关疾病患病率;

(四) 所在地区医疗资源分布情况以及医疗服务需求分析;

(五) 拟设医疗机构的名称、选址、功能、任务、服务半径;

(六) 拟设医疗机构的服务方式、时间、诊疗科目和床位编制;

(七) 拟设医疗机构的组织结构、人员配备;

(八) 拟设医疗机构的仪器、设备配备;

(九) 拟设医疗机构与服务半径区域内其他医疗机构的关系和影响;

(十) 拟设医疗机构的污水、污物、粪便处理方案;

(十一) 拟设医疗机构的通信、供电、上下水道、消防设施情况;

(十二) 资金来源、投资方式、投资总额、注册资金(资本);

(十三) 拟设医疗机构的投资预算;

(十四) 拟设医疗机构五年内的成本效益预测分析。

并附申请设置单位或者设置人的资信证明。

申请设置门诊部、诊所、卫生所、医务室、卫生保健所、卫生站、村卫生室(所)、护理站等医疗机构的,可以根据情况适当简化设置可行性研究报告内容。

第十六条 条例第十条规定提交的选址报告包括以下内容:

(一)选址的依据;

(二)选址所在地区的环境和公用设施情况;

(三)选址与周围托幼机构、中小学校、食品生产经营单位布局的关系;

(四)占地和建筑面积。

第十七条 由两个以上法人或者其他组织共同申请设置医疗机构以及由两人以上合伙申请设置医疗机构的,除提交可行性研究报告和选址报告外,还必须提交由各方共同签署的协议书。

第十八条 医疗机构建筑设计必须经设置审批机关审查同意后,方可施工。

第十九条 条例第十二条规定的设置申请的受理时间,自申请人提供条例和本细则规定的全部材料之日算起。

第二十条 县级以上地方卫生行政部门依据当地《医疗机构设置规划》及本细则审查和批准医疗机构的设置。

申请设置医疗机构有下列情形之一的,不予批准:

(一)不符合当地《医疗机构设置规划》;

(二)设置人不符合规定的条件;

(三)不能提供满足投资总额的资信证明;

(四)投资总额不能满足各项预算开支;

(五)医疗机构选址不合理;

(六)污水、污物、粪便处理方案不合理;

(七)省、自治区、直辖市卫生行政部门规定的其他情形。

第二十一条 卫生行政部门应当在核发《设置医疗机构批准书》的同时,向上一级卫生行政部门备案。

上级卫生行政部门有权在接到备案报告之日起三十日内纠正或者撤销下级卫生行政部门作出的不符合当地《医疗机构设置规划》的设置审批。

第二十二条 《设置医疗机构批准书》的有效期,由省、自治区、直辖市卫生行政部门规定。

第二十三条 变更《设置医疗机构批准书》中核准的医疗机构的类别、规模、选址和诊疗科目,必须按照条例和本细则的规定,重新申请办理设置审批手续。

第二十四条 法人和其他组织设置的为内部职工服务的门诊部、诊所、卫生所(室),由设置单位在该医疗机构执业登记前,向当地县级卫生行政部门备案,并提交下列材料:

(一)设置单位或者其主管部门设置医疗机构的决定;

(二)《设置医疗机构备案书》。

卫生行政部门应当在接到备案后十五日内给予《设置医疗机构备案回执》。

第三章 登记与校验

第二十五条 申请医疗机构执业登记必须填写《医疗机构申请执业登记注册书》,并向登记机关提交下列材料:

(一)《设置医疗机构批准书》或者《设置医疗机构备案回执》;

(二)医疗机构用房产权证明或者使用证明;

（三）医疗机构建筑设计平面图；

（四）验资证明、资产评估报告；

（五）医疗机构规章制度；

（六）医疗机构法定代表人或者主要负责人以及各科室负责人名录和有关资格证书、执业证书复印件；

（七）省、自治区、直辖市卫生行政部门规定提交的其他材料。

申请门诊部、诊所、卫生所、医务室、卫生保健所和卫生站登记的，还应当提交附设药房（柜）的药品种类清单、卫生技术人员名录及其有关资格证书、执业证书复印件以及省、自治区、直辖市卫生行政部门规定提交的其他材料。

第二十六条 登记机关在受理医疗机构执业登记申请后，应当按照条例第十六条规定的条件和条例第十九条规定的时限进行审查和实地考察、核实，并对有关执业人员进行消毒、隔离和无菌操作等基本知识和技能的现场抽查考核。经审核合格的，发给《医疗机构执业许可证》；审核不合格的，将审核结果和不予批准的理由以书面形式通知申请人。

《医疗机构执业许可证》及其副本由卫生部统一印制。

条例第十九条规定的执业登记申请的受理时间，自申请人提供条例和本细则规定的全部材料之日算起。

第二十七条 申请医疗机构执业登记有下列情形之一的，不予登记：

（一）不符合《设置医疗机构批准书》核准的事项；

（二）不符合《医疗机构基本标准》；

（三）投资不到位；

（四）医疗机构用房不能满足诊疗服务功能；

（五）通信、供电、上下水道等公共设施不能满足医疗机构正常运转；

（六）医疗机构规章制度不符合要求；

（七）消毒、隔离和无菌操作等基本知识和技能的现场抽查考核不合格；

（八）省、自治区、直辖市卫生行政部门规定的其他情形。

第二十八条 医疗机构执业登记的事项：

（一）类别、名称、地址、法定代表人或者主要负责人；

（二）所有制形式；

（三）注册资金（资本）；

（四）服务方式；

（五）诊疗科目；

（六）房屋建筑面积、床位（牙椅）；

（七）服务对象；

（八）职工人数；

（九）执业许可证登记号（医疗机构代码）；

（十）省、自治区、直辖市卫生行政部门规定的其他登记事项。

门诊部、诊所、卫生所、医务室、卫生保健所、卫生站除登记前款所列事项外，还应当核准登记附设药房（柜）的药品种类。

《医疗机构诊疗科目名录》另行制定。

第二十九条　因分立或者合并而保留的医疗机构应当申请变更登记;因分立或者合并而新设置的医疗机构应当申请设置许可和执业登记;因合并而终止的医疗机构应当申请注销登记。

第三十条　医疗机构变更名称、地址、法定代表人或者主要负责人、所有制形式、服务对象、服务方式、注册资金(资本)、诊疗科目、床位(牙椅)的,必须向登记机关申请办理变更登记,并提交下列材料:

(一)医疗机构法定代表人或者主要负责人签署的《医疗机构申请变更登记注册书》;

(二)申请变更登记的原因和理由;

(三)登记机关规定提交的其他材料。

第三十一条　机关、企业和事业单位设置的为内部职工服务的医疗机构向社会开放,必须按照前条规定申请办理变更登记。

第三十二条　医疗机构在原登记机关管辖权限范围内变更登记事项的,由原登记机关办理变更登记;因变更登记超出原登记机关管辖权限的,由有管辖权的卫生行政部门办理变更登记。

医疗机构在原登记机关管辖区域内迁移,由原登记机关办理变更登记;向原登记机关管辖区域外迁移的,应当在取得迁移目的地的卫生行政部门发给的《设置医疗机构批准书》,并经原登记机关核准办理注销登记后,再向迁移目的地的卫生行政部门申请办理执业登记。

第三十三条　登记机关在受理变更登记申请后,依据条例和本细则的有关规定以及当地《医疗机构设置规划》进行审核,按照登记程序或者简化程序办理变更登记,并作出核准变更登记或者不予变更登记的决定。

第三十四条　医疗机构停业,必须经登记机关批准。除改建、扩建、迁建原因,医疗机构停业不得超过一年。

第三十五条　床位在一百张以上的综合医院、中医医院、中西医结合医院、民族医医院以及专科医院、疗养院、康复医院、妇幼保健院、急救中心、临床检验中心和专科疾病防治机构的校验期为三年;其他医疗机构的校验期为一年。

医疗机构应当于校验期满前三个月向登记机关申请办理校验手续。

办理校验应当交验《医疗机构执业许可证》,并提交下列文件:

(一)《医疗机构校验申请书》;

(二)《医疗机构执业许可证》副本;

(三)省、自治区、直辖市卫生行政部门规定提交的其他材料。

第三十六条　卫生行政部门应当在受理校验申请后的三十日内完成校验。

第三十七条　医疗机构有下列情形之一的,登记机关可以根据情况,给予一至六个月的暂缓校验:

(一)不符合《医疗机构基本标准》;

(二)限期改正期间;

(三)省、自治区、直辖市卫生行政部门规定的其他情形。

不设床位的医疗机构在暂缓校验期内不得执业。

暂缓校验期满仍不能通过校验的,由登记机关注销其《医疗机构执业许可证》。

第三十八条　县级卫生行政部门应当于每年二月底前,将上年度本行政区域内执业的医疗机构名册逐级上报至卫生部,其中中医、中西医结合和民族医医疗机构名册逐级上报至国家中医药管理局。

第三十九条 医疗机构开业、迁移、更名、改变诊疗科目以及停业、歇业和校验结果由登记机关予以公告。

第四章 名称

第四十条 医疗机构的名称由识别名称和通用名称依次组成。

医疗机构的通用名称为:医院、中心卫生院、卫生院、疗养院、妇幼保健院、门诊部、诊所、卫生所、卫生站、卫生室、医务室、卫生保健所、急救中心、急救站、临床检验中心、防治院、防治所、防治站、护理院、护理站、中心以及卫生部规定或者认可的其他名称。

医疗机构可以下列名称作为识别名称:地名、单位名称、个人姓名、医学学科名称、医学专业和专科名称、诊疗科目名称和核准机关批准使用的名称。

第四十一条 医疗机构的命名必须符合以下原则:

(一)医疗机构的通用名称以前条第二款所列的名称为限;

(二)前条第三款所列的医疗机构的识别名称可以合并使用;

(三)名称必须名副其实;

(四)名称必须与医疗机构类别或者诊疗科目相适应;

(五)各级地方人民政府设置的医疗机构的识别名称中应当含有省、市、县、区、街道、乡、镇、村等行政区划名称,其他医疗机构的识别名称中不得含有行政区划名称;

(六)国家机关、企业和事业单位,社会团体或者个人设置的医疗机构的名称中应当含有设置单位名称或者个人的姓名。

第四十二条 医疗机构不得使用下列名称:

(一)有损于国家、社会或者公共利益的名称;

(二)侵犯他人利益的名称;

(三)以外文字母、汉语拼音组成的名称;

(四)以医疗仪器、药品、医用产品命名的名称。

(五)含有"疑难病"、"专治"、"专家"、"名医"或者同类含义文字的名称以及其他宣传或者暗示诊疗效果的名称;

(六)超出登记的诊疗科目范围的名称;

(七)省级以上卫生行政部门规定不得使用的名称。

第四十三条 以下医疗机构名称由卫生部核准;属于中医、中西医结合和民族医医疗机构的,由国家中医药管理局核准:

(一)含有外国国家(地区)名称及其简称、国际组织名称的;

(二)含有"中国"、"全国"、"中华"、"国家"等字样以及跨省地域名称的;

(三)各级地方人民政府设置的医疗机构的识别名称中不含有行政区划名称的。

第四十四条 以"中心"作为医疗机构通用名称的医疗机构名称,由省级以上卫生行政部门核准;在识别名称中含有"中心"字样的医疗机构名称的核准,由省、自治区、直辖市卫生行政部门规定。

含有"中心"字样的医疗机构名称必须同时含有行政区划名称或者地名。

第四十五条 除专科疾病防治机构以外,医疗机构不得以具体疾病名称作为识别名称,确有需要的由省、自治区、直辖市卫生行政部门核准。

第四十六条　医疗机构名称经核准登记,领取《医疗机构执业许可证》后方可使用,在核准机关管辖范围内享有专用权。

第四十七条　医疗机构只准使用一个名称。确有需要,经核准机关核准可以使用两个或者两个以上名称,但必须确定一个第一名称。

第四十八条　卫生行政部门有权纠正已经核准登记的不适宜的医疗机构名称,上级卫生行政部门有权纠正下级卫生行政部门已经核准登记的不适宜的医疗机构名称。

第四十九条　两个以上申请人向同一核准机关申请相同的医疗机构名称,核准机关依照申请在先原则核定。属于同一天申请的,应当由申请人双方协商解决;协商不成的,由核准机关作出裁决。

两个以上医疗机构因已经核准登记的医疗机构名称相同发生争议时,核准机关依照登记在先原则处理。属于同一天登记的,应当由双方协商解决;协商不成的,由核准机关报上一级卫生行政部门作出裁决。

第五十条　医疗机构名称不得买卖、出借。

未经核准机关许可,医疗机构名称不得转让。

第五章　执业

第五十一条　医疗机构的印章、银行账户、牌匾以及医疗文件中使用的名称应当与核准登记的医疗机构名称相同;使用两个以上名称的,应当与第一名称相同。

第五十二条　医疗机构应当严格执行无菌消毒、隔离制度,采取科学有效的措施处理污水和废弃物,预防和减少医院感染。

第五十三条　医疗机构的门诊病历的保存期不得少于十五年;住院病历的保存期不得少于三十年。

第五十四条　标有医疗机构标识的票据和病历本册以及处方笺、各种检查的申请单、报告单、证明文书单、药品分装袋、制剂标签等不得买卖、出借和转让。

医疗机构不得冒用标有其他医疗机构标识的票据和病历本册以及处方笺、各种检查的申请单、报告单、证明文书单、药品分装袋、制剂标签等。

第五十五条　医疗机构应当按照卫生行政部门的有关规定、标准加强医疗质量管理,实施医疗质量保证方案,确保医疗安全和服务质量,不断提高服务水平。

第五十六条　医疗机构应当定期检查、考核各项规章制度和各级各类人员岗位责任制的执行和落实情况。

第五十七条　医疗机构应当经常对医务人员进行"基础理论、基本知识、基本技能"的训练与考核,把"严格要求、严密组织、严谨态度"落实到各项工作中。

第五十八条　医疗机构应当组织医务人员学习医德规范和有关教材,督促医务人员恪守职业道德。

第五十九条　医疗机构不得使用假劣药品、过期和失效药品以及违禁药品。

第六十条　医疗机构为死因不明者出具的《死亡医学证明书》,只作是否死亡的诊断,不作死亡原因的诊断。如有关方面要求进行死亡原因诊断的,医疗机构必须指派医生对尸体进行解剖和有关死因检查后方能作出死因诊断。

第六十一条　医疗机构在诊疗活动中,应当对患者实行保护性医疗措施,并取得患者家属和有关人员的配合。

　　第六十二条　医疗机构应当尊重患者对自己的病情、诊断、治疗的知情权利。在实施手术、特殊检查、特殊治疗时,应当向患者作必要的解释。因实施保护性医疗措施不宜向患者说明情况的,应当将有关情况通知患者家属。

　　第六十三条　门诊部、诊所、卫生所、医务室、卫生保健所和卫生站附设药房(柜)的药品种类由登记机关核定,具体办法由省、自治区、直辖市卫生行政部门规定。

　　第六十四条　为内部职工服务的医疗机构未经许可和变更登记不得向社会开放。

　　第六十五条　医疗机构被吊销或者注销执业许可证后,不得继续开展诊疗活动。

第六章　监督管理

　　第六十六条　各级卫生行政部门负责所辖区域内医疗机构的监督管理工作。

　　第六十七条　在监督管理工作中,要充分发挥医院管理学会和卫生工作者协会等学术性和行业性社会团体的作用。

　　第六十八条　县级以上卫生行政部门设立医疗机构监督管理办公室。

　　各级医疗机构监督管理办公室在同级卫生行政部门的领导下开展工作。

　　第六十九条　各级医疗机构监督管理办公室的职责:

　　(一)拟订医疗机构监督管理工作计划;

　　(二)办理医疗机构监督员的审查、发证、换证;

　　(三)负责医疗机构登记、校验和有关监督管理工作的统计,并向同级卫生行政部门报告;

　　(四)负责接待、办理群众对医疗机构的投诉;

　　(五)完成卫生行政部门交给的其他监督管理工作。

　　第七十条　县级以上卫生行政部门设医疗机构监督员,履行规定的监督管理职责。

　　医疗机构监督员由同级卫生行政部门聘任。

　　医疗机构监督员应当严格执行国家有关法律、法规和规章,其主要职责是:

　　(一)对医疗机构执行有关法律、法规、规章和标准的情况进行监督、检查、指导;

　　(二)对医疗机构执业活动进行监督、检查、指导;

　　(三)对医疗机构违反条例和本细则的案件进行调查、取证;

　　(四)对经查证属实的案件向卫生行政部门提出处理或者处罚意见;

　　(五)实施职权范围内的处罚;

　　(六)完成卫生行政部门交付的其他监督管理工作。

　　第七十一条　医疗机构监督员有权对医疗机构进行现场检查,无偿索取有关资料,医疗机构不得拒绝、隐匿或者隐瞒。

　　医疗机构监督员在履行职责时应当佩戴证章、出示证件。

　　医疗机构监督员证章、证件由卫生部监制。

　　第七十二条　各级卫生行政部门对医疗机构的执业活动检查、指导主要包括:

　　(一)执行国家有关法律、法规、规章和标准情况;

　　(二)执行医疗机构内部各项规章制度和各级各类人员岗位责任制情况;

　　(三)医德医风情况;

　　(四)服务质量和服务水平情况;

　　(五)执行医疗收费标准情况;

（六）组织管理情况；

（七）人员任用情况；

（八）省、自治区、直辖市卫生行政部门规定的其他检查、指导项目。

第七十三条 国家实行医疗机构评审制度，对医疗机构的基本标准、服务质量、技术水平、管理水平等进行综合评价。县级以上卫生行政部门负责医疗机构评审的组织和管理；各级医疗机构评审委员会负责医疗机构评审的具体实施。

第七十四条 县级以上中医（药）行政管理部门成立医疗机构评审委员会，负责中医、中西医结合和民族医医疗机构的评审。

第七十五条 医疗机构评审包括周期性评审、不定期重点检查。

医疗机构评审委员会在对医疗机构进行评审时，发现有违反条例和本细则的情节，应当及时报告卫生行政部门；医疗机构评审委员会委员为医疗机构监督员的，可以直接行使监督权。

第七十六条 《医疗机构监督管理行政处罚程序》另行制定。

第七章 处罚

第七十七条 对未取得《医疗机构执业许可证》擅自执业的，责令其停止执业活动，没收非法所得和药品、器械，并处以三千元以下的罚款；有下列情形之一的，责令其停止执业活动，没收非法所得和药品、器械，处以三千元以上一万元以下的罚款：

（一）因擅自执业曾受过卫生行政部门处罚；

（二）擅自执业的人员为非卫生技术专业人员；

（三）擅自执业时间在三个月以上；

（四）给患者造成伤害；

（五）使用假药、劣药蒙骗患者；

（六）以行医为名骗取患者钱物；

（七）省、自治区、直辖市卫生行政部门规定的其他情形。

第七十八条 对不按期办理校验《医疗机构执业许可证》又不停止诊疗活动的，责令其限期补办校验手续；在限期内仍不办理校验的，吊销其《医疗机构执业许可证》。

第七十九条 转让、出借《医疗机构执业许可证》的，没收其非法所得，并处以三千元以下的罚款；有下列情形之一的，没收其非法所得，处以三千元以上五千元以下的罚款，并吊销《医疗机构执业许可证》：

（一）出卖《医疗机构执业许可证》；

（二）转让或者出借《医疗机构执业许可证》是以营利为目的；

（三）受让方或者承借方给患者造成伤害；

（四）转让、出借《医疗机构执业许可证》给非卫生技术专业人员；

（五）省、自治区、直辖市卫生行政部门规定的其他情形。

第八十条 除急诊和急救外，医疗机构诊疗活动超出登记的诊疗科目范围，情节轻微的，处以警告；有下列情形之一的，责令其限期改正，并可处以三千元以下罚款：

（一）超出登记的诊疗科目范围的诊疗活动累计收入在三千元以下；

（二）给患者造成伤害。

有下列情形之一的，处以三千元罚款，并吊销《医疗机构执业许可证》：

（一）超出登记的诊疗科目范围的诊疗活动累计收入在三千元以上；

（二）给患者造成伤害；

（三）省、自治区、直辖市卫生行政部门规定的其他情形。

第八十一条 任用非卫生技术人员从事医疗卫生技术工作的,责令其立即改正,并可处以三千元以下的罚款;有下列情形之一的,处以三千元以上五千元以下罚款,并可以吊销其《医疗机构执业许可证》：

（一）任用两名以上非卫生技术人员从事诊疗活动；

（二）任用的非卫生技术人员给患者造成伤害。

医疗机构使用卫生技术人员从事本专业以外的诊疗活动的,按使用非卫生技术人员处理。

第八十二条 出具虚假证明文件,情节轻微的,给予警告,并可处以五百元以下的罚款;有下列情形之一的,处以五百元以上一千元以下的罚款：

（一）出具虚假证明文件造成延误诊治的；

（二）出具虚假证明文件给患者精神造成伤害的；

（三）造成其他危害后果的。

对直接责任人员由所在单位或者上级机关给予行政处分。

第八十三条 医疗机构有下列情形之一的,登记机关可以责令其限期改正：

（一）发生重大医疗事故；

（二）连续发生同类医疗事故,不采取有效的防范措施；

（三）连续发生原因不明的同类患者死亡事件,同时存在管理不善因素；

（四）管理混乱,有严重事故隐患,可能直接影响医疗安全；

（五）省、自治区、直辖市卫生行政部门规定的其他情形。

第八十四条 当事人对行政处罚决定不服的,可以在接到《行政处罚决定通知书》之日起十五日内向作出行政处罚决定的上一级卫生行政部门申请复议。上级卫生行政部门应当在接到申请书之日起三十日内作出书面答复。

当事人对行政处罚决定不服的,也可以在接到《行政处罚决定通知书》之日起十五日内直接向人民法院提起行政诉讼。

逾期不申请复议、不起诉又不履行行政处罚决定的,由作出行政处罚决定的卫生行政部门填写《行政处罚强制执行申请书》,向人民法院申请强制执行。

第八章 附则

第八十五条 医疗机构申请办理设置审批、执业登记、校验、评审时,应当交纳费用,医疗机构执业应当交纳管理费,具体办法由省级以上卫生行政部门会同物价管理部门规定。

第八十六条 各省、自治区、直辖市根据条例和本细则并结合当地的实际情况,制定实施办法。实施办法中的有关中医、中西结合、民族医疗机构的条款,由省、自治区、直辖市中医（药）行政部门拟订。

第八十七条 条例及本细则实施前已经批准执业的医疗机构的审核登记办法,由省、自治区、直辖市卫生行政部门根据当地的实际情况规定。

第八十八条 条例及本细则中下列用语的含义：

诊疗活动：是指通过各种检查,使用药物、器械及手术等方法,对疾病作出判断和消除疾病、缓解病情、减轻痛苦、改善功能、延长生命、帮助患者恢复健康的活动。

医疗美容:是指使用药物以及手术、物理和其他损伤性或者侵入性手段进行的美容。

特殊检查、特殊治疗是指具有下列情形之一的诊断、治疗活动:

(一)有一定危害性,可能产生不良后果的检查和治疗;

(二)由于患者体质特殊或者病情危笃,可能对患者产生不良后果和危险的检查和治疗;

(三)临床试验性检查和治疗;

(四)收费可能对患者造成较大经济负担的检查和治疗。

卫生技术人员:是指按照国家有关法律、法规和规章的规定取得卫生技术人员资格或者职称的人员。

技术规范:是指由卫生部、国家中医药管理局制定或者认可的与诊疗活动有关的技术标准、操作规程等规范性文件。

军队的医疗机构:是指中国人民解放军和中国人民武装警察部队编制内的医疗机构。

第八十九条 各级中医(药)行政管理部门依据条例和本细则以及当地医疗机构管理条例实施办法,对管辖范围内各类中医、中西医结合和民族医医疗机构行使设置审批、登记和监督管理权。

第九十条 本细则的解释权在卫生部。

第九十一条 本细则自1994年9月1日起施行。

【附录4】 医疗机构基本标准(试行)

[来源:卫医发(1994)第30号关于下发《医疗机构基本标准(试行)》的通知,附件:医疗机构基本标准(试行)]

医疗机构基本标准(试行)为医疗机构执业必须达到的最低标准,是卫生行政部门核发《医疗机构执业许可证》的依据。少数地区执行本标准确有困难的,可由省、自治区、直辖市卫生行政部门根据实际情况调整某些指标,作为地方标准,报卫生部核准备案后施行。尚未列入本标准的医疗机构,可比照同类医疗机构基本标准执行。民族医医院基本标准由各省、自治区、直辖市卫生行政部门制定。

第一部分 医院基本标准

凡以"医院"命名的医疗机构,住院床位总数应在20张以上。

综合医院 一级综合医院

一、床位

住院床位总数20~99张。

二、科室设置

(一)临床科室

至少设有急诊室、内科、外科、妇(产)科、预防保健科;

(二)医技科室

至少设有药房、化验室、X线室、消毒供应室。

三、人员

(一)每床至少配备0.7名卫生技术人员;

(二)至少有3名医师、5名护士和相应的药剂、检验、放射等卫生技术人员;

（三）至少有1名具有主治医师以上职称的医师。

四、房屋

每床建筑面积不少于45平方米。

五、设备

（一）基本设备

心电图机、洗胃器、电动吸引器、呼吸球囊、妇科检查床、冲洗车、气管插管、万能手术床、必要的手术器械、显微镜、离心机、X线机、电冰箱、药品柜、恒温培养箱、高压灭菌设备、紫外线灯、洗衣机、常水、热水、蒸馏水、净化过滤系统。

（二）病房每床单元设备

床1张、床垫 1.2条、被子1.2条、褥子1.2条、被套2条、床单2条、枕芯2个、枕套4个、床头柜1个、暖水瓶1个、面盆2个、痰盂或痰杯1个、病员服2套。

（三）有与开展的诊疗科目相应的其他设备

六、制订各项规章制度、人员岗位责任制，有国家制定或认可的医疗护理技术、操作规程，并成册可用。

七、注册资金到位，数额由各省、自治区、直辖市卫生行政部门确定。

二级综合医院

一、床位

住院床位总数100~499张。

二、科室设置

（一）临床科室

至少设有急诊科、内科、外科、妇产科、儿科、眼科、耳鼻喉科、口腔科、皮肤科、麻醉科、传染科、预防保健科，其中眼科、耳鼻喉科、口腔科可合并建科，皮肤科可并入内科或外科，附近已有传染病医院的，根据当地《医疗机构设置规划》可不设传染科。

（二）医技科室

至少设有药剂科、检验科、放射科、手术室、病理科、血库（可与检验科合设）、理疗科、消毒供应室、病案室。

三、人员

（一）每床至少配备0.88名卫生技术人员；

（二）每床至少配备0.4名护士；

（三）至少有3名具有副主任医师以上职称的医师；

（四）各专业科室至少有1名具有主治医师以上职称的医师。

四、房屋

（一）每床建筑面积不少于45平方米；

（二）病房每床净使用面积不少于5平方米；

（三）日平均每诊人次占门诊建筑面积不少于3平方米。

五、设备

（一）基本设备

给氧装置、呼吸机、电动吸引器、自动洗胃机、心电图机、心脏除颤器、心电监护仪、多功能抢救床、万能手术床、无影灯、麻醉机、胃镜、妇科检查床、冲洗车、万能产床、产程监护仪、婴儿保温箱、裂隙灯、牙科治疗椅、涡轮机、牙钻机、银汞搅拌机、显微镜、电冰箱、恒温箱、分析天平、X线机、离心机、钾钠氯分析仪、尿分析仪、B超、冷冻切片机、石蜡切片机、敷料柜、洗衣机、器械柜、紫外线灯、手套烘干上粉机、蒸馏器、高压灭菌设备、下收下送密闭车,常水、热水、净化过滤系统,冲洗工具,净物存放、消毒灭菌密闭柜,热源监测设备(恒温箱、净化台、干燥箱)。

(二)病房每床单元设备

除增加床头信号灯1台外,其他与一级综合医院相同;

(三)有与开展的诊疗科目相应的其他设备。

六、制订各项规章制度、人员岗位责任制,有国家制定或认可的医疗护理技术 操作规程,并成册可用。

七、注册资金到位,数额由各省、自治区、直辖市卫生行政部门确定。

三级综合医院

一、床位

住院床位总数 500 张以上。

二、科室设置

(一)临床科室:至少设有急诊科、内科、外科、妇产科、儿科、中医科、耳鼻喉科、口腔科、眼科、皮肤科、麻醉科、康复科、预防保健科。

(二)医技科室:至少设有药剂科、检验科、放射科、手术室、病理科、输血科、核医学科、理疗科(可与康复科合设)、消毒供应室、病案室、营养部和相应的临床功能检查室。

三、人员

(一)每床至少配备1.03名卫生技术人员;

(二)每床至少配备0.4名护士;

(三)各专业科室的主任应具有副主任医师以上职称;

(四)临床营养师不少于2人;

(五)工程技术人员(技师、助理工程师及以上人员)占卫生技术人员总数的比例不低于1%。

四、房屋

(一)每床建筑面积不少于60平方米;

(二)病房每床净使用面积不少于6平方米;

(三)日平均每门诊人次占门诊建筑面积不少于4平方米。

五、设备

(一)基本设备

给氧装置、呼吸机、电动吸引器、自动洗胃机、心电图机、心脏除颤器、心电监护仪、多功能抢救床、万能手术床、无影灯、麻醉机、麻醉监护仪、高频电刀、移动式X线机、X线机、B超、多普勒成像仪、动态心电图机、脑电图机、脑血流图机、血液透析器、肺功能仪、支气管镜、食管镜、胃镜、十二指肠镜、乙状结肠镜、结肠镜、直肠镜、腹腔镜、膀胱镜、宫腔镜、妇科检查床、产程监护仪、万能产床、胎儿监护仪、婴儿保温箱、骨科牵引床、裂隙灯、牙科治疗椅、涡轮机、牙钻机、银汞搅拌机、显微镜、生化分析仪、紫外线分光光度计、酶标分光光度计、自动生化分析仪、酶标分析仪、尿分析仪、分析天平、细胞自动筛选器、冲洗车、电冰箱、恒温箱离心机、敷料柜、器械柜、冷冻切片机、石蜡切片机、高压灭菌设备、蒸馏器、紫外线灯、手套烘干上粉机、洗衣机、冲洗工具、下收下送密闭车,常水、热水、净化过滤系统,通风降温、烘干设备,净物存放、消毒灭菌密闭柜,热源监测设备(恒温箱、净化台、干燥箱)。

(二)病房每床单元设备

与二级综合医院相同。

(三)有与开展的诊疗科目相应的其他设备

六、制订各项规章制度、人员岗位责任制,有国家制定或认可的医疗护理技术操作规程,并成册可用。

七、注册资金到位,数额由各省、自治区、直辖市卫生行政部门确定。

中医医院(省略)

中西医结合医院(省略)

专科医院口腔医院 二级口腔医院

一、牙椅和床位

牙科治疗椅 20~59 台,住院床位总数 15~49 张。

二、科室设置

(一)临床科室

至少设有口腔内科、口腔颌面外科和口腔修复科、口腔预防保健组、口腔急诊室;

(二)医技科室

至少设有药剂科、检验科、放射科、消毒供应室、病案室 。

三、人员

(一)每牙椅(床)至少配备 1.03 名卫生技术人员;

(二)至少有 2 名具有副主任医师以上职称的医师;

(三)各专业科室(组)至少有 1 名医师;

(四)医生与护理人员之比不低于 1∶1.5;

(五)修复医师与技工之比为 1∶1。

四、房屋

(一)每牙科治疗椅建筑面积不少于 30 平方米;

(二)诊室每牙科治疗椅净使用面积不少于 6 平方米;

(三)每床建筑面积不少于 45 平方米;

(四)病房每床净使用面积不少于 6 平方米。

五、设备

(一)基本设备

给氧装置、呼吸机、心电图机、电动吸引器、抢救床、麻醉机、多功能口腔综合治疗台、涡轮机、光敏固化灯、银汞搅拌机、高频铸造机、中熔铸造机、超声洁治器、显微镜、火焰光度计、分析天平、生化分析仪、血细胞计数仪、离心机、电冰箱、X 线机、X 线牙片机、敷料柜、器械柜、高压灭菌设备、煮沸消毒锅、紫外线灯、洗衣机。

(二)病房每床单元设备

与二级综合医院相同。

(三)门诊每诊椅单元设备

牙科治疗椅 1 台、手术灯 1 个、痰盂 1 个、器械盘 1 个、电动吸引器 1 支、低速牙科切割装置 1 套、高速牙科切割装置 1 套、三用枪 1 支、口腔检查器械 1 套、病历书写柜 1 张、医师座椅

1个。

（四）有与开展的诊疗科目相应的其他设备。

六、制订各项规章制度、人员岗位责任制,有国家制定或认可的医疗护理技术操作规程,并成册可用。

七、注册资金到位,数额由各省、自治区、直辖市卫生行政部门确定。

三级口腔医院

一、牙椅和床位

牙科治疗椅60台以上,住院床位总数50张以上。

二、科室设置

（一）临床科室

至少设有口腔内科、口腔颌面外科、口腔修复科、口腔正畸科、口腔预防保健科、口腔急诊室。

（二）医技科室

至少设有药剂科、检验科、放射科、病理科、消毒供应室、病案室、营养室。

三、人员

（一）每牙椅(床)至少配备1.03名卫生技术人员;

（二）医师与护士之比不低于1：1.5;

（三）各专业科室主任应具有副主任医师以上职称;

（四）临床营养师1人;

（五）修复医师与技工之比为1：1;

（六）工程技术人员(技师、助理工程师以上职称的人员)占卫生技术人员总数的比例不低于1%。

四、房屋

（一）每牙科治疗椅建筑面积不少于40平方米;

（二）诊室每牙科治疗椅净使用面积不少于6平方米;

（三）每床建筑面积不少于60平方米;

（四）病房每床净使用面积不少于6平方米。

五、设备

（一）基本设备

给氧装置、呼吸机、电动吸引器、心电图机、心脏除颤器、心电监护仪、手术床、麻醉机、麻醉监护仪、高频电刀、多功能口腔综合治疗台、涡轮机、银汞搅拌机、超声洁治器、光敏固化灯、配套微型骨锯、光固化烤塑机、铸造与烤瓷设备、X线机、X线牙片机、口腔体腔摄片机、断层摄片机、超短波治疗器、激光器、肌松弛仪、肌电图仪、颌力测试仪、显微镜、血球计数仪、分析天平、紫外线分光光度计、自动生化分析仪、酶标分析仪、尿分析仪、血气分析仪、恒温培养箱、电冰箱、离心机、冷冻切片机、石蜡切片机、敷料柜、器械柜、高压灭菌设备、煮沸消毒锅、紫外线灯、蒸馏器、洗衣机、下收下送密封车、水净化过滤装置

（二）病房每床单元设备与二级综合医院相同

（三）门诊每诊椅单元设备与二级口腔医院相同

（四）有与开展的诊疗科目相应的其他设备

六、制订各项规章制度、人员岗位责任制,有国家制定或认可的医疗护理技术操作规程,并成册可用。

七、注册资金到位,数额由各省、自治区、直辖市卫生行政部门确定(注:目前我国不设一级口腔医院)。

肿瘤医院(省略)

儿童医院(省略)

精神病医院(省略)

传染病医院(省略)

心血管病医院(省略)

血液病医院(省略)

皮肤病医院(省略)

整形外科医院(省略)

美容医院

一、床位和牙椅:住院床位总数50张以上,美容床20张以上,牙科治疗椅10台以上。

二、科室设置

(一)临床科室:至少设有美容外科、口腔科、皮肤科、理疗科、中医科、设计科、麻醉科;

(二)医技科室:至少设有药剂科、检验科、放射科、手术室、病理科、技工室、影像室、消毒供应科、病案室。

三、人员

(一)每床(椅)至少配备1.03名卫生技术人员;

(二)每床(椅)至少配备0.4名护士;

(三)至少有8名具有副主任医师以上职称的医师。

四、房屋

(一)每床建筑面积不少于60平方米;

(二)病房每床净使用面积不少于6平方米;

(三)每牙科治疗椅建筑面积不少于60平方米,诊室每牙科治疗椅净使用 面积不少于6平方米;

(四)每美容床建筑面积不少于40平方米,每美容床净使用面积不少于6平方米;

(五)日平均每门诊人次占门诊建筑面积不少于4平方米。

五、设备

(一)基本设备

呼吸机、电动吸引器、心电监护仪、体外除颤器、自动血压监测仪、口腔综合治疗台、超声洁治器、涡轮机、光敏固化灯、银汞搅拌机、正颌外科器械、光固化烤塑机、铸造与烤瓷设备、X线牙片机、口腔全景X线机、麻醉机、二氧化碳激光机、高频电治疗机、皮肤磨削机、离子喷雾器、文眉机、皮肤测量仪、1/10 000分析天平、自动生化分析仪、尿分析仪、酶标仪、离子分析仪、酸度仪、恒温培养箱、超净工作台、电冰箱、器械柜、石蜡切片机、紫外线灯、高压灭菌设备、洗衣机、X线机及暗室成套设备、血气分析仪、超声波美容治疗机、多功能健胸治疗机、美容外科手术相应的各种手术器械。

(二)病房每床单元设备与二级综合医院相同

（三）有与开展的诊疗科目相应的其他设备

六、制订各项规章制度、人员岗位责任制,有国家制定或认可的医疗护理技术操作规程,并成册可用。

七、注册资金到位,数额由各省、自治区、直辖市卫生行政部门确定。

康复医院(省略)

疗养院(省略)

第二部分 妇幼保健院基本标准(省略)

第三部分 乡(镇)、街道卫生院基本标准(省略)

第四部分 门诊部基本标准 综合门诊部

一、科室设置

（一）临床科室

至少设有5个临床科室。急诊室、内科、外科、为必设科室,妇(产)科、儿科、中医科、眼科、耳鼻喉科、口腔科、预防保健科等为选设科室;

（二）医技科室

至少设有药房、化验室、X线室、治疗室、处置室、消毒供应室。

二、人员

（一）至少有5名医师,其中有1名具有副主任医师以上职称的医师;

（二）每临床科室至少有1名医师;

（三）至少有5名护士,其中至少有1名具有护师以上职称的护士;

（四）医技科室至少有1名相应专业的卫生技术人员。

三、房屋

（一）建筑面积不少于400平方米;

（二）每室必须独立。

四、设备

（一）基本设备

氧气瓶、人工呼吸机、电动吸引器、气管插管、洗胃机、心电图机、显微镜、尿常规分析仪、血细胞计数器、生化分析仪、血液黏度仪、恒温箱、电冰箱、X线机、紫外线灯、高压灭菌设备、B超、药柜、转台、密集架、调剂台、静脉切开包、气管切开包及规定的抢救药品

（二）有与开展的诊疗科目相应的其他设备

五、制订各项规章制度、人员岗位责任制,有国家制定或认可的医疗护理技术操作规程,并成册可用。

六、注册资金到位,数额由各省、自治区、直辖市卫生行政部门确定。

中医门诊部(省略)

中西医结合门诊部(省略)

民族医门诊部(省略)

专科门诊部

普通专科门诊部(省略)

口腔门诊部

一、牙椅

至少设有牙科治疗椅4台。

二、科室设置

不设分科。能开展口腔内科、口腔外科和口腔修复科的大部分诊治工作,有条件的可分设专业组(室)。有专人负责药剂、化验(检验中心有统一安排的可不要求)、放射、消毒供应等工作。

三、人员

(一)每牙科治疗椅至少配备1.03名卫生技术人员;

(二)至少有2名口腔科医师,其中1名具有主治医师以上职称;

(三)牙科治疗椅超过4台的,每增设4台牙椅,至少增加1名口腔科医师;

(四)医生与护理人员之比不低于1∶1。

四、房屋

(一)每牙科治疗椅建筑面积不少于30平方米;

(二)诊室每牙科治疗椅净使用面积不少于6平方米。

五、设备

(一)基本设备

电动吸引器、显微镜、X线牙片机、银汞搅拌器、光敏固化灯、超声洁治器、铸造机、紫外线灯、高压灭菌设备。

(二)每牙椅单元设备

牙科治疗椅1台、手术灯1个、痰盂1个、器械盘1个、低速牙科切割装置1套、医师座椅1个、病历书写桌1张、口腔检查器械1套、配备中高速牙科切割装置不少于牙科治疗椅总数的1/2。

(三)有与开展的诊疗科目相应的其他设备

六、制订各项规章制度、人员岗位责任制,有国家制定或认可的医疗护理技术操作规程,并成册可用。

七、注册资金到位,数额由各省、自治区、直辖市卫生行政部门确定。

整形外科门诊部(省略)

医疗美容门诊部

一、床位

至少设有美容床4张,手术床2台。

二、科室设置

(一)临床科室

至少设有美容外科、皮肤科、物理治疗室、美容咨询室;

(二)医技科室

至少设有药房、化验室、手术室、治疗室、处置室、消毒供应室。

三、人员

(一)每台手术床至少配备2.4名卫生技术人员;

(二)每张美容床至少配备1.4名卫生技术人员;

(三)至少有5名医师,其中至少有1名从事美容外科临床工作5年以上并具有副主任医师以上职称的医师和1名从事皮肤科临床工作5年以上的医师;

(四)至少有5名护士,其中至少有1名具有护师以上职称的护士。

四、房屋

（一）建筑面积不少于200平方米；

（二）每室必须独立；

（三）手术室净使用面积不少于15平方米；

（四）诊室每张美容床净使用面积不少于6平方米。

五、设备

（一）基本设备

手术床2台和相应的成套美容外科手术器械、离子喷雾器、多功能美容仪、皮肤磨削机、二氧化碳激光治疗机、吸引器、电冰箱、双极电凝器、紫外线消毒灯、高压灭菌设备。

（二）有与开展的诊疗科目相应的其他设备

六、制订各项规章制度、人员岗位责任制，有国家制定或认可的医疗护理技术操作规程，并成册可用。

七、注册资金到位，数额由各省、自治区、直辖市卫生行政部门确定。

第五部分 诊所、卫生所(室)、医务室、中小学校卫生保健所、卫生站基本标准

诊所、卫生所(室)、医务室

一、至少设有诊室、处置室、治疗室。

二、人员

（一）至少有1名取得医师资格后从事5年以上临床工作的医师；

（二）至少有1名护士。

三、房屋

（一）建筑面积不少于40平方米；

（二）每室必须独立。

四、设备

（一）基本设备

诊察床、诊察桌、诊察凳、听诊器、血压计、出诊箱、体温计、污物桶、压舌板、处置台、注射器、纱布罐、方盘、药品柜、紫外线灯、高压灭菌设备。

（二）有与开展的诊疗科目相应的其他设备

五、制订各项规章制度、人员岗位责任制，有国家制定或认可的医疗护理技术操作规程，并成册可用。

六、注册资金到位，数额由各省、自治区、直辖市卫生行政部门确定。

中医诊所(省略)

中西医结合诊所(省略)

民族医诊所(省略)

口腔诊所

一、牙椅

至少设有牙科治疗椅1台。

二、科室设置

能开展口腔内科、口腔外科和口腔修复科的部分诊治工作。

三、人员

（一）设一台牙科治疗椅，人员配备不少于2人；设两台牙科治疗椅，人员配备不少于3

人;设三台牙科治疗椅,人员配备不少于5人;

(二) 至少有1名取得医师资格后从事5年以上临床工作的口腔科医师。

四、房屋

(一) 每牙科治疗椅建筑面积不少于25平方米;

(二) 诊室每牙科治疗椅净使用面积不少于6平方米。

五、设备:

(一) 基本设备

电动吸引器、X线牙片机、银汞搅拌器、紫外线灯、高压灭菌设备、药品柜。

(二) 每牙椅单元设备

牙科治疗椅1台、手术灯1个、痰盂1个、器械盘1个、低速牙科切割装置1套、医师座椅1个、病历书写桌1张、口腔检查器械1套。

(三) 有与开展的诊疗科目相应的其他设备

六、制订各项规章制度、人员岗位责任制,有国家制定或认可的医疗护理技术操作规程,并成册可用。

七、注册资金到位,数额由各省、自治区、直辖市卫生行政部门确定。

美容整形外科诊所(省略)

医疗美容诊所(省略)

精神卫生诊所(省略)

中小学校卫生保健所(省略)

卫生站(省略)

第六部分 村卫生室(所)基本标准(省略)

第七部分 专科疾病防治院、所、站基本标准

一级口腔病防治所

一、牙椅

牙科治疗椅4~14台。

二、科室设置

不要求设立分科,能开展口腔内科、口腔外科、口腔修复科部分诊治和预防保健工作,并有专人负责药剂、化验(检验中心有统一安排的可不做要求)、放射、消毒供应等工作。

三、人员

(一) 每牙科治疗椅至少配备1.03名卫生技术人员;

(二) 至少有2名口腔科医师,其中1名具有主治医师以上职称;

(三) 牙科治疗椅超过4台的,每增设4台牙椅,至少增加1名口腔科医师;

(四) 医生与护理人员之比不低于1:1。

四、房屋

(一) 每牙科治疗椅建筑面积不少于30平方米;

(二) 诊室每牙科治疗椅净使用面积不少于6平方米。

五、设备:

(一) 基本设备

电动吸引器、显微镜、X线牙片机、银汞搅拌器、光敏固化灯、超声洁治器、铸造机、煮沸消毒锅、紫外线灯、高压灭菌设备、药品柜。

（二）每牙椅单元设备

牙科治疗椅1台、手术灯1个、痰盂1个、器械盘1个、低速牙科切割装置1套、口腔检查器械1套、医师坐椅1个、病历书写柜1张、配备中高速牙科切割装置不少于牙科治疗椅总数的1/6。

（三）有与开展的诊疗科目相应的其他设备

六、制订各项规章制度、人员岗位责任制,有国家制定或认可的医疗护理技术操作规程,并成册可用。

七、注册资金到位,数额由各省、自治区、直辖市卫生行政部门确定。

二级口腔病防治所

一、牙椅

牙科治疗椅15~59台。

二、科室设置

（一）临床科室

至少设有口腔内科、口腔外科和口腔修复科、预防保健科;

（二）医技科室

至少设有药剂科、检验科、放射科、消毒供应室、病案室。

三、人员

（一）每牙科治疗椅应配备1.03名卫生技术人员;

（二）至少有1名具有副主任医师以上职称的口腔科医师和1名任职三年以上的具有主治医师职称的口腔科医师,或者有2名具有副主任医师以上职称的口腔科医师;

（三）各专业科室(组)至少有1名口腔科医师;

（四）医生与护理人员之比不低于1:1.3;

（五）修复医师与技工人员之比不低于1:1。

四、房屋

（一）每牙科治疗椅建筑面积不少于30平方米;

（二）诊室每牙科治疗椅净使用面积不少于6平方米。

五、设备

（一）基本设备

供氧装置、辅助呼吸器囊、电动吸引器、抢救床、显微镜、X线牙片机、银汞搅拌机、超声洁治器、光敏固化灯、中熔铸造机或高频铸造机、紫外线灯、高压灭菌设备、电冰箱。

（二）每牙椅单元设备

牙科治疗椅1台、手术灯1个、痰盂1个、器械盘1个、吸引器1支、低速牙科切割装置1套、高速牙科切割装置1套、三用枪 1支、口腔检查器械1套、病历书写柜1张、医师座椅1个。

（三）有与开展的诊疗科目相应的其他设备

六、制订各项规章制度、人员岗位责任制,有国家制定或认可的医疗护理技术操作规程,并成册可用。

七、注册资金到位,数额由各省、自治区、直辖市卫生行政部门确定。

三级口腔病防治所

一、牙椅

至少设牙科治疗椅 60 台。

二、科室设置

（一）临床科室

至少设有口腔内科、口腔外科、口腔修复科、口腔正畸科、口腔预防保健科。

（二）医技科室

至少设有药剂科、检验科、放射科、病理科、消毒供应室、病案室。

三、人员

（一）每牙科治疗椅至少应配备 1.03 名卫生技术人员；

（二）各专业科室主任应是具有副主任医师以上职称的口腔科医师；

（三）医师与护士之比不低于 1：1.3；

（四）修复医师与技工人员之比 1：1。

四、房屋

（一）每牙科治疗椅建筑面积不少于 40 平方米；

（二）诊室每牙科治疗椅净使用面积不少于 6 平方米。

五、设备

（一）基本设备

供氧装置、辅助呼吸器囊、电动吸引器、心电图机、抢救床、抢救柜(车)、显微镜、X 线机、X 线牙片机、断层摄片机、多功能口腔综合治疗台、涡轮机、光敏固化灯、银汞搅拌机、光固化烤塑机、铸造与烤瓷设备、超声洁治器、超短波治疗器、敷料柜、器械柜、紫外线灯、高压灭菌设备、电冰箱。

（二）每牙椅单元设备

与二级口腔病防治所相同。

（三）有与开展的诊疗科目相应的其他设备

六、制订各项规章制度、人员岗位责任制,有国家制定或认可的医疗护理技术操作规程,并成册可用。

七、注册资金到位,数额由各省、自治区、直辖市卫生行政部门确定。

职业病防治所(省略)

第八部分 急救中心、站基本标准(省略)

第九部分 临床检验中心基本标准(省略)

第十部分 护理院、站基本标准(省略)

【附录5】 关于城镇医疗机构分类管理的实施意见

［来源:卫生部、国家中医药管理局、财政部、国家计委联合制定《关于城镇医疗机构分类管理的实施意见》,自 2000 年 9 月 1 日起施行］

为贯彻国务院办公厅批转国务院体改办等八部门《关于城镇医药卫生体制改革的指导意见》(国办发[2000]16 号),实施医疗机构分类管理,促进医疗机构之间公平、有序的竞争,根据国家有关法律法规和政策,提出如下意见。

一、非营利性医疗机构和营利性医疗机构的界定

非营利性和营利性医疗机构按机构整体划分。划分的主要依据是医疗机构的经营目的、

服务任务,以及执行不同的财政、税收、价格政策和财务会计制度。

1. 非营利性医疗机构是指为社会公众利益服务而设立和运营的医疗机构,不以营利为目的,其收入用于弥补医疗服务成本,实际运营中的收支结余只能用于自身的发展,如改善医疗条件、引进技术、开展新的医疗服务项目等。营利性医疗机构是指医疗服务所得收益可用于投资者经济回报的医疗机构。政府不举办营利性医疗机构。

2. 政府举办的非营利性医疗机构主要提供基本医疗服务并完成政府交办的其他任务,其他非营利性医疗机构主要提供基本医疗服务,这两类非营利性医疗机构也可以提供少量的非基本医疗服务;营利性医疗机构根据市场需求自主确定医疗服务项目。当发生重大灾害、事故、疫情等特殊情况时,各类医疗机构均有义务执行政府指令性任务。

3. 政府举办的非营利性医疗机构享受同级政府给予的财政补助,其他非营利性医疗机构不享受政府财政补助。非营利性医疗机构执行政府规定的医疗服务指导价格,享受相应的税收优惠政策。营利性医疗机构医疗服务价格放开,依法自主经营,照章纳税。

4. 非营利性医疗机构执行财政部、卫生部颁布的《医院财务制度》和《医院会计制度》等有关法规、政策。营利性医疗机构参照执行企业的财务、会计制度和有关政策。

二、医疗机构分类的核定程序

医疗机构按照《医疗机构管理条例》进行设置审批、登记注册和校验时,需要书面向卫生行政部门申明其性质,由接受其登记注册的卫生行政部门会同有关部门根据医疗机构投资来源、经营性质等有关分类界定的规定予以核定,在执行登记中注明"非营利性"或"营利性"。取得《医疗机构执业许可证》的营利性医疗机构,按有关法律法规还需到工商行政管理、税务等有关部门办理相关的登记手续。

医疗机构改变其性质,须经核发其《医疗机构执业许可证》的卫生行政部门和有关部门批准并办理相关的变更手续。

三、做好与现有医疗机构管理制度的衔接工作

现有医疗机构性质的划分应遵循如下原则:自愿选择和政府核定相结合;非营利性医疗机构在我国医疗服务体系中占主体和主导地位;符合区域卫生规划,优化卫生资源配置。

1. 现有政府举办的承担基本医疗任务、代表区域性或国家水平的医疗机构,经同级政府根据经济发展和医疗需求予以核定,继续由政府举办,定为非营利性医疗机构;其余的可自愿选择逐步转为其他非营利性医疗机构或转为营利性医疗机构。

2. 社会捐资兴办的医疗机构一般定为非营利性医疗机构。

3. 企事业单位设立的为本单位职工服务的医疗机构一般定为非营利性医疗机构;对社会开放的,由其自愿选择并经当地卫生行政等部门核定为非营利性医疗机构或转为营利性医疗机构。

4. 社会团体和其他社会组织举办的医疗机构,由其自愿选择并经卫生行政等部门核定为非营利性医疗机构或转为营利性医疗机构。

5. 城镇个体诊所、股份制、股份合作制和中外合资合作医疗机构一般定为营利性医疗机构。

6. 国有或集体资产与医疗机构职工集资合办的医疗机构(包括联合诊所),由其自愿选择并经卫生行政和财政部门核准可改造为股份制、股份合作制等营利性医疗机构;也可转为非营利性医疗机构。

7. 政府举办的非营利性医疗机构不得投资与其他组织合资合作设立非独立法人资格的

营利性的"科室"、"病区"、"项目"。已投资与其他组织合资合作举办营利性的"科室"、"病区"、"项目"的,应停办或经卫生行政和财政等部门批准转为独立法人单位。

四、完善医疗机构分类管理的相关制度

1. 加强非营利性医疗机构的国有资产监管。非营利性医疗机构的国有资产未经卫生行政部门和财政部门同意,不得自行处置、转移、出租或变更用途;非营利性医疗机构转变为营利性医疗机构,涉及的国有资产,必须经财政部门批准,确保国有资产不流失;从营利性医疗机构中退出的国有资产和非营利性医疗机构解散后的国有资产,经卫生行政部门商财政部门后可继续用于发展卫生事业。

2. 规范非营利性医疗机构职工工资等收入的分配办法。政府举办的非营利性医疗机构可在执行事业单位工资制度和工资政策的基础上,根据国家核定的工资总额,自主确定各类人员的内部分配办法;其他非营利性医疗机构在坚持工资总额增长幅度低于经济效益增长幅度、职工实际平均工资增长幅度低于本单位劳动生产率增长幅度原则的前提下,确定工资分配办法。要将管理要素、技术要素、责任要素等纳入分配因素确定岗位工资,按岗定酬,并将工资待遇计入医疗服务成本。

3. 改革医疗机构管理体制。各级卫生行政部门是政府依法管理卫生工作的职能部门。要合理划分中央和地方的事权,打破医疗机构行政隶属关系和所有制界限,加强全行业管理。按照转变职能、政事分开的要求,在实施医疗机构分类管理过程中,积极探索建立权责明晰、富有生机的医疗机构组织管理体制,如实行医院管理委员会、理事会、董事会等管理形式,使其真正成为自主管理的法人实体。

医疗机构管理体制改革和对医疗机构实行分类管理是适应社会主义市场经济体制的一项重大改革,有许多开创性的工作要做,涉及面广,政策性强,各地要加强领导,总结经验,稳步推开,保证分类管理工作的平稳实施。

【附录6】 中外合资、合作医疗机构管理暂行办法

[来源:2000年5月15日卫生部、对外贸易经济合作部令第11号,自2000年7月1日起实施]

第一章 总则

第一条 为进一步适应改革开放的需要,加强对中外合资、合作医疗机构的管理,促进我国医疗卫生事业的健康发展,根据《中华人民共和国中外合资经营企业法》《中华人民共和国中外合作经营企业法》《医疗机构管理条例》等国家有关法律、法规,制定本办法。

第二条 本办法所称中外合资、合作医疗机构是指外国医疗机构、公司、企业和其他经济组织(以下称合资、合作外方),按照平等互利的原则,经中国政府主管部门批准,在中国境内(香港、澳门及台湾地区除外,下同)与中国的医疗机构、公司、企业和其他经济组织(以下称合资、合作中方)以合资或者合作形式设立的医疗机构。

第三条 申请在中国境内设立中外合资、合作医疗机构,适用本办法。

第四条 中外合资、合作医疗机构必须遵守国家有关法律、法规和规章。中外合资、合作医疗机构的正当经营活动及合资、合作双方的合法权益受中国法律保护。

第五条 卫生部和对外贸易经济合作部(以下称外经贸部)在各自的职责范围内负责全国中外合资、合作医疗机构的管理工作。

县级以上地方人民政府卫生行政部门(含中医/药主管部门)和外经贸行政部门在各自职责范围内负责本行政区域内中外合资、合作医疗机构的日常监督管理工作。

第二章　设置条件

第六条　中外合资、合作医疗机构的设置与发展必须符合当地区域卫生规划和医疗机构设置规划,并执行卫生部制定的《医疗机构基本标准》。

第七条　申请设立中外合资、合作医疗机构的中外双方应是能够独立承担民事责任的法人。合资、合作的中外双方应当具有直接或间接从事医疗卫生投资与管理的经验,并符合下列要求之一:

(一)能够提供国际先进的医疗机构管理经验、管理模式和服务模式;

(二)能够提供具有国际领先水平的医学技术和设备;

(三)可以补充或改善当地在医疗服务能力、医疗技术、资金和医疗设施方面的不足。

第八条　设立的中外合资、合作医疗机构应当符合以下条件:

(一)必须是独立的法人;

(二)投资总额不得低于2000万元人民币;

(三)合资、合作中方在中外合资、合作医疗机构中所占的股权比例或权益不得低于30%;

(四)合资、合作期限不超过20年;

(五)省级以上卫生行政部门规定的其他条件。

第九条　合资、合作中方以国有资产参与投资(包括作价出资或作为合作条件),应当经相应主管部门批准,并按国有资产评估管理有关规定,由国有资产管理部门确认的评估机构对拟投入国有资产进行评估。经省级以上国有资产管理部门确认的评估结果,可以作为拟投入的国有资产的作价依据。

第三章　设置审批与登记

第十条　设置中外合资、合作医疗机构,应先向所在地设区的市级卫生行政部门提出申请,并提交以下材料:

(一)设置医疗机构申请书;

(二)合资、合作双方法人代表签署的项目建议书及中外合资、合作医疗机构设置可行性研究报告;

(三)合资、合作双方各自的注册登记证明(复印件)、法定代表人身份证明(复印件)和银行资信证明;

(四)国有资产管理部门对拟投入国有资产的评估报告确认文件。

设区的市级卫生行政部门对申请人提交的材料进行初审,并根据区域卫生规划和医疗机构设置规划提出初审意见,并与申请材料、当地区域卫生规划和医疗机构设置规划一起报所在地省级卫生行政部门审核。

第十一条　省级卫生行政部门对申请材料及设区的市级卫生行政部门初审意见进行审核后报卫生部审批。

报请审批,需由省级卫生行政部门向卫生部提交以下材料:

(一)申请人设置申请材料;

(二)设置地设区的市级人民政府批准发布实施的《医疗机构设置规划》及设置地设区的市级和省级卫生行政部门关于拟设置中外合资、合作医疗机构是否符合当地区域卫生规划和

医疗机构设置规划的审核意见;

（三）省级卫生行政管理部门关于设置该中外合资、合作医疗机构的审核意见,其中包括对拟设置中外合资、合作医疗机构的名称、选址、规模(床位、牙椅)、诊疗科目和经营期限等的意见;

（四）法律、法规和卫生部规定的其他材料。

卫生部应当自受理之日起45个工作日内,作出批准或者不批准的书面决定。

第十二条　申请设置中外合资、合作中医医疗机构(含中外合资、合作中西医结合医疗机构和中外合资、合作民族医疗机构)的,按本办法第十条和第十一条要求,经所在地设区的市级卫生行政部门初审和所在地的省级卫生行政部门审核,报国家中医药管理局审核后转报卫生部审批。

第十三条　申请人在获得卫生部设置许可后,按照有关法律、法规向外经贸部提出申请,并提交以下材料:

（一）设置申请申报材料及批准文件;

（二）由中外合资、合作各方的法定代表人或其授权的代表签署的中外合资、合作医疗机构的合同、章程;

（三）拟设立中外合资、合作医疗机构董事会成员名单及合资、合作各方董事委派书;

（四）工商行政管理部门出具的机构名称预先核准通知书;

（五）法律、法规和外经贸部规定的其他材料。外经贸部应当自受理申请之日起45个工作日内,作出批准或者不批准的书面决定;予以批准的,发给《外商投资企业批准证书》。

获得批准设立的中外合资、合作医疗机构,应自收到外经贸部颁发的《外商投资企业批准证书》之日起一个月内,凭此证书到国家工商行政管理部门办理注册登记手续。

第十四条　申请在我国中西部地区或老、少、边、穷地区设置中外合资、合作医疗机构或申请设置的中外合资、合作医疗机构所提供的医疗服务范围和内容属于国家鼓励的服务领域,可适当放宽第七条、第八条规定的条件。

第十五条　获准设立的中外合资、合作医疗机构,应当按《医疗机构管理条例》和《医疗机构管理条例实施细则》关于医疗机构执业登记所规定的程序和要求,向所在地省级卫生行政部门规定的卫生行政部门申请执业登记,领取《医疗机构执业许可证》。

省级卫生行政部门根据中外合资、合作医疗机构的类别和规模,确定省级卫生行政部门或设区的市级卫生行政部门受理中外合资、合作医疗机构执业登记申请。

第十六条　中外合资、合作医疗机构命名应当遵循卫生部发布的《医疗机构管理条例实施细则》规定。中外合资、合作医疗机构的名称由所在地地名、识别名和通用名依次组成。

第十七条　中外合资、合作医疗机构不得设置分支机构。

第四章　变更、延期和终止

第十八条　已设立的中外合资、合作医疗机构变更机构规模(床位、牙椅)、诊疗科目、合资、合作期限等,应按本办法第三章规定的审批程序,经原审批机关审批后,到原登记机关办理相应的变更登记手续。

中外合资、合作医疗机构涉及合同、章程有关条款的变更,由所在地外经贸部门转报外经贸部批准。

第十九条　中外合资、合作医疗机构合资、合作期20年届满,因特殊情况确需延长合资、合作期限的,合资、合作双方可以申请延长合资、合作期限,并应当在合资、合作期限届满的90

天前申请延期。延期申请经省级卫生行政部门和外经贸行政部门审核同意后,报请卫生部和外经贸部审批。审批机关自接到申请之日起45个工作日内,作出批准或者不予批准的书面决定。

第二十条　经批准设置的中外合资、合作医疗机构,应当在审批机关规定的期限内办理完有关登记注册手续;逾期未能完成的,经审批机关核准后,撤销该合资、合作项目。

第五章　执业

第二十一条　中外合资、合作医疗机构作为独立法人实体,自负盈亏,独立核算,独立承担民事责任。

第二十二条　中外合资、合作医疗机构应当执行《医疗机构管理条例》和《医疗机构管理条例实施细则》关于医疗机构执业的规定。

第二十三条　中外合资、合作医疗机构必须执行医疗技术准入规范和临床诊疗技术规范,遵守新技术、新设备及大型医用设备临床应用的有关规定。

第二十四条　中外合资、合作医疗机构发生医疗事故,依照国家有关法律、法规处理。

第二十五条　中外合资、合作医疗机构聘请外籍医师、护士,按照《中华人民共和国执业医师法》和《中华人民共和国护士管理办法》等有关规定办理。

第二十六条　发生重大灾害、事故、疾病流行或者其他意外情况时,中外合资、合作医疗机构及其卫生技术人员要服从卫生行政部门的调遣。

第二十七条　中外合资、合作医疗机构发布本机构医疗广告,按照《中华人民共和国广告法》、《医疗广告管理办法》办理。

第二十八条　中外合资、合作医疗机构的医疗收费价格按照国家有关规定执行。

第二十九条　中外合资、合作医疗机构的税收政策按照国家有关规定执行。

第六章　监督

第三十条　县以上地方各级卫生行政部门负责本行政区域内中外合资、合作医疗机构的日常监督管理工作。

中外合资、合作医疗机构的《医疗机构执业许可证》每年校验一次,《医疗机构执业许可证》的校验由医疗机构执业登记机关办理。

第三十一条　中外合资、合作医疗机构应当按照国家对外商投资企业的有关规定,接受国家有关部门的监督。

第三十二条　中外合资、合作医疗机构违反国家有关法律、法规和规章,由有关主管部门依法查处。对于违反本办法的中外合资、合作医疗机构,县级以上卫生行政部门和外经贸部门可依据相关法律、法规和规章予以处罚。

第三十三条　地方卫生行政部门和地方外经贸行政部门违反本办法规定,擅自批准中外合资、合作医疗机构的设置和变更的,依法追究有关负责人的责任。

中外各方未经卫生部和外经贸部批准,成立中外合资、合作医疗机构并开展医疗活动或以合同方式经营诊疗项目的,视同非法行医,按《医疗机构管理条例》和《医疗机构管理条例实施细则》及有关规定进行处罚。

第七章　附则

第三十四条　香港特别行政区、澳门特别行政区、台湾地区的投资者在大陆投资举办合资、合作医疗机构的,参照本办法执行。

第三十五条　申请在中国境内设立外商独资医疗机构的,不予以批准。

第三十六条　各省、自治区、直辖市卫生、外经贸行政部门可依据本办法,结合本地实际制订具体规定。

第三十七条　本办法由卫生部和外经贸部负责解释。

第三十八条　本规定自 2000 年 7 月 1 日起实施。

一九八九年二月十日颁布的卫医字〔89〕第 3 号文和一九九七年四月三十日颁布的〔1997〕外经贸发第 292 号文同时废止。

【附录7】　医疗美容服务管理办法

[来源:中华人民共和国卫生部令第 19 号,2002 年 5 月 1 日起施行,发布时间:2002-01-22]

第一章　总则

第一条　为规范医疗美容服务,促进医疗美容事业的健康发展,维护就医者的合法权益,依据《执业医师法》、《医疗机构管理条例》和《护士管理办法》,制定本办法。

第二条　本办法所称医疗美容,是指运用手术、药物、医疗器械以及其他具有创伤性或者侵入性的医学技术方法对人的容貌和人体各部位形态进行的修复与再塑。

本办法所称美容医疗机构,是指以开展医疗美容诊疗业务为主的医疗机构。

本办法所称主诊医师是指具备本办法第十一条规定条件,负责实施医疗美容项目的执业医师。

医疗美容科为一级诊疗科目,美容外科、美容牙科、美容皮肤科和美容中医科为二级诊疗科目。

医疗美容项目由卫生部委托中华医学会制定并发布。

第三条　凡开展医疗美容服务的机构和个人必须遵守本办法。

第四条　卫生部(含国家中医药管理局)主管全国医疗美容服务管理工作。县级以上地方人民政府卫生行政部门(含中医药行政管理部门,下同)负责本行政区域内医疗美容服务监督管理工作。

第二章　机构设置、登记

第五条　申办美容医疗机构或医疗机构设置医疗美容科室必须同时具备下列条件:

(一) 具有承担民事责任的能力;

(二) 有明确的医疗美容诊疗服务范围;

(三) 符合《医疗机构基本标准(试行)》;

(四) 省级以上人民政府卫生行政部门规定的其他条件。

第六条　申请举办美容医疗机构的单位或者个人,应按照本办法以及《医疗机构管理条例》和《医疗机构管理条例实施细则》的有关规定办理设置审批和登记注册手续。

卫生行政部门自收到合格申办材料之日起 30 日内作出批准或不予批准的决定,并书面答复申办者。

第七条　卫生行政部门应在核发美容医疗机构《设置医疗机构批准书》和《医疗机构执业许可证》的同时,向上一级卫生行政部门备案。

上级卫生行政部门对下级卫生行政部门违规作出的审批决定应自发现之日起 30 日内予以纠正或撤销。

第八条　美容医疗机构必须经卫生行政部门登记注册并获得《医疗机构执业许可证》后方可开展执业活动。

第九条　医疗机构增设医疗美容科目的,必须具备本办法规定的条件,按照《医疗机构管理条例》及其实施细则规定的程序,向登记注册机关申请变更登记。

第十条　美容医疗机构和医疗美容科室开展医疗美容项目应当由登记机关指定的专业学会核准,并向登记机关备案。

第三章　执业人员资格

第十一条　负责实施医疗美容项目的主诊医师必须同时具备下列条件:

(一)具有执业医师资格,经执业医师注册机关注册。

(二)具有从事相关临床学科工作经历。其中,负责实施美容外科项目的医师应具有6年以上从事美容外科或整形外科等相关专业临床工作经历;负责实施美容牙科项目的医师应具有5年以上从事美容牙科或口腔科专业临床工作经历;负责实施美容中医科和美容皮肤科项目的医师应分别具有3年以上从事中医专业和皮肤专业临床工作经历。

(三)经过医疗美容专业培训或进修并合格,或已从事医疗美容临床工作1年以上。

(四)省级人民政府卫生行政部门规定的其他条件。

第十二条　未取得主诊医师资格的执业医师,可在主诊医师的指导下从事医疗美容临床技术服务工作。

第十三条　从事医疗美容护理工作的人员,应同时具备下列条件:

(一)具有护士资格,并经护士注册机关注册;

(二)具有二年以上护理工作经历;

(三)经过医疗美容护理专业培训或进修并合格,或已从事医疗美容临床护理工作6个月以上。

第十四条　省级卫生行政部门可以委托中介组织对主诊医师资格进行认定。

第十五条　未经卫生行政部门核定并办理执业注册手续的人员不得从事医疗美容诊疗服务。

第四章　执业规则

第十六条　实施医疗美容服务项目必须在相应的美容医疗机构或开设医疗美容科室的医疗机构中进行。

第十七条　美容医疗机构和医疗美容科室应根据自身条件和能力在卫生行政部门核定的诊疗科目范围内开展医疗服务,未经批准不得擅自扩大诊疗范围。

美容医疗机构及开设医疗美容科室的医疗机构不得开展未向登记机关备案的医疗美容项目。

第十八条　美容医疗机构执业人员要严格执行有关法律、法规和规章,遵守医疗美容技术操作规程。

美容医疗机构使用的医用材料须经有关部门批准。

第十九条　医疗美容服务实行主诊医师负责制。医疗美容项目必须由主诊医师负责或在其指导下实施。

第二十条　执业医师对就医者实施治疗前,必须向就医者本人或亲属书面告知治疗的适应证、禁忌证、医疗风险和注意事项等,并取得就医者本人或监护人的签字同意。未经监护人同意,不得为无行为能力或者限制行为能力人实施医疗美容项目。

第二十一条　美容医疗机构和医疗美容科室的从业人员要尊重就医者的隐私权,未经就医者本人或监护人同意,不得向第三方披露就医者病情及病历资料。

第二十二条　美容医疗机构和医疗美容科室发生重大医疗过失,要按规定及时报告当地人民政府卫生行政部门。

第二十三条　美容医疗机构和医疗美容科室应加强医疗质量管理,不断提高服务水平。

第五章　监督管理

第二十四条　任何单位和个人,未取得《医疗机构执业许可证》并经登记机关核准开展医疗美容诊疗科目,不得开展医疗美容服务。

第二十五条　医疗美容新技术临床研究必须经省级以上人民政府卫生行政部门组织有关专家论证并批准后方可开展。

第二十六条　各级地方人民政府卫生行政部门要加强对医疗美容项目备案的审核。发现美容医疗机构及开设医疗美容科的医疗机构不具备开展某医疗美容项目的条件和能力,应及时通知该机构停止开展该医疗美容项目。

第二十七条　各相关专业学会和行业协会要积极协助卫生行政部门规范医疗美容服务行为,加强行业自律工作。

第二十八条　美容医疗机构和医疗美容科室发生医疗纠纷或医疗事故,按照国家有关规定处理。

第二十九条　发布医疗美容广告必须按照国家有关广告管理的法律、法规的规定办理。

第三十条　对违反本办法规定的,依据《执业医师法》、《医疗机构管理条例》和《护士管理办法》有关规定予以处罚。

第六章　附则

第三十一条　外科、口腔科、眼科、皮肤科、中医科等相关临床学科在疾病治疗过程中涉及的相关医疗美容活动不受本办法调整。

第三十二条　县级以上人民政府卫生行政部门应在本办法施行后一年内,按本办法规定对已开办的美容医疗机构和开设医疗美容科室的医疗机构进行审核并重新核发《医疗机构执业许可证》。

第三十三条　本办法自 2002 年 5 月 1 日起施行。

【附录8】　关于进一步鼓励和引导社会资本举办医疗机构的意见

〔来源:发展改革委　卫生部　财政部　商务部　人力资源和社会保障部　国办发〔2010〕58 号〕

坚持公立医疗机构为主导、非公立医疗机构共同发展,加快形成多元化办医格局,是医药卫生体制改革的基本原则和方向。为贯彻落实《中共中央　国务院关于深化医药卫生体制改革的意见》(中发〔2009〕6 号)、《国务院关于印发医药卫生体制改革近期重点实施方案(2009-2011 年)的通知》(国发〔2009〕12 号)精神,完善和落实优惠政策,消除阻碍非公立医疗机构发展的政策障碍,确保非公立医疗机构在准入、执业等方面与公立医疗机构享受同等待遇,现就鼓励和引导社会资本举办医疗机构提出以下意见:

一、放宽社会资本举办医疗机构的准入范围

(一)鼓励和支持社会资本举办各类医疗机构。社会资本可按照经营目的,自主申办营利

性或非营利性医疗机构。卫生、民政、工商、税务等相关部门要依法登记,分类管理。鼓励社会资本举办非营利性医疗机构,支持举办营利性医疗机构。鼓励有资质的人员依法开办个体诊所。

(二)调整和新增医疗卫生资源优先考虑社会资本。非公立医疗机构的设置应符合本地区区域卫生规划和区域医疗机构设置规划。各地在制定和调整本地区区域卫生规划、医疗机构设置规划和其他医疗卫生资源配置规划时,要给非公立医疗机构留有合理的空间。需要调整和新增医疗卫生资源时,在符合准入标准的条件下,优先考虑由社会资本举办医疗机构。

(三)合理确定非公立医疗机构执业范围。卫生部门负责对非公立医疗机构的类别、诊疗科目、床位等执业范围进行审核,确保非公立医疗机构执业范围与其具备的服务能力相适应。对符合申办条件、具备相应资质的,应予以批准并及时发放相应许可,不得无故限制非公立医疗机构执业范围。

(四)鼓励社会资本参与公立医院改制。要根据区域卫生规划,合理确定公立医院改制范围。引导社会资本以多种方式参与包括国有企业所办医院在内的公立医院改制,积极稳妥地把部分公立医院转制为非公立医疗机构,适度降低公立医院的比重,促进公立医院合理布局,形成多元化的办医格局。要优先选择具有办医经验、社会信誉好的非公立医疗机构参与公立医院改制。公立医院改制可在公立医院改革试点地区以及部分国有企业所办医院先行试点,卫生部门要会同有关部门及时总结经验,制定出台相关办法。在改制过程中,要按照严格透明的程序和估价标准对公立医院资产进行评估,加强国有资产处置收益管理,防止国有资产流失;按照国家政策规定制定改制单位职工安置办法,保障职工合法权益。

(五)允许境外资本举办医疗机构。进一步扩大医疗机构对外开放,将境外资本举办医疗机构调整为允许类外商投资项目。允许境外医疗机构、企业和其他经济组织在我国境内与我国的医疗机构、企业和其他经济组织以合资或合作形式设立医疗机构,逐步取消对境外资本的股权比例限制。对具备条件的境外资本在我国境内设立独资医疗机构进行试点,逐步放开。境外资本既可举办营利性医疗机构,也可以举办非营利性医疗机构。鼓励境外资本在我国中西部地区举办医疗机构。

香港、澳门特别行政区和台湾地区的资本在内地举办医疗机构,按有关规定享受优先支持政策。

(六)简化并规范外资办医的审批程序。中外合资、合作医疗机构的设立由省级卫生部门和商务部门审批,其中设立中医、中西医结合、民族医医院的应征求省级中医药管理部门意见。外商独资医疗机构的设立由卫生部和商务部审批,其中设立中医、中西医结合、民族医医院的应征求国家中医药局意见。具体办法由相关部门另行制定。

二、进一步改善社会资本举办医疗机构的执业环境

(七)落实非公立医疗机构税收和价格政策。社会资本举办的非营利性医疗机构按国家规定享受税收优惠政策,用电、用水、用气、用热与公立医疗机构同价,提供的医疗服务和药品要执行政府规定的相关价格政策。营利性医疗机构按国家规定缴纳企业所得税,提供的医疗服务实行自主定价,免征营业税。

(八)将符合条件的非公立医疗机构纳入医保定点范围。非公立医疗机构凡执行政府规定的医疗服务和药品价格政策,符合医保定点相关规定,人力资源和社会保障、卫生和民政部门应按程序将其纳入城镇基本医疗保险、新型农村合作医疗、医疗救助、工伤保险、生育保险

等社会保障的定点服务范围,签订服务协议进行管理,并执行与公立医疗机构相同的报销政策。各地不得将投资主体性质作为医疗机构申请成为医保定点机构的审核条件。

(九)优化非公立医疗机构用人环境。非公立医疗机构与医务人员依法签订劳动合同,按照国家规定参加社会保险。鼓励医务人员在公立和非公立医疗机构间合理流动,有关单位和部门应按有关规定办理执业变更、人事劳动关系衔接、社会保险关系转移、档案转接等手续。医务人员在学术地位、职称评定、职业技能鉴定、专业技术和职业技能培训等方面不受工作单位变化的影响。

(十)改善非公立医疗机构外部学术环境。非公立医疗机构在技术职称考评、科研课题招标及成果鉴定、临床重点学科建设、医学院校临床教学基地及住院医师规范化培训基地资格认定等方面享有与公立医疗机构同等待遇。

各医学类行业协会、学术组织和医疗机构评审委员会要平等吸纳非公立医疗机构参与,保证非公立医疗机构占有与其在医疗服务体系中的地位相适应的比例,保障非公立医疗机构医务人员享有承担与其学术水平和专业能力相适应的领导职务的机会。

(十一)支持非公立医疗机构配置大型设备。支持非公立医疗机构按照批准的执业范围、医院等级、服务人口数量等,合理配备大型医用设备。

非公立医疗机构配备大型医用设备,由相应卫生部门实行统一规划、统一准入、统一监管。各地制定和调整大型医用设备配置规划应当充分考虑当地非公立医疗机构的发展需要,合理预留空间。卫生部门在审批非公立医疗机构及其开设的诊疗科目时,对其执业范围内需配备的大型医用设备一并审批,凡符合配置标准和使用资质的不得限制配备。

(十二)鼓励政府购买非公立医疗机构提供的服务。鼓励采取招标采购等办法,选择符合条件的非公立医疗机构承担公共卫生服务以及政府下达的医疗卫生支农、支边、对口支援等任务。支持社会资本举办的社区卫生服务机构、个体诊所等非公立医疗机构在基层医疗卫生服务体系中发挥积极作用。

非公立医疗机构在遇有重大传染病、群体性不明原因疾病、重大食物和职业中毒以及因自然灾害、事故灾难或社会安全等事件引起的突发公共卫生事件时,应执行政府下达的指令性任务,并按规定获得政府补偿。

鼓励各地在房屋建设、设备购置及人员培养等方面,对非公立医疗机构给予积极扶持。

(十三)鼓励对社会资本举办的非营利性医疗机构进行捐赠。鼓励企业、事业单位、社会团体以及个人等对社会资本举办的非营利性医疗机构进行捐赠,并落实相关税收优惠政策。鼓励红十字会、各类慈善机构、基金会等出资举办非营利性医疗机构,或与社会资本举办的非营利性医疗机构建立长期对口捐赠关系。

(十四)完善非公立医疗机构土地政策。有关部门要将非公立医疗机构用地纳入城镇土地利用总体规划和年度用地计划,合理安排用地需求。社会资本举办的非营利性医疗机构享受与公立医疗机构相同的土地使用政策。非营利性医疗机构不得擅自改变土地用途,如需改变,应依法办理用地手续。

(十五)畅通非公立医疗机构相关信息获取渠道。要保障非公立医疗机构在政策知情和信息、数据等公共资源共享方面与公立医疗机构享受同等权益。要提高信息透明度,按照信息公开的有关规定及时公布各类卫生资源配置规划、行业政策、市场需求等方面的信息。

(十六)完善非公立医疗机构变更经营性质的相关政策。社会资本举办的非营利性医疗机构原则上不得转变为营利性医疗机构,确需转变的,需经原审批部门批准并依法办理相关手续;社会资本举办的营利性医疗机构转换为非营利性医疗机构,可提出申请并依法办理变更手续。变更后,按规定分别执行国家有关价格和税收政策。

(十七)完善非公立医疗机构退出的相关政策。非公立医疗机构如发生产权变更,可按有关规定处置相关投资。非公立医疗机构如发生停业或破产,按照有关规定执行。

三、促进非公立医疗机构持续健康发展

(十八)引导非公立医疗机构规范执业。非公立医疗机构作为独立法人实体,自负盈亏,独立核算,独立承担民事责任。非公立医疗机构要执行医疗机构管理条例及其实施细则等法规和相关规定,提供医疗服务要获得相应许可。严禁非公立医疗机构超范围服务,依法严厉打击非法行医活动和医疗欺诈行为。规范非公立医疗机构医疗广告发布行为,严禁发布虚假、违法医疗广告。卫生部门要把非公立医疗机构纳入医疗质量控制评价体系,通过日常监督管理、医疗机构校验和医师定期考核等手段,对非公立医疗机构及其医务人员执业情况进行检查、评估和审核。

建立社会监督机制,将医疗质量和患者满意度纳入对非公立医疗机构日常监管范围。发挥医疗保险对医保定点机构的激励约束作用,促进非公立医疗机构提高服务质量,降低服务成本。

(十九)促进非公立医疗机构守法经营。非公立医疗机构要严格按照登记的经营性质开展经营活动,使用税务部门监制的符合医疗卫生行业特点的票据,执行国家规定的财务会计制度,依法进行会计核算和财务管理,并接受相关部门的监督检查。非营利性医疗机构所得收入除规定的合理支出外,只能用于医疗机构的继续发展。对违反经营目的、收支结余用于分红或变相分红的,卫生部门要责令限期改正;情节严重的,按规定责令停止执业,并依法追究法律责任。营利性医疗机构所得收益可用于投资者经济回报。非公立医疗机构要按照临床必需的原则为患者提供适当的服务,严禁诱导医疗和过度医疗。对不当谋利、损害患者合法权益的,卫生部门要依法惩处并追究法律责任。财政、卫生等相关部门要进一步完善和落实营利性和非营利性医疗机构财务、会计制度及登记管理办法。充分发挥会计师事务所对非公立医疗机构的审计监督作用。

(二十)加强对非公立医疗机构的技术指导。人力资源和社会保障部门及卫生等部门要按照非公立医疗机构等级,将其纳入行业培训等日常指导范围。各地开展医疗卫生专业技术人才继续教育、技能人才职业技能培训、全科医生培养培训和住院医师规范化培训等专业人员教育培训,要考虑非公立医疗机构的人才需求,统筹安排。

(二十一)提高非公立医疗机构的管理水平。鼓励非公立医疗机构推行现代化医院管理制度,建立规范的法人治理结构,加强成本控制和质量管理,聘用职业院长负责医院管理。支持社会资本举办医院管理公司提供专业化的服务。鼓励非公立医疗机构采用各种方式聘请或委托国内外具备医疗机构管理经验的专业机构,在明确权责关系的前提下参与医院管理,提高管理效率。指导非公立医疗机构依法实施劳动合同制度,建立和完善劳动规章制度。

(二十二)鼓励有条件的非公立医疗机构做大做强。鼓励社会资本举办和发展具有一定规模、有特色的医疗机构,引导有条件的医疗机构向高水平、高技术含量的大型医疗集团发展,实施品牌发展战略,树立良好的社会信誉和口碑。鼓励非公立医疗机构加强临床科研和人才队伍建设。

（二十三）培育和增强非公立医疗机构的社会责任感。非公立医疗机构要增强社会责任意识，坚持以病人为中心，加强医德医风建设，大力弘扬救死扶伤精神，加强医务人员执业道德建设和人文精神教育，做到诚信执业。鼓励非公立医疗机构采用按规定设立救助基金、开展义诊等多种方式回报社会。进一步培育和完善非公立医疗机构行业协会，充分发挥其在行业自律和维护非公立医疗机构合法权益等方面的积极作用。

（二十四）建立和完善非公立医疗机构投诉渠道。非公立医疗机构可以采取行政诉讼及行政复议等形式，维护自身在准入、执业、监管等方面的权益。可以向上级有关部门投诉，接到投诉的部门应依法及时处理，并将处理结果书面正式通知投诉机构。

（二十五）此前有关规定与本意见不一致的，以本意见为准。

【附录9】 上海市医疗机构管理办法

［来源：1997年3月2日上海市人民政府令第39号发布，根据2002年4月1日上海市人民政府令第119号修正并重新发布］

第一章 总则

第一条 （目的和依据）

为了加强医疗机构的管理，合理配置医疗资源，促进医疗卫生事业发展，保障公民健康，根据《医疗机构管理条例》的规定，结合本市实际情况，制定本办法。

第二条 （医疗机构的含义）

本办法所称的医疗机构，是指从事医疗执业活动的医院、疗养院、妇幼保健院(所)、疾病防治院(所)、门诊部、诊所、护理院(站)、卫生所(站、室)、医务室、保健所、医疗急救中心(站)、临床检验中心等。

前款所称的医院，包括综合医院、中医医院、中西医结合医院、专科医院、康复医院、地段医院、乡(镇)卫生院。

第三条 （适用范围）

本办法适用于本市行政区域内医疗机构的设置、执业许可、医疗执业活动及其监督管理。

第四条 （管理部门）

市卫生行政部门负责本市医疗机构的监督管理工作。区、县卫生行政部门负责本辖区内医疗机构的监督管理工作。

卫生行政部门设立医疗执业监督员。医疗执业监督员承担医疗机构执业的监督管理工作。

公安、工商、规划、计划、物价等行政管理部门应当按照各自职责，协同卫生行政部门做好医疗执业活动的监督管理工作。

第五条 （职业宗旨和法律保护）

医疗执业活动的宗旨是救死扶伤、防病治病，为公民健康提供服务。

依法设置医疗机构和从事医疗执业活动，受法律保护。

第六条 （许可证制度）

本市对医疗机构实行执业许可证制度。

未经许可，任何单位和个人不得从事医疗执业活动。

第七条 （医疗机构评审制度）

各级卫生行政部门负责组织专家成立医疗机构评审委员会,评审委员会负责对医疗机构的执业情况进行评审。评审结论应当作为《医疗机构执业许可证》校验的重要依据之一。

医疗机构评审工作依照《医疗机构评审办法》的有关规定进行。

第二章 设置审批

第八条 (设置规划)

市卫生行政部门应当根据国家医疗机构设置规划的指导原则,结合本市实际情况,编制本市医疗机构设置规划,经市规划管理部门综合平衡后,报市人民政府批准,并由市人民政府将该规划纳入全市卫生发展规划和城市总体规划。

区、县卫生行政部门应当依据本市医疗机构设置规划和本区、县的实际情况,会同规划管理部门编制本区、县医疗机构设置规划,经市卫生行政部门审核同意后,报区、县人民政府批准,并由区、县人民政府将该规划纳入本区、县卫生发展规划和地区详细规划。

第九条 (设置申请)

设置医疗机构,应当向卫生行政部门提出申请,经卫生行政部门批准后,向其他部门办理有关手续。

第十条 (设置条件)

申请设置医疗机构,应当具备下列条件:

(一) 符合本市医疗机构设置规划;

(二) 符合国家规定的医疗机构基本标准;

(三) 有合适的场所;

(四) 有必要的资金。

第十一条 (个体诊所、个体护理站的设置条件)

申请设置个体(包括合伙,下同)诊所或者个体护理站,除应当具备本办法第十条第二项至第四项规定的条件外,还应当同时具备下列条件:

(一) 具有本市常住户口;

(二) 根据申请执业范围取得相应的医师或者护士执业资格后,从事同一专业临床工作5年以上;

(三) 非在职人员。

第十二条 (申请限制条件)

不能独立承担民事责任的组织,不得申请设置医疗机构。

有下列情形之一的人员,不得申请设置医疗机构:

(一) 无民事行为能力或者限制民事行为能力的人员;

(二) 正在服刑或者劳动教养的人员;

(三) 在职人员;

(四) 发生二级以上医疗事故未满5年的直接责任人员;

(五) 被吊销执业证书的医务人员;

(六) 被吊销《医疗机构执业许可证》未满5年的医疗机构的原法定代表人或者主要负责人;

(七) 患传染病未愈或者其他健康原因不宜从事医疗执业活动的人员;

(八) 被国家机关开除公职或者被医疗机构解除聘用合同未满5年的人员。

第十三条 （申请材料的提交）

申请设置医疗机构,应当提交下列材料,但申请设置个体诊所或者个体护理站除外:

(一)设置申请书;

(二)选址报告和建筑设计平面图;

(三)可行性研究报告;

(四)设置申请人的资信证明;

(五)设置申请人的基本情况证明。

第十四条 （申请设置个体诊所、个体护理站应当提交的材料）

申请设置个体诊所或者个体护理站,应当提交下列材料:

(一)设置申请书;

(二)房屋产权证明或者使用权证明;

(三)设置申请人具备本办法第十条规定条件的相关证明。

第十五条 （医疗机构的分级）

根据国家医疗机构基本标准的分级规定,本市医院(除康复医院外)、妇幼保健院(所)、疾病防治院(所)分为三级、二级和一级3个等级。

第十六条 （设置审批权限）

设置下列医疗机构,应当向市卫生行政部门提出申请:

(一)三级医院、二级医院、康复医院;

(二)疗养院、妇幼保健院(所)、疾病防治院(所);

(三)医疗急救中心(站);

(四)临床检验中心;

(五)市卫生行政部门规定的其他医疗机构。

设置下列医疗机构,应当向设置地的区、县卫生行政部门提出申请:

(一)一级医院;

(二)门诊部;

(三)诊所;

(四)护理院(站);

(五)卫生所(站、室)、保健所。

第十七条 （设置审批原则和审批程序）

卫生行政部门应当根据医疗机构设置规划、国家规定的医疗机构基本标准和本办法的有关规定,审批医疗机构的设置申请。

卫生行政部门应当自收到医疗机构设置申请人提交的全部材料之日起30日内进行审查。对符合条件的,批准设置并发给《设置医疗机构批准书》;对不符合条件的,应当书面告知设置申请人。

区、县卫生行政部门在核发《设置医疗机构批准书》之前,应当告知设置申请人向市卫生行政部门申请办理医疗机构名称核准手续,市卫生行政部门应当自收到核准名称的书面申请之日起10日内作出书面答复。核准名称期间,设置审批程序中止。

区、县卫生行政部门应当自核发《设置医疗机构批准书》之日起15日内,报市卫生行政部门备案。对区、县卫生行政部门作出的不符合本办法规定的审批决定,市卫生行政部门有权纠正或者撤销。

第十八条 （批准书有效期）

根据医疗机构的不同类别，《设置医疗机构批准书》的有效期限分别如下：

（一）医院、疗养院、妇幼保健院(所)、疾病防治院(所)、医疗急救中心、临床检验中心为2年；

（二）门诊部、医疗急救站、护理院为1年；

（三）诊所、护理站、卫生所(站、室)、保健所为6个月。

第十九条 （变更、重新设置审批和分支机构的审批）

医疗机构执业登记前，其经核准的名称、诊疗科目发生变更的，应当申请办理变更审批手续。

医疗机构执业登记前，其经核准的类别、床位、地点、设置申请人发生变更的，应当重新申请办理设置审批手续。

医疗机构设置分支机构的，应当向原设置审批的卫生行政部门申请办理审批手续；分支机构不在医疗机构所属的区、县内的，应当征得分支机构所在地的区、县卫生行政部门同意。

第二十条 （建筑设计）

医疗机构的建筑设计，应当符合国家规定的医疗机构建筑规范、医疗机构设计标准以及国家其他有关规定和标准；设计方案、扩充设计经原设置审批的卫生行政部门审查同意，并取得规划部门核发的《建设工程规划许可证》后，方可施工。

第三章 执业登记

第二十一条 （申请登记手续）

医疗机构从事医疗执业活动前，应当向原设置审批的卫生行政部门申请办理执业登记手续，领取《医疗机构执业许可证》。

第二十二条 （申请登记的条件）

医疗机构申请办理执业登记手续，应当具备下列条件：

（一）有《设置医疗机构批准书》；

（二）符合国家规定的医疗机构基本标准；

（三）有符合规定的组织机构；

（四）有与所开展的业务相适应并符合规定的资金、仪器设备、卫生技术人员以及通讯、供电、上下水道等必要设施；

（五）有相应的规章制度；

（六）能够独立承担民事责任。

第二十三条 （申请登记应当提交的材料）

医疗机构申请办理执业登记手续，应当提交下列材料：

（一）《医疗机构申请执业登记注册书》；

（二）《设置医疗机构批准书》；

（三）房屋产权证明或者使用证明；

（四）验资证明；

（五）医疗机构建筑设计平面图；

（六）医疗机构规章制度；

（七）医疗机构法定代表人或者主要负责人姓名及其资格证书或者执业证书。

除前款规定外,新建、改建或者扩建的医疗机构,应当提交竣工验收的批准文件;共同设置的医疗机构,应当提交有关合同书或者协议书;诊所、护理站、卫生所(站、室)和保健所,应当提交卫生技术人员名单及其资格证书或者执业证书。

第二十四条 (执业登记的审批)

卫生行政部门应当自收到医疗机构执业登记申请人提交的全部材料之日起45日内进行审查核实。对符合条件的,予以登记并发给《医疗机构执业许可证》;对不符合条件的,应当书面告知执业登记申请人。

第二十五条 (变更登记)

医疗机构执业登记后,其经核准的名称、法定代表人或者主要负责人、诊疗科目、床位、类别、级别、地点、服务方式、服务对象发生变更的,应当向原执业登记的卫生行政部门申请办理变更登记手续。

第二十六条 (许可证校验的间隔期限)

《医疗机构执业许可证》应当按照规定的间隔期限进行校验:

(一) 医院、疗养院、妇幼保健院(所)、疾病防治院(所)、医疗急救中心、临床检验中心每3年校验1次;

(二) 门诊部、医疗急救站、护理院(站)、诊所、卫生所(站、室)、保健所每年校验1次。

第二十七条 (许可证的校验)

医疗机构应当在校验间隔期满前3个月内,持《医疗机构执业许可证》正、副本和上一年度卫生行政部门检查考核结果或者医疗机构评审委员会的评审结论,向原执业登记的卫生行政部门申请办理《医疗机构执业许可证》校验手续。卫生行政部门应当自收到医疗机构申请校验的全部材料之日起30日内完成校验;对未通过校验的,应当注销其《医疗机构执业许可证》。

第二十八条 (登记名册上报)

区、县卫生行政部门应当于每年1月底前,将上年度本区、县内登记执业的医疗机构名册上报市卫生行政部门。

第二十九条 (停止执业活动的规定)

医疗机构终止医疗执业活动的,应当向原执业登记的卫生行政部门办理《医疗机构执业许可证》注销手续。其中地段医院、乡(镇)卫生院撤销或者合并,应当经市卫生行政部门核准后,方可办理注销手续。

医疗机构因扩建、改建等原因,暂时歇业或部分歇业的,应当事先向原执业登记的卫生行政部门办理歇业手续。

第三十条 (有关许可证的禁止行为)

《医疗机构执业许可证》由国家卫生行政部门统一印制,任何单位或者个人不得伪造、涂改、出租、出借或者转让。

第四章 执业管理

第三十一条 (执业范围)

医疗机构的医疗执业活动,应当在《医疗机构执业许可证》规定的范围内进行。

第三十二条 (执业原则)

医疗机构从事医疗执业活动,必须遵守有关法律、法规、规章和医疗技术规范、职业道德规范。

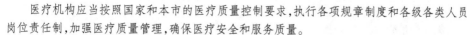

医疗机构应当按照国家和本市的医疗质量控制要求,执行各项规章制度和各级各类人员岗位责任制,加强医疗质量管理,确保医疗安全和服务质量。

第三十三条　(医疗机构名称的使用)

医疗机构从事医疗执业活动,应当使用市卫生行政部门核准的名称。

医疗机构印章、银行账户、牌匾、票据、药品分装袋、制剂标签以及病历卡、处方笺、检查申请单、检查报告单、检查证明书、疾病证明、出生证明或者死亡证明等医疗文件中使用的医疗机构名称,应当与核准的名称相同;核准的名称有两个以上的,应当使用第一名称。

任何单位或者个人不得买卖、出借、转让或者冒用标有医疗机构名称的票据、药品分装袋、制剂标签以及病历卡、处方笺、检查申请单、检查报告单、检查证明书、疾病证明、出生证明或者死亡证明等医疗文件。

医疗机构冠名管理规定,由市卫生行政部门另行制定。

第三十四条　(明示制度)

医疗机构应当将《医疗机构执业许可证》、诊疗科目、诊疗时间、诊疗科室分布示意图和收费标准置于明显位置。

医疗机构应当实行工作人员佩戴载有本人工号、职务的标牌上岗的制度。

第三十五条　(门诊、急诊、住院诊疗制度)

医疗机构应当根据经核准的服务方式,执行门诊、急诊、住院的有关诊疗制度,开展医疗执业活动。

医疗机构对同一医师三次门诊不能确诊的病人,应当安排上一级医师复诊;经复诊仍不能确诊的,应当组织会诊或者安排转诊。

设立住院病床的医疗机构,对住院病人、急诊留院观察病人应当安排固定的医师负责诊疗,并实行上一级医师查房和分级护理责任制,严格执行值班、交接班等制度;对不能确诊的病人,医疗机构应当组织会诊或者安排转诊。

设立急诊的医疗机构,应当实行 24 小时应诊制度。

第三十六条　(危重病人的处理)

医疗机构对危重病人应当立即组织抢救,并视情况及时向病人家属发出病危通知书,无病人家属或者无法通知病人家属的,应当向病人所属单位发出病危通知书。

医疗机构对限于接诊医师(士)技术水平不能诊治的危重病人,应当及时安排上一级医师诊治;对接诊科室不能诊治的危重病人,应当及时组织会诊。

医疗机构对限于设备或者技术条件不能诊治的危重病人,应当及时组织会诊或者在落实接诊医疗机构后,由医务人员护送及时转诊;对可能在转诊途中死亡的病人,不得转诊。

第三十七条　(施行特殊诊疗的前置条件)

医疗机构施行手术、特殊检查、输血或者特殊治疗时,应当征得病人同意,并取得病人家属或者关系人同意并签字;无法取得病人意见或者因实施保护性医疗措施不宜向病人说明情况的,应当取得病人家属或者关系人同意并签字;无法取得病人意见又无病人家属或者关系人在场,或者遇到其他特殊情况的,经治医师应当提出医疗处置方案,在取得医疗机构负责人或者被授权负责人员的批准后方可施行。

第三十八条　(医源性感染的控制)

医疗机构应当严格执行传染病报告、无菌消毒和隔离制度,并采取有效措施处理污水和废弃物,预防和控制医源性感染。

第三十九条 (病历管理)

医疗机构对门诊、急诊和住院病人病历的记录,应当及时、准确、完整、清晰,不得擅自涂改和毁损病历卡;但国家或者市卫生行政部门规定可以修改的除外。

任何单位或者个人未经医疗机构许可,不得私自翻阅、索要病历卡,不得涂改和毁损病历卡。

医疗机构应当妥善地保管病人的病历卡。门诊病历卡的保存期不得少于15年,但按规定由病人自管的除外;急诊留观病历卡的保存期不得少于1年;住院病历卡的保存期不得少于30年。

第四十条 (医疗证明文件的出具)

未经本机构医师(士)诊查,医疗机构不得出具疾病诊断书、健康证明书或者死亡证明书等文件;未经本机构医师(士)、助产人员接产,医疗机构不得出具出生证明书或者死产报告书。

医疗机构对非经治的死亡原因不明者出具死亡证明书,只证明其已死亡,不作死亡原因的诊断。有关方面要求进行死亡原因诊断的,医疗机构应当指派医师进行尸体解剖及实验室检查后,方能作出死亡原因诊断。

第四十一条 (保护性医疗措施)

医疗机构应当尊重病人对自己所患疾病的知情权利,因实施保护性医疗措施不宜直接告知病人的,应当将有关情况告知病人家属,无病人家属或者无法通知病人家属的,应当告知病人所属单位。

第四十二条 (医疗纠纷报告制度)

医疗机构发生医疗事故或者重大医疗纠纷,应当立即向上级主管部门及市卫生行政部门报告,并妥善保存有关病历卡和资料,不得涂改、伪造、隐藏、销毁有关病历卡和资料;因注射、服药、输液、输血以及使用器械引起不良后果的,应当暂时封存有关实物,以备查验。

第四十三条 (医疗执业活动的限制)

未经市卫生行政部门批准,非医疗机构不得组织医务人员开展医疗执业活动。

医疗机构在本机构以外的场所组织卫生技术人员开展医疗执业活动,应当经卫生行政部门批准。具体管理内容由市卫生行政部门另行制定。

第四十四条 (医疗费用)

医疗机构收取医疗费用,应当执行市卫生、物价行政部门规定的标准,并出具相应收据。

任何单位或者个人不得拒付医疗费用。

第四十五条 (预防保健等职责)

医疗机构应当承担相应的预防保健工作,执行市卫生行政部门规定的疾病报告制度,承担本市各级卫生行政部门委托的支援农村、指导基层医疗卫生工作等任务。

发生重大灾害事故、疾病流行或者其他意外情况时,医疗机构及其工作人员应当服从各级卫生行政部门的调遣。

第四十六条 (禁止或者限制行为)

医疗机构及其工作人员在从事医疗执业活动中,不得有下列情形:

(一)借故推诿病人或者以不正当方法招揽病人;

(二)单位内部医疗机构未经卫生行政部门批准向社会开放;

（三）聘用非卫生技术人员或者未经注册登记的卫生技术人员从事医疗执业活动；经营者引进医学新技术、新项目或者未经市卫生行政部门批准，从事婚前医学检查、遗传病诊断、产前诊断、人工授精等母婴保健专项技术服务；

（五）未经区、县卫生行政部门批准，从事中止妊娠术、节育手术或者助产技术等母婴保健专项技术服务；

（六）个体诊所和个体护理站聘用在职卫生技术人员或者储备药品；

（七）利用职业便利收受他人钱物或者获取其他不正当利益；

（八）使用假药、劣药、过期药品、失效药品、淘汰药品；

（九）使用无卫生许可证的消毒药剂、消毒器械或者一次性医疗卫生用品；

（十）泄露在医疗执业活动中知悉的病人隐私。

第四十七条 （医疗秩序的保障）

任何单位或者个人不得以任何理由或者方式扰乱医疗机构的正常秩序，侵犯医务人员的人身安全或者损毁财物；不得在医疗机构内进行各种形式的迷信祭祀活动；不得干涉、阻碍医疗机构对尸体的常规处置。

第四十八条 （尸体的处理）

医疗机构应当及时将病人尸体存放停尸室。尸体在停尸室存放的期限，6~9月份不得超过2天，其他月份不得超过3天。

医疗机构有权要求死者家属在前款规定的尸体存放期限内，将尸体移送殡葬馆火化。医疗机构对超过规定存放期限的尸体，经医疗机构所在地的公安机关同意后，可以代为移送殡葬馆安置，有关费用由死者家属承担。

患传染病或者对死亡原因有争议的病人尸体，按国家有关规定处理。

第五章 法律责任

第四十九条 （擅自执业的处罚）

违反本办法规定，有下列行为之一的，由卫生行政部门责令其停止执业活动，没收非法所得和药品、器械，并可以根据情节轻重处以4000元以上1万元以下的罚款：

（一）未取得或者被吊销、注销《医疗机构执业许可证》，从事医疗执业活动；

（二）未经卫生行政部门许可，医疗机构在本机构以外的场所组织医务人员从事医疗执业活动；

（三）未经卫生行政部门许可，单位内部医疗机构向社会开放；

（四）未办理变更登记，医疗机构改变名称、类别、床位、地点。

第五十条 （逾期不校验的处罚）

医疗机构违反本办法规定，逾期未办理《医疗机构执业许可证》校验手续仍从事医疗执业活动的，由卫生行政部门责令10日内补办校验手续；逾期不补办校验手续的，由卫生行政部门予以通报，并由上级主管部门对其主要负责人给予行政处分；拒不校验的，由卫生行政部门吊销其《医疗机构执业许可证》。

第五十一条 （出卖、出借、转让许可证的处罚）

医疗机构违反本办法规定，出卖、出借、转让《医疗机构执业许可证》，或者借用、冒用其他医疗机构名义从事医疗执业活动的，由卫生行政部门没收其非法所得，并可处以2000元以上5000元以下的罚款；情节严重的，吊销其《医疗机构执业许可证》。

第五十二条 （超出登记范围的处罚）

医疗机构违反本办法规定,有下列行为之一的,由卫生行政部门责令其限期改正,并可处以 1000 元以上 3000 元以下的罚款;情节严重的,吊销其《医疗机构执业许可证》:

(一)未经卫生行政部门批准,改变诊疗科目、服务方式;

(二)未经市卫生行政部门批准,引进国外医学新技术、新项目;

(三)个体诊所、个体护理站聘用在职卫生技术人员或者储备药品。

第五十三条 （使用无卫生技术资格证书人员的处罚）

医疗机构违反本办法规定,使用无卫生技术资格证书的人员从事医疗卫生技术工作的,由卫生行政部门责令其限期改正,并可处以 3000 元以上 5000 元以下的罚款;情节严重的,吊销其《医疗机构执业许可证》。

第五十四条 （出具虚假证明的处罚）

医疗机构违反本办法规定,出具虚假疾病诊断书、健康证明书、死亡证明书、出生证明书、死产报告书的,由卫生行政部门予以警告,并可处以 500 元以下的罚款;对造成危害后果的,可处以 500 元以上 1000 元以下的罚款;对直接责任人员由所在单位或者上级机关给予行政处分。

第五十五条 （处罚程序）

卫生行政部门作出行政处罚时,应当出具《行政处罚决定书》。收缴罚没款时,应当出具市财政局统一印制的罚款收据。

罚没款收入按规定上缴国库。

第五十六条 （复议和诉讼）

当事人对卫生行政部门的具体行政行为不服的,可以根据《行政复议条例》和《中华人民共和国行政诉讼法》的规定,申请行政复议或者提起行政诉讼。

当事人在法定期限内不申请复议、不提起诉讼,又不履行具体行政行为的,作出具体行政行为的部门可以依照《中华人民共和国行政诉讼法》的规定,申请人民法院强制执行。

第五十七条 （妨碍公务的处理）

对拒绝、阻碍卫生执法人员依法执行职务,未使用暴力、威胁方法的,由公安部门按照《中华人民共和国治安管理处罚条例》处理;对构成犯罪的,依法追究其刑事责任。

第五十八条 （妨碍医疗秩序的处理）

单位或者个人扰乱医疗机构正常秩序的,由公安机关按照《中华人民共和国治安管理处罚条例》进行处罚;情节严重构成犯罪的,由司法机关依法追究其刑事责任。

第五十九条 （对责任者的处理）

对违反本办法的医疗机构负责人和直接责任人员,由其上级主管部门给予行政处分;情节严重构成犯罪的,由司法机关依法追究其刑事责任。

第六章 附则

第六十条 （执业登记手续的补办）

本办法施行前已经卫生行政部门批准执业的医疗机构,应当在本办法施行后 6 个月内,按规定补办执业登记手续,领取《医疗机构执业许可证》。

第六十一条 （有关用语的含义）

本办法下列用语的含义:

"医疗执业活动"是指通过各种检查,使用药物、器械及手术等方法,对疾病作出判断和消除疾病、缓解病情、减轻痛苦、改善功能、延长生命、帮助病人恢复健康的活动。

"服务方式"是指门诊、急诊、住院、家庭病床、巡诊和其他方式。

"服务对象"是指医疗机构医疗执业活动指向的人群来源,分社会、内部、境外等。

"特殊检查"、"特殊治疗"是指具有下列情形之一的诊断、治疗活动:

(一)有一定危险性、可能产生不良后果的检查和治疗;

(二)由于病人体质特殊或者病情危笃可能对病人产生不良后果和危险的检查和治疗;

(三)临床试验性检查和治疗。

"卫生技术人员"是指按照国家有关规定取得卫生技术人员资格或者职称的人员。

"医疗技术规范"是指卫生部、国家中医药管理局、市卫生行政部门制定的与医疗执业活动有关的技术标准、操作规程等规范性文件。

第六十二条　(其他适用)

向社会开放的部队医疗机构,按照本办法执行。

为单位内部职工服务的机关、企业和事业单位门诊部、诊所、卫生所(室)、医务室的设置和执业登记办法,由市卫生行政部门依照本办法另行制定。

第六十三条　(应用解释部门)

本办法的具体应用问题,由市卫生行政部门负责解释。

第六十四条　(专门规定)

中外合资、中外合作、外资独资医疗机构的设置和管理,按照国家有关规定执行。

第六十五条　(施行和废止)

本办法自 1997 年 7 月 1 日起施行。

1988 年 10 月 29 日上海市人民政府颁布的《上海市开业医务人员管理办法》同时废止。

【附录10】 浙江省射线装置工作许可证发放管理办法

[来源:浙卫发(2005)240 号,关于印发《浙江省射线装置工作许可证发放管理办法》的通知,公布时间:2005-09-11]

第一条　为规范全省射线装置工作许可证发放管理,预防、控制和消除放射工作可能产生的职业病危害,保障放射工作人员和公众的健康与安全,根据《中华人民共和国行政许可法》、《中华人民共和国职业病防治法》、《放射性同位素与射线装置放射防护条例》、《放射工作卫生防护管理办法》和《放射工作人员健康管理规定》的有关规定,结合我省实际,制定本办法。

第二条　本省境内从事生产、使用、销售射线装置的单位和个人(以下简称放射工作单位)。必须依法取得《射线装置工作许可证》。

第三条　《射线装置工作许可证》发放实行分类分级审查、省级审批发证的原则。省级卫生行政部门负责生产、销售射线装置放射工作单位的现场卫生审查;市级卫生行政部门负责使用 X 线进行放射治疗、辐射加工、工业探伤、X 线测厚仪、X 线异物捡出机等射线装置放射工作单位的现场卫生审查;县级卫生行政部门负责省级、市级以外的所有放射工作单位的现场卫生审查。

第四条　拟从事放射工作单位,应向省卫生厅受理中心提出申请,并按要求提供下列资料:

（一）《射线装置工作许可证》申请表；

（二）具有相应的职业卫生技术服务资质机构出具的本年度放射防护监测评价报告；

（三）放射防护措施、防护用品和防护检测仪器设备配备情况；

（四）从业人员健康检查、防护培训合格证明（或《放射工作人员证》复印件）；

（五）放射防护责任制和放射防护规章制度；

（六）按本办法第三条规定的卫生行政部门出具的放射工作场所现场卫生审查报告；

（七）射线装置技术资料；

（八）卫生行政部门依法要求提供的其他有关资料。

第五条　省卫生厅应当自收到卫生许可申请之日起5个工作日内，书面做出是否受理的决定。予以受理的，在自受理之日起20个工作日内完成审查，符合要求的发放《射线装置工作许可证》。

第六条　《射线装置工作许可证》每两年复验一次。放射工作单位应当在规定的复验期限前的30日内，向当地直接所辖的卫生行政部门提出申请，并提交下列材料：

（一）《射线装置工作许可证》复核申请表；

（二）《射线装置工作许可证》的副本；

（三）具有相应资质的职业卫生技术服务机构出具的本年度放射防护检测报告；

（四）卫生行政部门依法要求提供的其他有关资料。

当地卫生行政部门自接到申请之日起20个工作日内根据申报资料完成复验，符合要求的，予以验证，加贴复验合格标志。不符合要求的，限期整改。复验不合格的单位提请省卫生厅注销其许可证。当地卫生行政部门于年底将复核单位情况上报省卫生厅备案。

第七条　放射工作单位变更法定代表人、地址（场所）或者许可证变更许可项目的，应当在变更事项发生之日起30日内，向省卫生厅受理中心提出申请，并提交下列材料：

（一）《射线装置工作许可证》项目变更申请表；

（二）《射线装置工作许可证》的正、副本原件；

（三）与变更内容相关的有关资料；

（四）卫生行政部门依法要求提供的其他资料。

省卫生厅自接到申请之日起20个工作日内根据申报资料做出审核决定。

第八条　放射工作单位需要终止放射工作时，应在终止前30日内向省卫生厅提出申请，并提交下列材料。省卫生厅根据申报资料做出注销决定，及时收缴《射线装置工作许可证》。

（一）注销放射工作的申请报告；

（二）射线装置处置资料。

第九条　遗失卫生许可证的，应当及时在省级报刊上刊登遗失公告，持遗失公告向省卫生厅申请补发。

第十条　县级卫生行政部门负责辖区内放射工作人员的防护知识和法规培训，并且按照《放射工作人员健康管理规定》对符合条件的人员发放《放射工作人员证》或防护培训合格证明。

第十一条　对违反本办法规定的放射工作单位，各级卫生行政部门依据《中华人民共和国职业病防治法》、《放射性同位素与射线装置放射防护条例》和《放射工作卫生防护管理办法》的有关规定进行处罚。

第十二条　本办法由浙江省卫生厅负责解释。

第十三条　本办法自印发之日起施行,原我厅下发的《浙江省放射工作许可证发放管理办法》同时废止。

附件:《浙江省射线装置工作许可证》相关表格

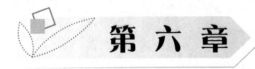

第 六 章

口腔诊所开业投资

　　没有投资就没有发展,投资是寻找新的赢利机会的唯一途径。每一次投资在面临风险的同时也蕴含着新的希望与契机。口腔诊所投资追求长期而稳定的经济效益和社会效益。这是财团投资与个人或一般投资机构在投资理念上的本质区别。这种理念为口腔诊所的经营管理者提供了广阔的空间,使之能着眼于机构的长远发展,注重口腔诊所品牌的塑造以及口腔诊所团队的培养。

　　不管是新建还是重修,一旦我们按照自己的计划执行,必须将真实想要的和希望得到的按次序分门别类地写下来。在开创美好未来的热情中,不要忘记回顾我们所写下来的目标。尽管一个口腔诊所应该舒适得让人可以享受工作,但它最终必须是一个可以创造利润的中心。有人估计,60%建筑成本是由于长期保养,而不是原始建筑成本。这很令人吃惊。我们的计划必须包括保养的不费力。任何一个新的口腔诊所必须看准一个合理的牙科商业机会,有合理的投资计划。

　　就利润而言,在整个医疗服务中排名第一的是医学美容,第二是眼科,第三才是牙科,从风险角度衡量,风险最低的是中医按摩,第二就是牙科。利润高、风险小是吸引民间资本的重要因素。小型口腔诊所是无风险投资的。美国著名投资专家伯格勒在《投资圣经》一书中指出:"无风险投资是投资者的最佳境界。"要使投资者能够尽可能没有风险,需要具备以下要素:

　　(1) 市场前景广阔;

　　(2) 产品见效快无季节性;

　　(3) 产品独具特点;

　　(4) 产品贴近人们的生活;

　　(5) 产品成本低;

(6) 设备性能好且简单易操作;

(7) 投资额灵活(投资可大可小)。

小型口腔诊所一般投资回收期最长的不会超过 3 年,大型口腔诊所一般投资回收期最长的不会超过 5 年。目前我国各地口腔医疗设备先进、口腔医师素质高的现代口腔诊所并不多,仍处于发展之中,口腔医疗服务市场正处在发育期。

第一节　开业资金筹措投入

不管如何强调资金的重要性,事实上不包括场地成本,一所 20 万~100 万元的口腔诊所投资项目还是属于开业创业领域中门槛较高的层次。现在,口腔诊所创业的门槛越来越高,竞争者增多,找到投资的难度加大。2012 年在北京召开的第六届中国医疗健康产业投融资峰会报道,据不完全统计,2011 年,我国医疗健康产业全行业私募股权投资达到 43 亿美元。从金额占比上看,医药行业占近 70%,医疗服务行业占 25%。

一、开业资金的投入

口腔诊所开业时需要投入的资金包括以下几个方面:

(1) 租房或购房费用,包括诊所的室内装修费用等。在购房的情况下,所需一次性资金的投入较多。在租房的情况下,所需一次性资金相对要少些。

(2) 牙科设备购置费用,包括牙科椅、牙科柜、技工器械设备、口腔诊疗器械等,此费用因购置的数量和渠道等不同可能会有较大的差别,可以先向熟悉的开业者取经,再根据自己的诊疗设计需要确定。

(3) 初期运转费用,新开业时,尚无固定病人,收入可能较少,但是医务人员的基本工资、水电气费等都要开销,因此必须要有一笔运转经费。一般应准备相当于 3 个月的费用。

(4) 开业庆典费用,旨在迅速传达口腔诊所开业的信息和增强口腔诊所的社会美誉度,以及口腔医疗服务的号召力。

(5) 广告费用,以前口腔医师较少时,新开业的口腔诊所只需挂 1 个标牌在门口就可以有相当多的病人,但是在口腔诊所已趋饱和的情况下,广告对新开业的口腔诊所就起了相当重要的作用,因为广告可以很快地让周围社区的居民了解诊所的服务内容、开业特点、医生水平等。一定要做一定数量的广告,以保证一定的社会影响力。包括报刊、杂志、电视、广播等广告,请他人宣传以及自我宣传。

一旦总投资额确定下来,就根据上述几个方面进行资金分配。如资金一时不够,必要时还可以向银行贷款,一般的主张是保证一定量的必要的最小限度的投资总额。在开业时自己先得审时度势,以现有的资金为基础,选择口腔诊所的规模和质量。事前的估计既不费力,又可做妥善的安排,这才是开业资金投入的正确方向。

口腔诊所是小本经营,合理的赢利范围系数(毛利率)在 30%~40% 以内。一般情况下,如果口腔诊所的器材消耗成本占营业额的 30%,则其他经营成本应维持在 40% 以内。口腔诊所这 40% 的经营成本支出主要体现在场地租金、设备折旧、装修折旧、员工工资、税金、水电费、公关费用、其他损耗等方面。因此,合理规划和控制成本是成功经营的关键。创业初期,举步维艰,对每一分钱都必须仔细地掌握计算,少花钱多办事,谨守量入为出的原则,有效地运用每一分钱,甚至不齿于斤斤计较。

若想将口腔诊所的经营成本定为 55%,而净收入定为 45%,则需要做出预算成本比例,需要定期进行预算估计,以便使口腔医疗业务赚取更大的利润。口腔诊所开业时需要投入的方面有许多,每个方面都有不同的百分比。不过,一般口腔诊所的员工总薪金应在 20% 左右。技工室支出应为 15%。或者员工薪金与技工室支出合计为 35%。若技工室支出低,但员工薪金高,即表示口腔医师虽然每天诊治的病人较多,但为每名病人进行的口腔修复治疗则较少。这种做法会加重口腔医师的工作压力,使病历工作大量增加,减低了对工作的满足感。诊所物业租金应保持在 5% 以下。办公用品应占 3%~4%。至于牙科耗材,可以占 5%~6%。牙科设备虽然在开业时已购买,但亦应占成本的 25%,因为口腔诊所需要经常更换旧设备,以便所用的牙科设备赶上时代的发展(表 6-1)。

表 6-1 口腔诊所的经营成本比例

经营成本	比例	经营成本	比例
员工	20%	牙科用品	5-6%
技工室	15%	器材	5%
租金	5%	合计	55%
办公用品	3-4%		

在知识经济时代,专利权、商标权、专有技术和商誉、信息等资源将成为经济发展的重要资源,是知识经济时代决定口腔诊所在竞争中能否取胜的关键因素。传统的资产负债表可以简单地通过总资产、负债和所有者权益,获知企业的净余价值。而在知识经济时代,传统的资本构成理论受到巨大冲击。例如比尔·盖茨的微软公司,其资产负债表上的资产总额约 100 亿美元,只有美国通用汽车公司 2200 亿资产总额的 4% 左右。但是,微软公司的市场价值约 2000 亿美元,相

当于通用汽车公司市场价值的 4 倍。因此传统的口腔诊所资产负债表可能无法正确显示口腔诊所的资本实力。对许多技术力量雄厚的口腔诊所来说,它的资产负债表上的净资产(所有者权益),只是它拥有的实际资本实力的很小一部分。这就要求口腔诊所的财务管理必须树立知识效益和人才价值的观念,要在传统会计报表的基础上增加许多非货币性计量的无形的但又对口腔诊所生存发展和投资者决策意义重大的信息,对口腔诊所经济活动的方方面面,如口腔诊所文化、人力资源、品牌等都应有及时充分的披露。

传统的口腔诊所开业资金的投入偏重对财和物的管理,尽管在实际工作中也重视医疗技术和人力资源等因素,但往往并不重视其资产价值。知识经济时代带来的变革,促使口腔诊所成本管理重视知识经济对口腔诊所现有管理体制的冲击和影响,主要表现在把开业资金投入的注意力从"物"的角度,转移到以知识为主的无形资产上。

二、开业资金的筹措

筹资决策是指企业对各种筹资方式的资金代价进行比较分析,使企业资金达到最优结构的过程。对于大多数想要自主创业的人来说,资金问题往往是一道看上去难以逾越的障碍,有些人甚至因此放弃了创业的打算。事实上,各类扶持创业的融资渠道已经有不少,关键是如何利用好这些渠道,实现自己的创业理想。其核心是在多渠道、多种筹资方式条件下,力求筹集到最经济、资金成本最低的资金来源。任何一所新的口腔诊所必须看准一个合理的牙科商业机会,有合理的资金筹措投入计划。因此,开业资金筹措也就成为创业者必须时刻面对的问题。

口腔诊所开业所需资金确定以后,筹措所需资金是第一步。在所有准备工作中,资金称得上是最基本的条件,创业者究竟有多少钱? 准备投入多少资金? 可运用的潜在资金有多少? 是否足够投入筹办的口腔诊所,这些都是应该优先考虑的因素。许多人在创业初期往往求"资"若渴,为了筹集创业启动资金,根本不考虑筹资成本和创业者实际的资金需求情况。但是,如今市场竞争使经营利润率越来越低,除了非法经营以外很难取得超常暴利。因此,广大创业者在融资时一定要考虑成本,掌握创业融资省钱的窍门。

一般筹措资金的方式,除创业者自己的积蓄外,亦可向亲朋好友借款,或找人合伙等方式。如果创业者没有足够的资金,亦可以向金融机构、银行申请中长期贷款。当然,对创业者来说,资金永远是稀缺资源,依靠自有资金起步永远是最稳妥的办法。市场上的资金常常更加青睐那些已经取得成功的创业者,为他们"锦上添花",而不是为那些经营不善或苦苦支撑的经营者"雪中送炭"。因此,创业起步阶段的财务压力往往要由创业者自身承担,必须做好充分的心理准备。以下是资金的几种主要筹措方式。

1. 个人存款

通常指创业者通过自己的劳动所得或其他途径所得积累下的资金。一些创业者不愿负债经营,所以立下口腔诊所开业的目标后,便自力更生储蓄,一直到有足够资金才开业。在这种情况下,投资者有无融资能力便是次要的了。以自有资金(存钱)开业创业无疑是非常理想的一种状态,也是开业者首先考虑的方式。如果准备起步开业,第一个可以考虑的资金来源就是创业者的个人存款。如果这几年在银行存了一笔钱,这时可以正好拿出来用。平时要注意节约,尽量多存一些创业启动资金。这种情形下创业者就不必背负额外的心理压力,更不需要考虑债务的偿还问题,可以全身心地投入口腔诊所的经营。这种完全靠创业者的资金开业经营的方式,由于无需偿还债务,经营上较为轻松、主动,比较稳妥。但要筹集足够的开业资金,将会延迟开业的时间。而且由于多种原因,两年前可能40万元足够开店,而两年后的今天,则需要60万元才能开店,再加上别人捷足先登等原因,留给创业者的机会可能会减少。当然无压力的状态也可能导致开业者盲目开业,或者中途遇到困难失去动力,由此滋生得过且过的消极思想对于创业者也绝对是一个不好的信号,创业者务必谨慎。

2. 银行贷款

在我国,申请银行贷款一般来说很不容易,除非有房地产做抵押或有人担保,则另当别论。如果口腔诊所开业计划能引起某些投资公司的浓厚兴趣,愿意合作,那么可请他们担保,向银行申请贷款。若选择贷款,则应先将利息纳入每月固定支出的预算中,贷款的多少及还款的时间都应根据创业者的还贷能力来决定。所以必须考虑到,口腔诊所的运转和持续经营并不是以开业为结果,一定时间的预亏资金准备和后续投入都是无法解决的,这就要求创业者考虑到开业资金贷款这一点。

按照金融监管部门的规定,各家银行发放商业贷款时可以在一定范围内上浮或下浮贷款利率,比如许多地方银行的贷款利率可以上浮30%。其实到银行贷款和去市场买东西一样,挑挑拣拣,货比三家才能选到物美价廉的商品。相对来说,国有商业银行的贷款利率要低一些,但手续要求比较严格,如果贷款手续完备,为了节省筹资成本,可以采用个人"询价招标"的方式,对各银行的贷款利率以及其他额外收费情况进行比较,从中选择一家成本低的银行办理抵押、质押或担保贷款。

3. 亲戚朋友借钱

借钱通常指创业者通过向亲朋好友借钱来筹措资金。相比自有资金开业,借款或多或少都会给开业者带来一定的经济负担和心理负担,虽然数目不是很大,但肩上的责任却大得多,当然这也可以当做一种动力。创业初期最需要的是低成本资金支持,如果比较亲近的亲朋好友在银行存有定期存款或国债,这时可以和他们协商借款,按照存款利率支付利息,并可以适当上浮,让创业者非常方便快捷地筹集到创业资金,亲朋好友也可以得到比银行略高的利息,可以说两全其美。如果创业者有一两个富裕的朋友或亲戚,这应该是最理想的借钱对象了。大胆地向他们登门求助吧,亲戚朋友之间相对而言最好讲话了。

向亲戚朋友借钱时,不仅要详细介绍开业计划,使他们对创业者今后的还款能力有信心,最好还要明确讲好偿还钱款的时限和利息,写好借据。否则可能会出现矛盾,伤害感情。与贷款相比,向亲朋好友借款在还款时间和方式上更加灵活方便,也没有复杂的程序,快捷便利,这些都是优势。创业者仍然必须注意维护个人的信誉,在借钱时规划好还款的细节和步骤,以免出现不必要的尴尬,甚至影响感情。这需要借款人有良好的信誉,必要时可以找担保人或用房产证、股票、金银饰品等做抵押,以解除亲朋好友的后顾之忧。

4. 牙科设备赊购形式

牙科设备赊购形式基本特点是买方以赊购形式向牙科设备供应商购进机器设备、技术知识等,兴建口腔诊所,投产后以所产生的利润在一定期限内,逐步偿还贷款本息。有些牙科设备供应商允许口腔诊所赊购某些存货和设备,因为他们觉得口腔诊所是想努力地使用他们的设备,并具备一定的信用条件。这种“借鸡下蛋”的无本生意,何乐而不为呢?等口腔诊所产生了利润,再还钱给那些牙科设备供应商。

5. 典当融资

与银行贷款相比,典当贷款成本高、贷款规模小,但典当也有银行贷款所无法相比的优势。典当行只注重典当物品是否货真价实,对客户的信用要求几乎为零。典当行更注重对个人客户和中小企业的服务,千元、百元的物品都可以典当。此外,与银行贷款繁杂的手续相比,典当贷款手续十分简便,大多立等可取,即使是不动产抵押,也比银行要便捷许多。“真正的商人要敢于拿妻子的结婚项链去抵押”这句话是美国著名的小商品经营家格林尼所说的。

6. 寻求风险投资

能否争取到投资者提供的风险投资,主要取决于创业者的个人信用保证以及项目发展前景的好坏,可以委托专门的风险投资公司代理寻找,也可以适当发布寻资广告,或者上网发布寻资信息。此外,还可以通过参加创业培训班,在老师的帮助下制订科学严谨、系统完备、操作性较强的“创业计划书”,这将有助于说服可能的投资者。这种方式要冒一定的风险,因为以借贷方式筹集了部分开业资金以后,在开店的过程中,每月要在营业额中拨出部分钱来还债,除了本金以外,还要加上利息,所以压力很大。但它的好处是可以减轻开业时的财务压力,可以提前实现目标。

7. 政策性扶持措施

为了切实健全政府促进就业的责任机制,规范促进就业专项资金的使用,通过持续加大政府投入,扎实推进就业工作,有效增加岗位,有效安置就业困难人员就业,我国各地市区县政府部门特制定促进就业专项资金担保开业贷款的政策和中小型企业贷款政策,拓宽筹措渠道。例如上海市户籍的失业、协保人员或农村富余劳动力中的开业者,在向银行申请开业贷款时,因个人担保不足,在银行同意贷款的前提下,可以申请由市政府促进就业专项资金提供信用保证,帮助创业者解决融资困难。静安区劳动保障局为创业者提供了从开业场地选择、资金筹措、政策咨询等全程帮助,可以根据创业者条件享受到最高金额 1 万元的创业启动资金以及最高金额 5 万元的小额贷款;创业者可申请的贷款担保最高额度由 50 万元提高到 100 万元,免担保贷款额度从 7 万元提高到 10 万元。

总之,一旦看准机会,创业者又有足够的经济实力,就可以开始着手去做。如果创业者没有足够的资金实力,只要有好的机会,也可通过另外的途径融资来达到创业的目的。光靠借款就想盈利很不现实,如果有种生意可以完全利用别人的资金来经营就能获得收益,还清贷款,那么这种生意必须是有很高的利润,而且经营者的营销手法十分高明。这种情况在以前的"卖方市场"时代可能行得通,但在现在这个竞争异常激烈,产品供过于求的时代无异于天方夜谭。根据经验表明,在口腔诊所开业资金筹措投入中,自有资金最好能占六成,否则诊所经营就可能出现困难。

第二节 口腔诊所投资模式

投资模式是企业根据企业的经营宗旨,为实现企业所确认的价值定位所采取的某一类方式方法的总称。口腔诊所在创业初期,开业经营者往往无巨额资金投资,经营业务和管理经验十分有限,所以要出奇制胜,充分做细,充分专业化,找出口腔医疗市场的空隙,在空隙中,在市场中开拓属于自己的市场空间,寻求自己的生存和发展。

1. 独资口腔诊所

独资是指依照本法在中国境内设立,由一个自然人投资,财产为投资人个人所有,投资人以其个人财产对企业债务承担无限责任的经营实体。如果是小型口腔诊所的创业者,我们的意见是比较偏重于独资口腔诊所,而合营口腔诊所则尽量少采用。相信很多人都明白独资口腔诊所的最大风险在于口腔诊所的负债问题。独资经营的缺点主要是难以筹措资金,独资经营比合营更难筹措资金,取得贷款更困难;缺乏帮助,没人和你一起作决定,没任何人与你分担风险。然而,在独资创业的过程中,我们有把握控制住应付而未付的数目绝对在自己的财产范围之内,且并不超出我们愿意及准备投资的数目,这个冒险就不算大了。反观独资口腔诊所所具备的好处,其实也相当多。对于一个开业者来说,经营生意的自由度越大,心情就会越舒畅,全心全力去干的情绪就会越高。

总之一句话,每一分投资到口腔诊所中的都是自己口袋里的钱,是非谨慎小心不可的。独资等于背水一战,等于孤注一掷,而哀兵必胜。从来压力都会产生良性催化效果,在我国口腔诊所经营模式形态的选择上,最常见的应是独资小型口腔诊所。

2. 合资口腔诊所

合资是指按合同约定对某项经济活动所共有的控制,是指由两个或多个企业或个人共同投资建立的企业,该被投资企业的财务和经营政策必须由投资双方或若干方共同决定。初创业的人在合作上有一定的难度,在承受经营的压力下行业内的新人在内涵与耐力上一定不足,同时学会容纳伙伴的不同意见与作风也是相当困难的。

选择合作伙伴的首要原则是能相处共事。合作愉快靠的是默契,最理想的是心有灵犀,不要多说话就可以了解对方,这关乎人品、性格、教育、作风等既定的不可改变的决定因素,不要认为我们可以改变对方。其次,要了解合作伙伴的历史,征询准合作伙伴以前伙伴的意见。审查准合作伙伴过去的记录,了解其实力、经验、专业培训等,避开好找借口推诿责任的人。了解准合作伙伴的目标和生活方式,还要明确权利和管理的分工,与亲朋好友合作更要清楚规范责任和权利义务。

要充分了解合作伙伴是否具有必备的条件。如能否达成经营共识,能否同甘共苦,是否能承受亏损期坚持经营。充分交流,杜绝出了钱合营就是老板的观念。

最糟糕的合作伙伴的收益分配方法就是五十对五十的股权分配法。应该让两位合作伙伴各49%,余下的2%股权分给第三者,让他在必要时参与决策或做中间仲裁人。另一个方法是一开始就设立强有力的多股权合作,有关的局外人往往能在问题发生前就发现并解决它。最好的方法就是选择奇数合作者。

为避免合作伙伴在经营过程中出现管理扯皮和利润分成上的纠纷,在签订"合作协议书"时应明确规定的条款应包括每个合作伙伴的管理权限和范围。合作的期限,不允许某个合作伙伴提前脱离合伙制;如果想提前解除合作关系,就如何处理的问题要明确规定好。还包括每个合作伙伴的投资额,所占的股份比例、利润分配原则和方法、吸收新合作伙伴的方法、每个合作伙伴的责任及因失职造成的后果该如何处理等方面。

第三节　口腔诊所收购经营

收购是指一家企业用现金或者有价证券购买另一家企业的股票或者资产，以获得对该企业的全部资产或者某项资产的所有权，或对该企业的控制权。遇到有退休或移居别处的口腔医师准备把他的口腔诊所出让，可以考虑收购承接他的口腔诊所继续经营。这一类的口腔诊所最大的好处是，刚接手过来经营便有病人，不像新开业诊所病人要从零开始，要经过一段时间才可以慢慢积累起来。一般旧的口腔医疗设备器械(例如牙科椅、X线机等)的折旧率是这样评估的：一经启用便只值原价的 75%，用了一年后继续扣除 15%，以后每年再扣除 15%。用了 5~6 年便完全没有价值了。

旧口腔诊所最有价值的东西是留下来的历年来所积累的病历。留下来的病历越多，转让的价钱就越高。所以病历要永远保存好。病历不单是科研的资料、法律纠纷的证据，也是口腔诊所的财富。虽然并不是所有旧病人都会继续留下来，但是大多数仍愿继续由新医师治疗，因为短时间内也打听不到其他的医师。除非新医师的医术不高明，对病人的态度冷漠，不耐烦聆听病人说话，治病草率，不乐意为病人解答问题，病人才会离开转到别的口腔诊所。

付款给旧口腔诊所的方式也有不同，新出来开业的口腔医师可能经济能力负担不起二次付足价钱。可双方协议用分期付款的方式。每月只需付给小额金钱，或用租赁的方式，签订若干年的租期。如果旧诊所的房屋是向银行按揭而来，可去银行办理转按揭手续。

口腔诊所开设初期，资金投入比较大，固定病人群比较小，前途还很不明朗，资金承受的压力很大，所以应该有足够的思想准备。在口腔诊所的业初期要沉得住气，在口腔诊所经营策略的制定和坚持方面要多下工夫，不要随意更改口腔诊所的经营策略，要避免不明智地采用一些只有短期效应的措施。新开业的口腔诊所，第一年能够收支平衡已很幸运，要到第二年或第三年才能逐渐有盈余。大多数口腔诊所经过三年的艰苦奋斗后，安然渡过"创业期"，都能进入稳定的发展期。

第 七 章

口腔诊所形象设计

　　从狭义上来理解,形象是指物体所具有的物理的外观存在,具有客观的时空属性。从心理学的角度来看,形象就是人们通过视觉、听觉、触觉、味觉等各种感觉器官在大脑中形成的关于某种事物的整体印象。口腔诊所形象是口腔诊所的内在精神面貌、性格特征等的外在表现,这种表现直接影响他人的思想或感情活动,影响他人对口腔诊所价值的评估。在日常生活已经被审美化的今天,人们对口腔诊所形象的关注度越来越高。

　　好的形象能给一个口腔诊所上进和发展的动力,让别人看了有种亲和的感觉。口腔诊所的形象是社区大众和就诊患者对口腔诊所服务质量、医疗技术、就医环境的综合评价。口腔诊所形象就是指能够引起人们注意的口腔诊所外貌和内涵,是口腔诊所潜在的服务质量。口腔诊所形象是口腔诊所在长期医疗服务过程中凝聚成的巨大财富,是物质文化与精神文化的结晶。口腔诊所形象是口腔诊所文化的表现形式,口腔诊所文化是口腔诊所形象的基础。我们口腔医疗行业从白衣天使慢慢转变成了五颜六色的彩色天使。形象和个性化得到充分发挥,定位的不同,每个口腔诊所的形象设计和要求都有所区别。都是为了一个目的:更好地能为客户服务,更贴切地与客户面对面地交流,让他们摆脱口腔疾病带来疼痛的压力,营造出更人性化的氛围来。

　　目前的口腔医疗市场已进入技术、质量、人才、医德等方面的综合竞争。口腔诊所如何以自己的质量、服务、信誉、人员素质、发展战略、精神风貌等展示给社会,取悦于就诊患者已是无法回避的现实,这实质上就是口腔诊所形象的竞争。在新世纪医疗卫生事业的改革和发展中,随着市场经济体制的建立以及大众对医疗卫生事业需求的不断提高,以患者为中心,努力更新服务观念、改善服务态度、提高服务质量、优化服务结构、增加服务内容、调整服务方向、转变服务方式、提高服务效率、降低医疗成本,是口腔诊所在激烈的市场竞争中塑造形象的重要内容。毫无疑问,无论哪一个口腔医师都希望自己的口腔诊所是最好的,是得到患者认可和推崇的。开设一个口腔诊所并不难,但要塑造一个优秀的口腔诊所形象,建设一个具有良好的社会影响和经济效益的口腔诊所,绝对不是轻而易举的事情。

第一节　口腔诊所形象特征

　　形象一词在文学艺术作品中是指人的外在表现,如人的音容笑貌、言谈举止、仪表形态、风度气质、态度作风、动作行为等。对于口腔诊所来说,即指其外部状态、环境、内部素质的外在表现等。市场经济之势潜移默化地改变着人们原已习惯的一切,口腔医疗市场的竞争也日趋激烈,口腔诊所面临着极大的挑战。在这种环境下,口腔诊所如何设计面向市场的、具有特征性的整体形象,将对口腔诊所的生存和发展起到重要作用。总而言之,为了能够吸引患者,必须在塑造口腔诊所形象方面精心考虑。要让患者认识到:我们的口腔诊所不仅在口腔医疗上是高水平的,而且在为就诊患者提供整体服务上也是高质量的。

1. 口腔诊所形象的内涵

　　在口腔诊所形象的内涵中,包括"认知"、"信赖"和"好感"三个要素。"认知"就是认识和知道的意思。即首先要了解口腔诊所提供医疗服务这一种客观存在。认知虽然是一种浅层次的认识,并未涉及对口腔诊所的感受和评价,但它意味着已经把信息传达到了人的大脑,这是一个从不知到认知的飞跃,是一个质的飞跃,从而构成口腔诊所形象的第一要素。

　　"信赖"是口腔诊所形象的又一个主要组成部分。由于"认知"的不断加强,通过信息不断传入大脑,渐渐成为大脑的确定信号——信赖。信赖的形成虽然有各种不同程度和各个不同的阶段,但一般来说,认知程度愈深,就愈加强了"信赖感"。

　　"好感"是口腔诊所形象的又一构成要素。"好感"是指口腔诊所提供的口腔医疗服务已经得到了肯定的评价,而且公众的接受程度已经确定。认知程度越深,好感程度就越强。口腔诊所的各种活动是通过对外界的信息传递而形成的,这种信息传递活动首先必须得到患者和公众的认知,在这一基础上才能进一步得到患者和公众的信赖和好感。而只有得到信赖和好感以后,患者和公众才有可能去口腔诊所接受医疗服务。

　　综上所述,口腔诊所形象的内涵可概括为:口腔诊所形象就是口腔诊所相关的社会公众,例如患者及其家属、员工、同行、社区、政府、新闻传媒以及其他公

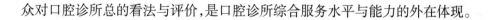

众对口腔诊所总的看法与评价,是口腔诊所综合服务水平与能力的外在体现。

【案例】 两兄弟卖西红柿的故事

[来源:中国营销传播网,作者:范云峰.时间:2005-01-11]

在菜市场上看到两兄弟在卖西红柿,哥哥骑着一辆破旧不堪的三轮车,弟弟则骑了辆崭新的三轮车。兄弟俩同装着从一块地里摘下来的西红柿在集市上叫卖。不久,弟弟车中的西红柿很快便以较高的价格倾销一空,而哥哥车中的西红柿虽然价格低廉却无人问津。弟弟卖完西红柿后就到一边休息去了,而哥哥却还在那里苦等买主。笔者在一旁观看了许久,建议哥哥把车中的西红柿换到弟弟那个新的三轮车上去卖,过了没多久,西红柿也很快卖完了。那么,是什么原因导致新车中的西红柿很快卖完,而旧车中的西红柿却无人问津呢?原因很简单:在太阳底下,新车中的西红柿显得又红又亮又新鲜,所以尽管价格较高,却能很快售出。

2. 口腔诊所形象的意义

许多人走进口腔诊所的时候,心理上就好像一只脚在门里,一只脚在门外,随时准备拔腿走人,因为面对一个自己不了解的环境和状况,人们首先的反应是戒备。如何消除这些戒备,就需要口腔诊所建立和谐的环境和良好的医疗流程。口腔诊所环境的脏乱、挂号室、前台接待护士的漫不经心,诊室外长久的等待、辅助检查导致的排队、因为管理的原因导致不能如约得到治疗等,这些没有以患者为中心的口腔医疗流程设计都会导致患者对口腔诊所的信任程度下降。

口腔诊所道德观和价值观等深层的文化意识是最能反映出口腔诊所形象的主要方面,它们决定着口腔医疗活动的行为、取向和发展方向,是构成口腔诊所形象设计的灵魂。现在患者期望的不仅仅是口腔医师的诊治,他们还非常看重口腔诊所的整体服务水平,所以70%的患者依然是通过亲朋好友的介绍来到诊所求治的。口腔诊所声誉的建立和稳固从根本上还是取决于口腔医疗服务的质量,长久地保持良好的质量是维护良好声誉的根本保证。只要顾客来一次我们的口腔诊所,就不会想去别的地方看牙,是口腔诊所形象设计的最高境界。

3. 口腔诊所形象的特征

口腔诊所形象指除了口腔诊所的建筑设计、建筑规模、质量、形态、内外环境甚至坐落地址外,最重要的还是口腔诊所素质、行为、各种活动的成果给予人们的总体印象。从其构成要素观察,在外部,口腔诊所的风格、信誉、标志、广告宣传、医疗服务质量、生活服务保障等的行为方式,都是构成口腔诊所形象的重要指标和要素,是外部观察和了解一个口腔诊所的不同窗口。在内部,则是口腔诊所内部员工在工作中产生的与口腔诊所同一的价值观念、共识观念、认同意识及回报社会、服务社会工作态度的总和。其中任何一个内在要素的状况不良,都会影响到口腔诊所的整体形象,影响到社会公众对口腔诊所的评价。

从口腔诊所的特点出发,其形象具有以下特征:①口腔诊所形象是针对口腔诊所形象各个内在要素的综合评价,而非对个别因素的认知结果,具有综合性的一面;②口腔诊所形象离不开公众的主观印象表现,它既客观存在,又需通过主观表现,具有主观可变性的一面;③由于公众的文化背景、知识结构、认识能力及对口腔医疗服务需求的不同,它们对口腔诊所的总体评价总是有差别的,具有多层次性和针对性;④由于口腔医疗服务严重依赖专科设备和材料,因此,口腔诊所的医疗质量和技术设备形象占有重要地位;⑤口腔医疗服务项目中的整形、修复、美容等特需医疗部分占有很大比重,因此口腔诊所形象应更加强调市场化,更注重目标市场的特点。

现代口腔诊所的竞争正在从单纯口腔医疗技术的竞争上升为口腔诊所形象的竞争,口腔诊所形象的优劣已成为口腔诊所能否生存和发展的关键。当前医疗技术、服务态度、医疗价格是人们最关心的热点,因此医疗技术的高低、服务态度的好坏、医疗价格的合理与否构成了口腔诊所形象诸要素中最主要的因素。如果一个口腔诊所拥有优良的医师、医术精湛、医德高尚、服务周到、设备先进齐全、环境优美、有科学的管理、有独到的特色、收费合理,那么它在社会群众中、在患者心目中就是一个形象良好的口腔诊所,从而提高了口腔诊所的知名度、美誉度和大众对口腔诊所的依赖度,增加了口腔诊所对公众的吸引力,使口腔诊所在口腔医疗行业激烈的竞争中立于不败之地。因此,塑造良好的口腔诊所形象意义重大。其作用有:①有助于增强大众对口腔诊所的依赖,增强解除病痛的信心;②有助于增加大众对口腔诊所的理解,增强大众对口腔诊所工作的支持;③有助于口腔诊所在竞争中取得优质,促进口腔诊所发展;④有助于吸引人才,提高口腔诊所内部的凝聚力、向心力和感召力;⑤有助于开展口腔医疗业务,提高口腔诊所的社会效益和经济效益。

由于口腔诊所形象存在以上的内涵和特征,因此必须应用整体性和统一性的策划方法,将口腔诊所的形象塑造纳入到一个整体系统中,即口腔诊所识别系统(dental office identity system),并在口腔诊所决策上形成系统化的形象策略。

第二节　口腔诊所形象构成

口腔诊所形象的构成是指构成口腔诊所形象的各个要素。凡是能够影响口腔诊所形象的各个因素,均可视为口腔诊所形象的构成要素。具体来讲,口腔诊所形象包括:质量形象、技术形象、设备形象、管理形象、医德形象、服务形象、员工形象、环境形象和公益形象等。

1. 质量形象

质量形象是公众对口腔诊所口腔医疗质量的印象和评价。医疗质量是决定口腔诊所生存与发展的核心因素,合格的医疗质量要求做到:①诊断及时准确;②治疗合理、有效、彻底、全面;③疗程短、费用低、治愈率高;④在治疗过程中没有对患者造成损害、感染和并发症。医疗质量是口腔诊所的生命,连医疗质量都保证不了的口腔诊所肯定是一所不合格的口腔诊所、大众不满意的口腔诊所。可以这样讲,如果一所口腔诊所在大众心目中留下了较差的质量形象,那么其他形象就无从谈起。没有良好的质量形象,其他形象也就成了"无源之水、无本之木"。因此,口腔医疗质量形象是口腔诊所的基础形象、根本形象、实质形象。

2. 技术形象

技术形象是公众对口腔诊所医疗能力和业务水平的印象与评价。高超的技术形象主要体现在口腔医师的医疗能力上,医疗能力就是指口腔医师或口腔诊所具备相应专业职务或相应级别对口腔疾病诊断、治疗所达到的要求,达到了某种医疗水平,即称为具有某种医疗能力。一个人才济济、梯队合理、阵容整齐、知识结构合理的口腔诊所必然具有良好的技术形象。相反,一所员工学历层次低、年龄结构不合理、知识相对老化的口腔诊所,就没有什么技术形象可言。应该说口腔诊所技术形象是决定口腔诊所整体形象的关键因素。

3. 设备形象

设备形象是大众对口腔医疗设备在诊疗活动中所体现的价值的一种印象与评价。口腔医疗设备是口腔诊所进行口腔医疗活动的重要物质资源和可靠保证,随着科学技术的迅速发展,口腔医疗设备在口腔诊所的诊疗活动中所发挥的作用越来越突出。一家口腔诊所拥有先进口腔医疗设备的多少,展现了口腔诊所的经济实力和设备优势,同时也增加了吸引患者的就诊机会。

4. 管理形象

管理形象是大众在口腔诊所接受治疗或参与口腔诊所相关的经济、文化活动中,对口腔诊所管理水平总的认识与评价。口腔诊所管理是按照口腔诊所工作的客观规律,运用有关理论和方法,对口腔诊所工作进行计划、组织和控制的活动,以提高工作效率和效果,发挥其应有的功能。在现实生活中,人们普遍有一种认识上的误区,认为患者到口腔诊所看病,主要是与口腔医师和牙科护士打交道,怎么能够知道口腔诊所管理水平的好坏呢? 其实,这种看法具有很大的片面性。例如一位患者办理交费手续,等了很长时间也没有办成,原因是牙科护士有事暂时外出了。如此等等,不正是暴露了口腔诊所的管理不善吗? 因此,大众心目中的口腔诊所管理形象,正是从口腔诊所对患者的各种服务中体现出来的。

5. 医德形象

医德形象是大众对口腔医师在医疗活动中所表现出来的职业道德风貌的看法与评价。医德是口腔医师的道德意识和道德行为的具体标准,是指口腔医师进行医疗活动的思想和行为准则。它是调整口腔医师与患者、口腔医师与同行、口腔医师与单位、口腔医师与社会之间关系的准则。医德是判断口腔医师在医疗、预防和教学、科研领域中行为的是非、善恶、荣辱的一种客观标准。医德形象的好坏直接影响了患者求医心理和情绪,医德高尚的口腔医师容易让患者产生信赖感,医德低劣的医务人员即使技术再高超,也不会赢得患者的信赖。因此,树立良好的医德形象对赢得患者的信赖意义重大。

6. 服务形象

服务形象是大众对口腔诊所在医疗活动中向患者提供服务的总的看法与评价。患者到口腔诊所就医,自然要得到口腔诊所全方位的优质服务。目前我们提出"以病人为中心",就是要求口腔诊所开展全程、全面的优质服务,在患者心目中树立良好的口腔诊所形象。

7. 员工形象

口腔诊所员工形象是口腔诊所口腔医师、牙科护士、管理人员以及勤务人员的文化修养、技术水平、职业道德、精神状态、仪容仪表以及言谈举止等在大众心目中总的印象与评价。口腔诊所员工形象在一定场合代表着口腔诊所的形象。加强员工思想教育,提高员工整体素质是树立员工美好形象的主要途径。

8. 建筑形象

建筑形象是大众对口腔诊所建筑形态与功能的一种评价。口腔诊所建筑形象是口腔诊所的"外在"形象。口腔诊所的外观设计是否"新颖",或者是否具有现代气息,直接影响公众对口腔诊所的兴趣。当然,口腔诊所建筑不仅仅只为了引起公众的兴趣,还要注意口腔诊所建筑的功能及卫生学方面的合理性,只有既美观又科学的口腔诊所建筑形象才是美好的建筑形象。

9. 环境形象

环境形象是大众对口腔诊所服务环境的一种评价。口腔诊所是口腔诊所全体员工工作和患者进行治疗的场所,口腔诊所环境的好坏不仅是口腔诊所形象的外在表现,它同时也体现出整个口腔诊所的内在素质,俗话说的"透过现象看本质"就是这个道理。因此,要重视环境形象的建设,通过良好的环境形象来反映口腔诊所具有的优秀内涵。

10. 公益形象

公益形象是指口腔诊所在社区组织的各种公益活动或者口腔诊所自身组织的公益活动中所表现出来的形象。口腔诊所公益形象体现着口腔诊所整体的精神风貌,良好的公益形象可以让大众对口腔诊所产生亲切感,同时也可扩大口腔诊所的知名度。

11. 识别体系

识别体系（identify system）就是将口腔诊所的经营理念、管理特色、诊所文化等，运用视觉沟通技术（visual communication technique），作整体性的设计表现，以特殊化、差异化、系统化和统一化的面貌赋予新的形象。

要使患者正确、清楚地描述口腔诊所的轮廓或特点，绝非易事。口腔诊所若能有一个响亮、好听、好记的名称，患者能留下深刻的印象。另外，统一的标志、颜色、风格、字体等应用在名片、信封、信纸、资料袋、购物袋、贴纸、文字宣传、口腔卫生传单、公告等，其效果将是相当令人满意的。

【基本理论】　木桶理论

"木桶理论"（图 7-1）就是木桶里能够装多少水，是由木桶当中最短的那块木板所决定的。随着社会的发展和科学技术的不断进步，社会和广大消费者对口腔医疗提出了越来越高的要求。如果把一个口腔诊所比成是一个木桶的话，那么舒适的环境、精湛的技术、先进的医疗设备、严格的消毒和周到的服务就是组成这个木桶的几块木板。任何一个环节做得不到位，都会使该木桶里的水流出来，进而对口腔诊所整体的经营状况造成影响。优雅舒适的就诊环境是一个成功的口腔诊所承诺给顾客的一个先决条件。它不仅在环境的卫生、环境的舒适、轻松幽雅的氛围等方面有严格的要求，而且还要在整体上搭配和谐。精湛的技术经验是口腔诊所的发展之源、立

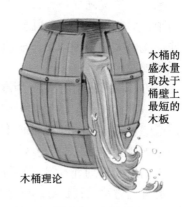

木桶的盛水量取决于桶壁上最短的木板

木桶理论

图 7-1　木桶理论

足之本。顾客花钱就是为了身体能够健康，能够解除口腔疾病和口腔病痛；精湛的技术经验体现口腔诊所的真正价值。先进的医疗设备是一个口腔诊所展现精湛技术有力的平台，并为其提供着强有力的支持。严格的消毒是一个口腔诊所对顾客最起码的尊重和负责任的一种表现。周到的服务是一个口腔诊所整体形象的体现和保证。

第三节　口腔诊所形象策略

设计口腔诊所形象是口腔诊所的文化建设。患者、大众通过耳闻目睹认识口腔诊所，进而通过口腔诊所形象比较来选择口腔诊所，再通过就医体验辨识口腔诊所形象的优良差劣。因此，口腔诊所形象是给人的第一印象，也是留在人们感受中的持久印象。

1. 确立口腔诊所的发展战略

对经营理念、战略思想达成共识，是从全局和长远的角度来研究口腔诊所

生存和发展的最高层次的理念活动。口腔诊所的决策者应首先通过对最重要的环境因素的全面调查和与环境因素的双向沟通,确立口腔诊所发展的战略思想和战略目标,才能重塑或改造与战略思想相适应的经营理念,并以此为出发点,将口腔诊所的开业方针、目标、宗旨、价值取向、行为准则、精神口号等加以明确化,在口腔诊所内部形成理念的共识,建立全诊所共同的价值观。理念的确定应注意以下几个方面:①在口腔诊所内部培育具有特征性和个性化的口腔诊所精神,即一切以患者为中心的精神、坚持科技内涵发展、不断开发新型口腔医疗服务项目和不断提高口腔医疗质量作为口腔诊所临床工作的指导思想等;②针对目标市场确立一个或多个与众不同的口腔医疗服务概念,即健康教育—预防—保健—美容—医疗—修复六位一体的新型口腔医疗模式,针对口腔医疗中易交叉感染的情况确立口腔诊所的医疗安全概念等;③设计体现口腔诊所价值追求的独特形象口号。服务概念一旦被全体员工认可,就会在医疗实践中不断升华,并产生巨大的精神力量——向心力、吸引力,激励员工不断前进,促使口腔诊所不断发展。

2. 确立口腔诊所的行为准则

口腔诊所形象的整体策略还包括建立与口腔诊所战略思想和经营理念相适应的各项行为规范及准则,使口腔诊所的各项活动都规范地体现共识的理念。确立规范化的行为准则包括对内和对外两个方面。对口腔诊所内部应包括确立合理的发展计划、阶段性经营目标以及由此衍生出的完善而有效的口腔诊所医疗的管理方法及其良好的管理风格,重新设置高效的管理组织结构,明确制定内部医疗规范和外部医疗督导服务规范,制订员工工作准则,加强口腔诊所文化及精神文明建设、促进员工价值观的同一化等。对口腔诊所外部,则包括制定销售策略和市场拓展方法,确定公共关系活动的范围和目标,制定社会公益活动计划和口腔健康教育计划等。

在确立规范化的行为准则中,应注意价值分析的原则。力求以最低的投入,有效地体现口腔诊所的战略思想和经营理念,保证追求必要的功能,从而提高行为的价值效用。

3. 建立独特的视觉识别系统

建立独特的视觉识别系统是指用标准化的视觉传达设计方法,将口腔诊所的理念通过标准化的视觉符号表现出来。标准化的视觉识别系统可分为基本要素和应用要素两部分:①基本要素,包括口腔诊所的名称、标志、标准字体、专用印刷字体、标准色及辅助色、标志物或象征图案、宣传标语及口号等;②应用要素,包括口腔诊所的建筑外观、内部装潢、员工衣着或制服、交通工具、包装用品、院旗或招牌、展示陈列规划、办公用品等。

建立视觉识别系统应具备三大精神:①主张性,将口腔诊所追求的特定精神转化为简洁易懂的图形,用视觉符号体现口腔诊所个性化的理念、精神、规范和医疗服务特色,系统地将各应用要素统一化。②创意性,视觉识别系统最重要的目的在于塑造独特的形象和个性,其设计应特别注意突出口腔诊所区别于其他口腔诊所的特点。③时代性,现代化口腔诊所的视觉识别系统应体现新时代的风貌,这种风貌应具有一定的张力和动感,以体现积极、创新和勇于接受挑战。应在适度流动和饱满圆润的曲线中体现精神和价值。

清新高雅的字号、符号、图案、色彩,形象代言人的牌匾画面是品牌宣传中较为直观形象的主要标记,请公众认可的公众明星做形象代言人所产生的公众关注认知度都将明显提高,影响力也将明显加强,可以收到提升品牌档次、塑造品牌美好形象的良好效果。例如2004年佳美口腔聘请国内著名影星许晴作为形象代言人,提升品牌档次,开创了口腔卫生医疗机构以明星作为代言人的先河,进一步扩大了佳美口腔品牌的宣传度。实践证明,品牌形象代言人的调整,公众反响超出预想效果,确实起到了良好的宣传效应,对佳美口腔品牌的塑造和公司长久发展产生了深远的意义。

4. 口腔诊所形象的传播方式

口腔诊所的整体形象作为一种开放性系统,具有与外界环境交换物质、能量和信息的功能。为了与环境保持动态平衡和顺利的合作,必须连续不断地从环境中接受公众对口腔诊所的态度属性和社会舆论对口腔诊所形象的评论等,又必须向环境输出良好的形象,并不断设法形成良好的公共关系状态和控制公共关系环境,以达到自己的目的。

患者是对口腔诊所命运具有直接利害关系的外部因素,也是口腔诊所形象整体策略运作的具体沟通对象。顾客满意状态是对口腔诊所服务质量和服务形象的总体评价。口腔诊所应当确立和严格执行以患者为中心的各种规章制度和措施,在保证遵从医疗规范的前提下,口腔诊所各部门的行为应协调一致,努力满足患者的各种需求,以创造良好的顾客满意状态。

按照口腔诊所整体形象传播的渠道,可分为人际传播和大众传播两种方式:①人际传播方式是指直接利用人与人之间的语言、行为和实物媒介进行沟通的方式;②大众传播方式是指通过报纸、杂志、广播、电视和网络等媒介,将大量的信息传递给公众的传播方式。作为承担着一定社会效益的口腔诊所来说,应以人际传播为主,但不应全面放弃大众传播方式,尤其是网络的传播方式。

综上所述,现代口腔诊所应该动用和发掘各种资源,用系统化策略塑造现代化的整体形象,以便使口腔诊所积累更多的无形资产,争取得到较高的社会评价和公众对口腔诊所各项工作的认同。运用系统化的形象策略塑造口腔诊所整体形象涉及三个方面,即形成口腔诊所的战略思想和理念共识化、建立针对口腔诊所内部和外部的行为规范、通过标准化的设计形成视觉识别系统。实施的重点应分别在于与外界的沟通、价值的分析、现代化的标准化设计。

第四节　口腔诊所形象设计

随着口腔医疗市场竞争的日趋激烈,以及社会大众对口腔医疗服务质量的要求越来越高,树立口腔诊所良好的形象已成为口腔诊所开业者非常重要的一项工作,同时也是口腔诊所管理学术界探讨的一个崭新课题。随着近几年企业形象策划(corporate identity,CI)的大量引入,一些口腔诊所开业者也在研究和探讨口腔诊所形象策划。口腔诊所形象策划的核心任务是口腔诊所形象设计。口腔诊所形象设计主要包括理念识别系统(mind identity,MI)、行为识别系统(behavior identity,BI)、视觉识别系统(visual identity,VI)三个方面。现分别叙述如下:

一、口腔诊所理念识别系统(MI)的形象设计

1. 口腔诊所理念

口腔诊所理念,就是牢牢把握口腔医疗行业是带有一定慈善性质的社会服务事业,坚持全心全意为人民服务的宗旨和社会主义市场经济的开业方向,将社会主义精神文明建设的规范化要求和社会主义市场经济的发展相结合,建立起口腔诊所所特有的理念。

口腔诊所理念的成功定位,将极大地增强口腔诊所的向心力和凝聚力,激发口腔诊所员工爱所如家和敬业爱岗的精神,充分调动员工的工作积极性,提高大众对口腔诊所的信任度和社会知名度,使口腔诊所的社会效益和经济效益获得完美的统一。

2. 口腔诊所理念设计的原则

(1) 个性化原则:理念系统是口腔诊所的灵魂,是口腔诊所的精神支柱,是口腔诊所个性的集中体现,是口腔诊所哲学境界的表现形式,因此在理念的设计上要力戒一般性,要超脱平庸。

(2) 民族化原则:理念系统的民族化设计原则要求在进行理念系统的设计时,必须充分考虑民族精神、民族习惯、民族特点,体现民族的形象。

(3) 多样化原则:理念系统的多样化设计要求理念表达的方式多样化。只有多样化才能反映个性化,也才能体现民族思维的形象分析力。所谓多样化就是在语言结构、表达方式设计上,以及围绕理念传达、理念宣传的设计上都要力求丰富多彩,标语、口号都要富于思辨色彩,不能淡而无味。

3. 口腔诊所理念设计的内容

主要是反映口腔诊所经营管理和文化建设的水准。在具体设计中主要体现

以下观念:

(1) 目的观:它反映口腔诊所员工认同的经营追求。例如有的口腔诊所认为经营是为了利润,为了增加个人收入或搞好员工福利;有的则认为是为了满足社会口腔医疗服务的需求。

(2) 质量观:它反映口腔诊所员工对口腔诊所经营活动的品质评价。如"质量是口腔诊所的生命"、"医疗质量第一"、"患者利益第一"等,即是口腔诊所质量观的表述。

(3) 服务观:它反映口腔诊所员工和口腔诊所对患者的共同认识。例如有的口腔诊所认为口腔诊所是为了赚钱,服务必须以赢利为前提;有的口腔诊所认为口腔诊所是社会的细胞,受惠于社会,理应为社会服务。不同的服务观,决定着口腔诊所不同的服务立场。

(4) 竞争观:它反映口腔诊所的生存意识和发展意识,是口腔诊所生命力强盛与否的标志。

此外,还有责任观、政策观、法律观等。

4. 口腔诊所理念设计的内涵

口腔诊所精神是体现口腔诊所员工意志和服务宗旨的总和。口腔诊所自创立以后,在为社会服务的过程中,逐步形成的全院职工心理定势及价值取向,表现为所风、所徽、口号、服务、态度,通过员工的行为举止和环境及"产品"等体现,代表了一个口腔诊所的风貌。

口腔诊所理念的表达可设计成多种形式,例如:

(1) 条例:把反映口腔诊所精神的行为准则以条例的形式加以表现,制订成文件公布。

(2) 标语:把口腔诊所的精神用箴言、警句加以表达,以标语形式为载体,广泛张贴,以达到宣传的目的。

(3) 广告:宣传口腔诊所精神的广告,有形象化的宣传,却没有明确的经济指向,容易获得社会大众的信任。

【案例】 口腔诊所服务理念

沁阳市杨国清牙科诊所服务理念:精湛的诊疗、修复技术,重质量、讲诚信,本着患者至上的精神。

浙江金华市陈旦牙科诊所服务理念:一次就诊,终生维护。

梅州林伟如牙科诊所服务理念:倡导健康口腔,轻松生活。

绛县彩玲牙科诊所服务理念:诚信行医,造福于人。

浙江省湖州市大东牙科诊所服务理念:专业化的治疗,人性化的服务。

上海泓虎口腔门诊部服务理念:崇尚精艺齿科,美学齿科。

高雄市 ABC 牙医联盟服务理念:从今天起,看牙医是一种享受。

长沙市鸿盛口腔门诊服务理念:诚信服务,精益求精。

石家庄三博口腔诊所服务理念:诚信仁爱,健康至上。

兰州市康乐口腔诊所服务理念:促进口腔健康,提高生命质量。

惠州市惠阳白天鹅口腔医院服务理念:您的口腔健康,是我们的责任! 严谨求实,认真负责是我们的作风!

北京华景齿科的服务理念:以最完美的工作状态迎接每一位患者。

瑞典哥德堡大学医学院,种植牙技术的发明人,布伦·马克(P I Brånemark)教授认为 "Listen to your patient,and be responsible "(倾听病人的心声,负起自己的责任)。

南宁市完氏牙科的服务理念:牙齿是健康的重要开始点。生活中有了整齐、健康、洁白的牙齿和美丽的笑容,无论是上学、工作或交际都会充满信心。

宜宾兴文县美好牙科的服务理念:人生离不开美丽甜蜜的笑容,笑容离不开健康洁白的牙齿。

怀宁新县杨记牙科的服务理念:关爱牙齿健康,享受人间美味。

口腔诊所理念要和时代合拍,要体现时代精神,也要体现口腔诊所的个性特征,即应该体现出口腔诊所的先进性和特殊性。口腔诊所理念的提炼,或者说升华思路不止一种,口腔诊所可根据自身的实际情况,来凝练自己的口腔诊所理念,用极为精练的形象言词来显示这种理念。口腔诊所理念的成功提炼,能够为口腔诊所在公众心目中、在社会上树立一面鲜艳的旗帜,作为口腔诊所形象的象征深入人心,给人留下难忘的印象。同时对口腔诊所内部来说,它可以增强职工的责任感和使命感,从而增强口腔诊所的凝聚力,把口腔诊所建设得更加美好。

二、口腔诊所行为识别系统(BI)的形象设计

口腔诊所行为识别系统是口腔诊所形象的动态识别形式,包括口腔诊所医疗、护理、科研、教学、行政管理、后勤服务及各种社会性活动实施的标准行为规范,是传达口腔诊所理念的行为表现,也是反映口腔诊所形象的外在体现。

1. 口腔诊所行为识别系统形象设计的原则

(1) 立足情感表达的原则:社会的形象源于人类共有的感情,没有感情就没有作为社会人的人类形象。作为人类组织结构的口腔诊所,要想在社会上塑造自己的形象,就必须把感情因素摆放在首要地位来考虑。凡到口腔诊所就医的患者,大都有着一定的痛苦,口腔诊所不仅仅是看"病",而是面对着一个活生生的"人",因此在与患者的接触中一定要注重真诚的情感表达。

(2) 注重爱心奉献的原则:口腔医疗卫生是一项"爱心"事业,口腔诊所的行为要体现真心真意,真正站在患者的角度,急患者之所急,想患者之所想,在社会上建立起美好的口腔诊所形象。

(3) 突出口腔诊所社会责任感的原则:口腔医疗行业对大众的健康有着不可

推卸的责任,口腔诊所只有树立强烈的社会责任感,才能得到社会的认可和理解。

2. 口腔诊所行为识别系统形象设计的主要内容

(1) 深化口腔诊所改革,促进口腔诊所的全面发展。如实行口腔医师任期目标责任制、扩大口腔医师在管理上的自主权、提高员工素质、实行专业技术人才合理流动、推行责任制、不断拓宽口腔医疗服务领域、增加服务项目、建立适应市场经济的经营机制等。

(2) 坚持目标管理。口腔诊所应有长期的发展规划、年度计划、月和周的工作安排,目标层层分解、责任到人,形成上下融洽、左右协调的目标体系。

(3) 注重医疗安全管理,杜绝严重医疗差错和医疗责任事故的发生。在具体措施上可采取"三基三严"训练,执行定期口腔医师考核制等。

(4) 注重继续医学教育。有完善的专业技术人才培养制度,狠抓内外培训,在全所形成崇尚科学、追求真理、学术严谨、开拓奋进的良好学术氛围。

(5) "以病人为中心"开展系列化的全程、全面、全方位的优质服务。

(6) 推行全面的质量管理,采取各种措施不断地提高口腔诊所的口腔医疗质量,真正视质量为生命。

(7) 善于引进和推广口腔医疗技术新项目,不断推动口腔诊所科技兴所的步伐。

以上只列举了口腔诊所行为识别系统形象设计的主要内容。口腔诊所行为识别系统形象设计内容丰富多彩,涉及口腔诊所工作的方方面面,不同的口腔诊所可结合各自的实际情况有重点地实施。

三、口腔诊所视觉识别系统(VI)的形象设计

口腔诊所视觉识别体系是口腔诊所理念体系的外化和体现,尤其当品牌意识日益强化的今天,以口腔诊所的标识(logo)为核心的识别体系对树立口腔诊所的品牌,增强口腔诊所的社会知名度的作用不可忽视。就像我们看到 BMW 就知道是宝马,看到那一个钩就知道是耐克一样,它具有唯一的视觉辨识度和视觉冲击。而口腔诊所的形象识别体系由于融入了平面设计和视觉传递的因素,兼有美术和建筑学等方面的要求,因此它又是一个自成体系和有着独特运行规律的领域。而且随着口腔诊所标识导引系统的发展,这个领域的设计与技术实现手段也日趋成熟和先进,因此建设口腔诊所文化也同样需要增强对这一全新领域的认识和探索。

一般来说,口腔诊所的视觉识别体系包括基础系统和应用系统。基础系统包含口腔诊所的标识(logo)、标准色、标准字和规范组合等系列。其中,口腔诊所的标识(logo)是核心,它是口腔诊所最重要和最为明显的象征。对 logo 的设计既要体现口腔诊所的个性化特征,又要展现口腔诊所的风格和价值取向等内涵。

独特性是它最重要的特性,但是盲目追求标新立异,而缺乏口腔诊所的特定内涵都是失败的设计。对所徽的设计是形象识别系统的点睛之笔,必须集中智慧和技艺,反复斟酌,广泛征求意见,在获得普遍认可的基础上得以确立。标识(logo)需要贯彻在所有的宣传物品中才能形成持续的辨识度和视觉冲击,他会让顾客产生强烈的认同感和归属感。

与所徽同属一个系列的还有口腔诊所的基本色或称为色彩规范、标准字,即口腔诊所名称的正式中英文字体及其组合方式等,构成一套基本元素,作为医院视觉识别系统的基本标准,成为实际应用过程中的规范和依据。

口腔诊所视觉识别系统的基本元素确定之后,还要设计一套应用系统,涵盖了诊所日常工作中涉及的办公系统,包括名片、信封、信纸、工作证、贺卡、资料袋、礼品、服装等的应用规范,包括其中的字体、色彩、格式、版式、尺寸等都有相关的要求。最终,所有上述的基本元素和应用系统规范按照惯例要编印一本完整的视觉识别系统应用手册,它如同医院视觉识别系统在实际操作过程中遵照的一部法典一样,不论何时、何地、由任何一家公司参与制作,都能保证相关产品的统一、准确和完整,同时也可以使诊所的标识等视觉系统体现整体性和独特性,而不是杂乱无章,随意发挥的。

口腔诊所的视觉识别系统除了上述的基础系统外,还应该包括标识导引系统,即医院的就诊、办公等内外空间的标识导向系统,也有一套复杂的规范和应用系统,但其基本要求是要体现口腔诊所标识导向的功能性、美观性和一致性,它既要遵循口腔诊所视觉识别系统的基本规范,又有其自身的特点和要求。

口腔诊所视觉识别系统是口腔诊所识别符合视觉化传递形式,是指包括大量视觉实物在内的所有医疗建筑物的造型、专用文体、色彩、员工制服、室内设计与陈设、交通工具及办公用品等,它是口腔诊所向社会领域全方位传达精神理念的视觉形式和操作器具。在视觉上塑造着口腔诊所的理念,创造口腔诊所良好形象,是口腔诊所理念识别、动态识别的基础。

1. 口腔诊所视觉识别系统形象设计的原则

(1) 以传达口腔诊所理念为核心原则:口腔诊所视觉识别系统的设计是传达口腔诊所理念、口腔诊所精神的载体。在设计的过程中要认识到它不仅是口腔诊所的表面性标识,更主要的是它传达一种精神和内涵,而且这种标识必须表现出口腔诊所独特的个性。

(2) 个性化原则:口腔诊所视觉设计,要以充满人性的作品来使大众接受,使人感受到关心和尊重,并产生亲切感和信赖感。

(3) 民族个性设计原则:由于各民族思维模式不同,在美感、素材、语言沟通上也存在着差异,所以应该考虑带有民族特色的设计,才能被国人所认同。

（4）化繁为简，化具体为抽象，化静为动的设计原则。

（5）习惯性原则：设计过程要兼顾视觉识别符号在发展过程中形成的习惯原则，在不同的文化区域有不同的图案及色彩禁忌。

2. 口腔诊所视觉识别系统形象设计的内容

（1）员工形象设计：包括精神状态、服饰、技术水平、服务态度、工作作风、文化程度、文明教育程度等。

（2）建筑形象设计：口腔诊所建筑形象设计主要研究如何设计美观、大方、合理，充分发挥口腔诊所效能的建筑，使之有利于医疗活动、有利于患者、有利于科学管理，以提高工作效率，提高医疗质量，为口腔诊所的现代化建设创造条件。

（3）内外装饰形象设计：内外装饰形象设计是视觉识别系统形象设计的重要组成部分。它包括内外装潢（如艺术品配置、门面装饰）、灯光设计、色彩设计等。内外装饰形象设计对于口腔诊所环境形象的塑造往往能产生特殊的影响，恰到好处的内外装饰形象设计能对患者的审美心理产生强烈的刺激作用。

（4）口腔诊所徽标、信封、信笺、小礼品、药品包装袋等其他公用物品的设计：徽标图案简洁、色调明快、富有创意，具鲜明的口腔诊所特征，须有象征意义及寓意（图 7-2）。

Prince Frederick Dental Center Formerly N.O.W. Dental Group	Dr. Michael Guy Family Dentist
Prince Frederick Dental Center- 230 W Dares Beach Road, Maryland 20678	Dr. Michael Guy family dentist （Ontario P1A 2E3）
My Dental Office	Lakeview DENTAL
My Dental Office, Deerfield Beach, FL 33442	Lakeview Dental（UT 84064）
dental care from our family to yours Family Time Dental	Pediatric Dental Specialists
family time dental office	Pediatric Dental Specialists, Inc.（GA 30907）
益海齿科 YIHAI DENTAL	嘉美牙科 JAMMY DENTAL CLINIC
青岛市益海齿科	镇江市嘉美牙科

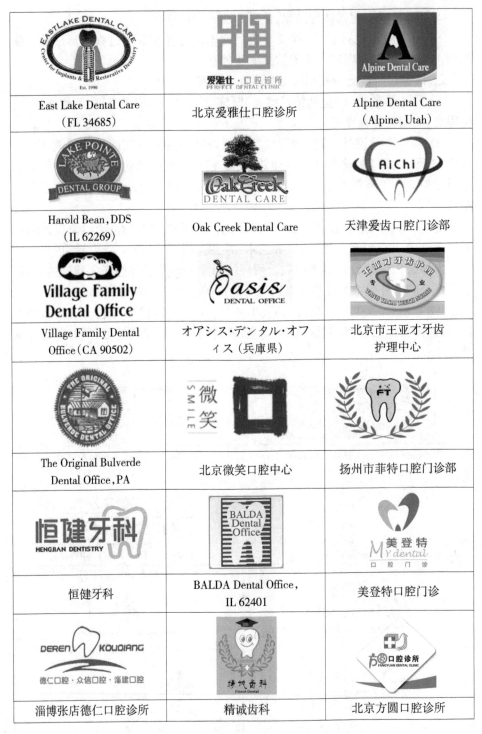

East Lake Dental Care （FL 34685）	北京爱雅仕口腔诊所	Alpine Dental Care （Alpine, Utah）
Harold Bean, DDS （IL 62269）	Oak Creek Dental Care	天津爱齿口腔门诊部
Village Family Dental Office（CA 90502）	オアシス・デンタル・オフィス（兵庫県）	北京市王亚才牙齿 护理中心
The Original Bulverde Dental Office, PA	北京微笑口腔中心	扬州市菲特口腔门诊部
恒健牙科	BALDA Dental Office, IL 62401	美登特口腔门诊
淄博张店德仁口腔诊所	精诚齿科	北京方圆口腔诊所

图 7-2 口腔诊所徽标图案

【案例】　**佛山市禅城微笑牙科中心徽标图案设计象征意义及寓意**

［来源：佛山市禅城微笑牙科中心］

中心形象设计中的"W"是"wang-王"的第一个字母，"王"代表行业中的卓越和权威，也明示她的"BEST"的经营宗旨；同时代表"weixiao-微笑"，即中心创造微笑，中心充满微笑；又代表"wo-我"，即禅城微笑牙科中心是我的牙科，显示她的亲民作风。"W"似牙齿，又暗示禅城微笑牙科中心的牙齿产品稳固、洁白（white）、美丽，组织结构明快、开放、高效。红色背景代表微笑的口唇，动态不对称，既是国色又像太阳护卫着牙齿和健康，同时还表达了一种与时的激情；背景上的"W"又像太阳一样光芒四射。唇齿相依，明示中心的团队精神。出行于阳光之中，尽享太阳之恩泽。"W"是由两个"V"构成，"V（victory）"代表胜利，双"V"即双赢（double Win），中心与客人的双赢。SC与背景的阴阳并列，代表着门诊部理性与感性的统一。S（smile）C（centre）DENTISTRY 中文意为微笑中心牙科（图7-3）。

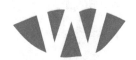

图7-3　佛山市禅城微笑牙科中心徽标

【案例】　**河南赛思口腔医院徽标图案设计象征意义及寓意**

［来源：河南赛思口腔医院］

标志释意：

标象赛思标志由英文"SAIS"，弧线及深浅两种绿色构成一张笑脸，其意思为"笑容每一天"的服务承诺。绿色代表健康和生命，给人带来安详、信赖之感（图7-4）。

图7-4　河南赛思口腔医院徽标

以上仅借鉴 CI 理论就口腔诊所形象设计做了粗浅的探讨，在实际工作中还应结合国内口腔诊所的实际情况，与管理学、文化学、社会学、广告学、传播学等学科紧密结合起来，对 CI 进行全方位、跨学科的纵深理论探讨，从而创造出富有中国特色的口腔诊所形象策划，进一步促进口腔诊所建设与发展。

【案例】　**口腔诊所视觉识别系统设计**

［来源：成都金琴牙科联盟医院］

金琴牙科联盟医院视觉识别系统见图7-5、图7-6、图7-7、图7-8、图7-9、图7-10。

金琴牙科 视觉识别系统
GOLDEN HARP DENTAL VI SYSTEM

A基础设计系统
BASIC DESIGN SYSTEM

1. 公司标志及释义

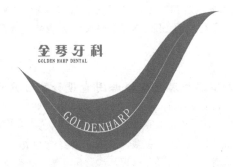

标志设计创意说明

1、整体形象可以看成一只笑弯的嘴，标志中 Golden Harp 的白色字样仿佛洁白的牙齿，也仿佛人们赞美的口中说出了金琴牙科的名字。

2、这一图形也可以看成一片绿色的树叶，代表着长青、长绿、健康、医疗、卫生、环保。

3、整体形象也仿佛牙科的躺椅，柔软的曲线、舒适的感觉、贴心的服务。

4、整体图形是一个"√"，代表着医患的赞扬、专家的认可、业界的声誉。

5、整个标志看起来又是一条路，绿色的坦途，隐喻金琴牙科由小到大不断向上发展逐渐达到光辉的顶点。

6、标志图形力求简洁，洋溢着生机活力，内含的精神积极向上，易认易记，有很好的认知性，有利于企业形象的塑造和宣传。

7、标志左上方的"金琴牙科"四个字，为专门设计的"金琴体"，每一个字中都隐含着金琴牙科的标志。

公司标志彩色稿及意释

图 7-5 金琴牙科联盟医院视觉识别系统

VI SYSTEM

2. 金琴之歌

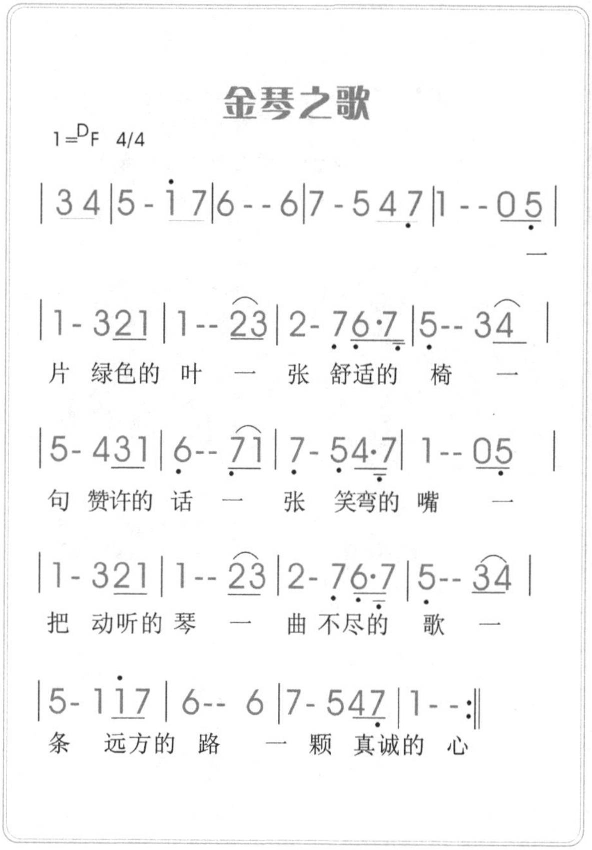

金琴之歌

1=^{D}F 4/4

| 3 4 | 5 - 1̇ 7 | 6 - - 6 | 7 - 5 4 7 | 1 - - 0 5̣ |

| 1 - 3 2 1 | 1 - - 2 3 | 2 - 7 6̣ 7̣ | 5 - - 3 4 |
片　绿色的 叶　一　张　舒适的　椅　一

| 5 - 4 3 1 | 6 - - 7 1 | 7 - 5 4 7 | 1 - - 0 5̣ |
句　赞许的 话　一　张　笑弯的　嘴　一

| 1 - 3 2 1 | 1 - - 2 3 | 2 - 7 6̣ 7̣ | 5 - - 3 4 |
把　动听的 琴　一　曲　不尽的　歌　一

| 5 - 1̣ 7̣ | 6 - - 6 | 7 - 5 4 7 | 1 - - : ‖
条　远方的 路　一　颗　真诚的　心

图 7-6　金琴牙科联盟医院视觉识别系统

3. 制作单

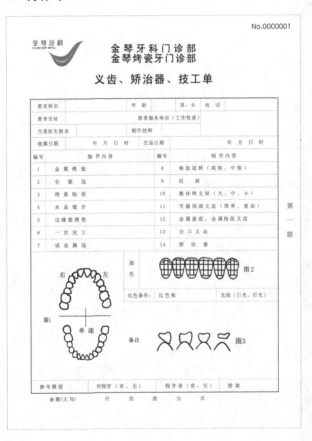

No.0000001

金琴牙科门诊部
金琴烤瓷牙门诊部

义齿、矫治器、技工单

患者姓名		年　龄		男、女	电　话	
患者住址			患者服务单位（工作性质）			
当堂医生姓名			制作技师			
接膜日期	年　月　日　时		交品日期		年　月　日　时	

编号	制作内容	编号	制作内容
1	金属烤瓷	8	铸造冠桥（高熔、中熔）
2	全　瓷　冠	9	柱　桩
3	烤瓷贴面	10	整体铸支架（大、中、小）
4	水晶瓷牙	11	可摘局部义齿（简单、复杂）
5	边缘瓷烤瓷	12	金属基底；金属拾面义齿
6	一次完工	13	全口义齿
7	试金属冠	14	矫治器

第一联

右　左

图1

单选

颜色　　　　　　　　　　　　　　　　图2

比色条件：　比色板　　　光线（日光、灯光）

备注　　　　　　　　　　　图3

参考模型	对拾牙（有、无）	拾牙录（有、无）	拾架

金额（大写）　　　仟　佰　拾　元　币

B
金琴牙科专用设计单

图7-7　金琴牙科联盟医院视觉识别系统

VI SYSTEM

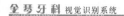

金琴牙科 视觉识别系统 B 应用设计系统

4. 收费单

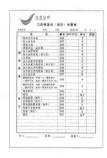

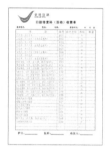

VI SYSTEM

B
金琴牙科收费单

图 7-8 金琴牙科联盟医院视觉识别系统

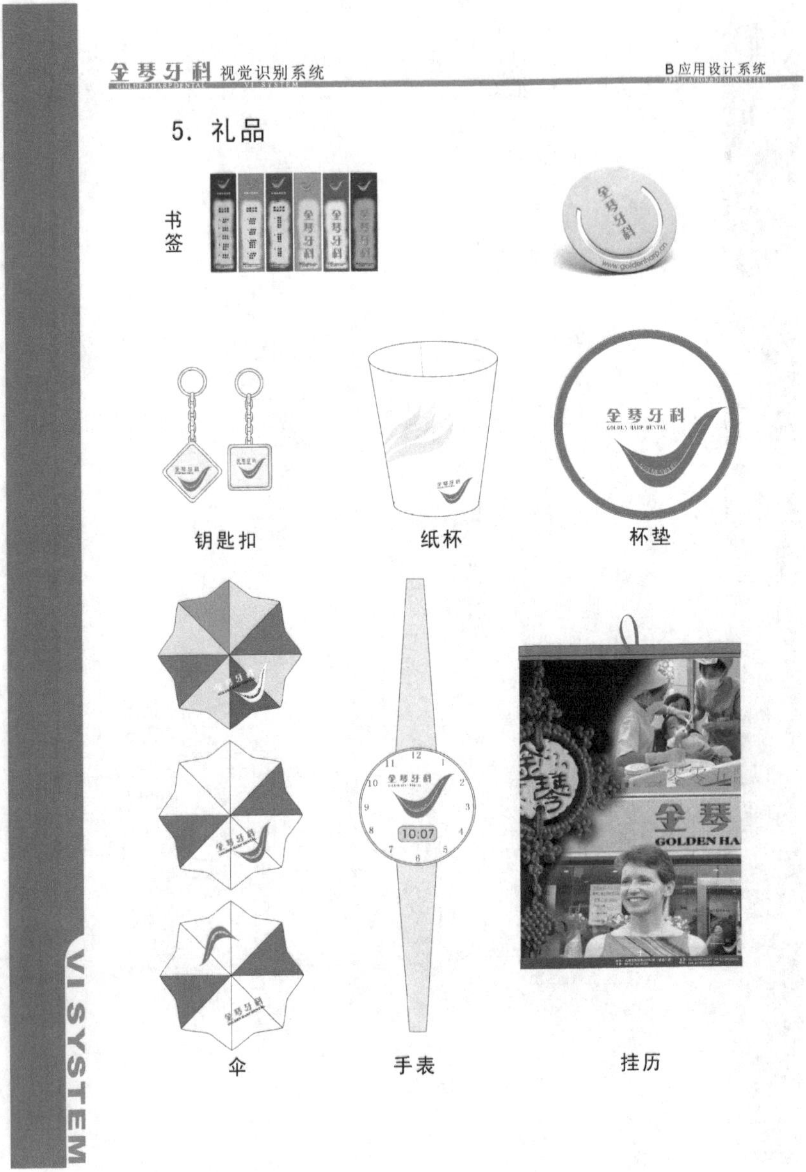

5. 礼品

书签

钥匙扣　　　　　纸杯　　　　　杯垫

伞　　　　　手表　　　　　挂历

图 7-9　金琴牙科联盟医院视觉识别系统

6. 优惠卡

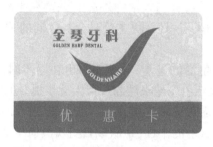

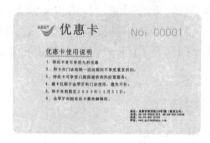

图 7-10　金琴牙科联盟医院视觉识别系统

第五节　口腔医疗服装设计

意大利影星索菲亚·罗兰(Sophia Loren)说:"你的衣服往往表明你是哪一类型,它代表你的个性,一个与你会面的人往往自觉地根据你的衣着来判断你的为人。"社会生活千变万化,人的性格形成了诸多差异,有的人活泼开朗,有的人耿直豪爽,有的人温文尔雅,有的人恬静细腻。关键在于配饰得体,适合年龄、身份、季节及所处环境的风俗习惯,更主要是全身色调的一致性,取得和谐的整体效果。

随着现代人时尚生活的进步,审美能力也在逐步时尚化。传统以白色、粉色、蓝色主打的医护服装色调越来越与现代人逐步提升的审美能力不相适应,甚至容易使人产生单调乏味感和审美疲劳。如今服装同质化竞争非常明显,缺乏个性化的服装款式。服装的个性,是服装自身所具有的风格特点。服装除了满足人的需要,还有需求和欲望,需求是选择,欲望是追求。口腔医疗职业服装设计与普通服装设计的区别是,普通服装设计的主要依据是流行趋势和消费对象的需求,所倡导的是个人时尚性和精神面貌。口腔医疗职业服装设计则根据口腔医疗机构的性质、精神理念及 CI 形象识别系统进行策划,树立的是整体的社会形象和团队精神。

一、职业服装形态造型

从适合人体的角度上,职业服装可分为紧身型、合身型和松身型三大类。

(1) 紧身型服装:是以人体自然形态为依据而形成的服装造型特征,如体操服、健身服、泳装等。材料通常选用具有一定弹性的针织面料,其款式风格主要体现在对服装边缘处理、色彩搭配和花形图案上。

(2) 合身型服装:是指按人体的自然形态,对人体不足的部位,通过服装的垫肩、收腰等方法进行掩盖或调整。主要应用在礼仪服装,口腔医疗职业制服上体现庄重、大方、典雅的特点。款式设计是对成衣结构、缝制线的利用和改变产生式样特征。部件上,如领型、门襟、口袋、下摆等的造型变化都能影响服装的风格和使用功能。

(3) 松身型服装:是按人体的基本形态来形成服装造型特征。主要用于特殊行业的口腔医疗职业服装,如消毒人员防菌、牙科放射人员抗辐射、防静电等服装。通常采用连体(身)式密闭设计,为适应工作时的肢体活动,适当增加松身量并尽量减少结构缝制线。式样造型取决于功能上的需要。

从穿着方式上可分为前开式、侧开式、背开式三种形式。

（1）前开式：是指服装的门襟位置在前身，特点是按人的日常穿衣习惯穿脱方便，大多数口腔医疗职业服装采用前开的方式。

（2）侧开式：是指服装的门襟位置在侧身。常见的中式民族服装，如旗袍等就是这种穿着方式。这种穿着方式主要用于口腔医疗职业的导医和前台服务人员的着装，以体现民族服装的风格。

（3）背开式：是指服装的搭门位置在后身。特点是便于在前身操作，前胸无障碍，确保了工作质量，提高了安全性，但不易穿脱，适合于特殊工作岗位。主要用于口腔医疗职业的手术医生和牙科助手的服装。

口腔医疗职业服装见图 7-11、图 7-12、图 7-13、图 7-14。

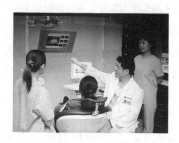

图 7-11　高雄 ABC 牙科联盟职业服装

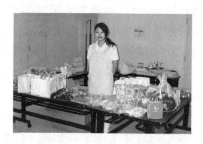

图 7-12　高知县西川齿科医院职业服装

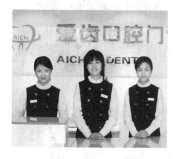

图 7-13　天津爱齿口腔门诊部职业服装

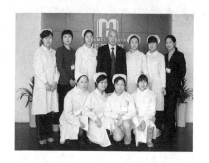

图 7-14　华美牙科职业服装

二、服装款式造型设计

工作服装款式造型需要根据自己职业特点及企业要求进行定位，重点设计服装款式造型设计在把握服装整体式样、风格的基础上，职业人士可根据职业特点，要求工作服设计师将款式造型进行重点设计，设计工作服时需要关注领型、门襟、袖型、口袋、下摆五大部位，这样的工作服不仅穿着舒心，而且更能展现职业人士的魅力。

1. 领型设计

领型是口腔医疗职业服装的重要设计部分。领型有立领、立翻领、翻领、驳领和无领等形式。领的形式从实用性方面,应根据口腔医疗职业特点进行设计。口腔医疗行业的工作服装,劳动强度大且易受有害物质的影响,领型往往采用立翻领的形式。选用螺纹等延伸性大的针织面料是为了改善衣领对颈部的触感,尤其是在关领时对颈部产生的影响;领型设计从标识性方面,常以异色、异料的镶拼体现口腔医疗职业服装的识别象征性和装饰性。另外领带、领结、领花等与衬衣领型和外衣领型密切相关,在设计时不容忽视。

2. 门襟设计

门襟大多处于服装的前身,并直接影响领型的变化。门襟有明门襟、暗门襟和纽扣、拉链之分。明门襟与纽扣一起,能起到装饰作用。但对于口腔医疗职业防护性服装的设计,通常采用暗门襟的形式,以免明门襟在工作中勾绊牵扯。口腔医疗职业装禁止使用金属纽扣、拉链。此外门襟还有侧门襟、后门襟,这是根据工作对象的性质而决定的。门襟的形式又有叠门襟、斜门襟、曲襟、搭襟等变化。在门襟上采用镶料、包边、刺绣等工艺,是设计口腔医疗职业服装、礼服的常用方法。

3. 袖型设计

袖型设计是指袖子的长度、肥瘦以及袖口的形式要根据口腔医疗职业特点来确定。从事牙科护理工作的服装,袖型不宜过短、过瘦,以方便完成攀、登、拉等作业动作,必要时在袖的臂关节处加活褶。袖型则不宜过长、过肥,以免在服务时造成麻烦。口腔医疗职业工装的袖口一般有两种:松紧式和可调扣绊式,主要作用是抗菌、防污。另外在袖臂上可根据需要加口袋或具有标识作用的臂章。

4. 口袋设计

口袋根据实用性的要求有平贴袋、斜插袋、立体袋、内贴袋、复合式开贴袋等形式。按照口腔医疗职业工装的要求,口袋需方便放置各种随手工具,在作业时口袋的结构不应呈张开状,以防止被扯或落入杂物。一般的口袋在袋口处都加上袋盖或钉扣或拉链,但在设计时应考虑取、放工具的方便性。口腔医疗机构、团体的标识、文字、胸牌通常在上衣胸部口袋上有所体现。

5. 下摆设计

职业工装的下摆因口腔医疗工作的性质、环境需要须以松紧带束紧或抽带收紧,目的是为避免环境物体、设备等在口腔医疗工作时对服装的拉扯。牙科护理人员的服装下摆和裙的长度、宽度,要根据其医疗场所的面积与物体摆放所形成的空间进行适度设计。

服装款式造型设计见图 7-15、图 7-16、图 7-17、图 7-18、图 7-19、图 7-20。

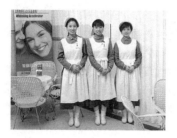

图 7-15　亚非牙科职业服装

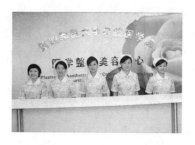

图 7-16　第四军医大学口腔医学院职业服装

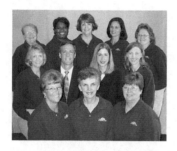

图 7-17　Cosmetic Dentist in Newport News 职业服装

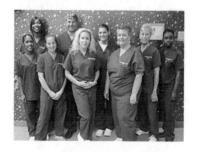

图 7-18　Children's Dental Place in Boca Raton 职业服装

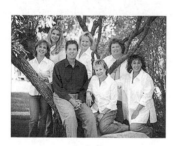

图 7-19　Dr. Mark Stagis' office in Fresno 职业服装

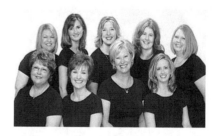

图 7-20　Eastview Family Dentain Nebraska 职业服装

【案例】　**佳美口腔医护新装,更具现代时尚感**
［来源:佳美口腔医院,时间:2011-08-11］

佳美口腔医院医护人员职业新装(图 7-21)跳出了传统的色彩局限,选用了蓝灰色。蓝灰版新装在原蓝色版服装清爽的基础上融入了更多淡雅、时尚、现代的元素,除保留了原版服装清爽的感觉外,更增添了淡雅舒适的时尚感和成熟感。充分考虑了顾客视觉感受,更符合当下人的审美心理,给顾客以时尚、现代、舒适的视觉享受。新装更像佳美口腔的"成年装",让佳美口腔焕然一新,呈现出一个更时尚、成熟

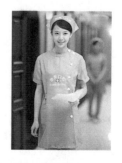

图 7-21　佳美口腔医护新装

的佳美形象。

　　佳美口腔医护换新装也是佳美口腔品牌文化建设的需要。企业文化建设是企业的灵魂所在,是企业品牌差别化的标志。佳美口腔医疗集团董事局主席刘佳先生在接受采访时表示,佳美创立18年来,完成了管理标准的统一、质量标准的规范等标准化管理。本次换装将浅蓝色版服装统一更换为蓝灰色版新装,主要是为了与整体企业VI色系相一致。淡雅的蓝灰色与时尚典雅的欧式门诊装修风格更加匹配,更能代表佳美口腔时尚的健康理念、标准规范的现代化企业形象。

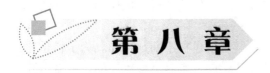

第八章

口腔医疗设备选购

现代口腔医学和牙科学是应用生物学、医学、理工学及其他自然科学的理论和技术,以研究和防治口腔及颌面部疾病为主要内容的科学。我国目前大部分私立口腔诊所的设备器械材料十分简陋,这从某种程度上大大阻碍了口腔医疗质量和私立口腔诊所的发展。如何展现一个新型现代口腔诊所的模式,并使之服务与国际水准接轨,是当今口腔诊所经营者面临的重大挑战。参考发达国家私立口腔诊所的标准,并结合国内的具体情况,新型口腔诊所基本设备的最低标准是必须配备2台牙科治疗椅、单片X线机、高温高压消毒炉以及相关辅助设备和设施。数字化的X线成像系统,口腔内镜系统,口腔显微镜的应用,品质优良的高频电刀、超声波洁牙机、喷砂机、奥丹根管治疗仪、镍钛根管治疗仪的使用,不但为确定诊断提供优良保证,而且为好的诊疗质量提供保障。为精品齿科提供必须。评价口腔诊所大小规模的标志一般以牙椅的数量来表示,牙椅数是口腔诊所拥有牙科综合治疗台的数目。一般小型口腔诊所可设综合治疗台2~4台,大型口腔诊所椅位规模一般为10台,最多也可达10台以上。随着牙科设备、牙科器械、牙科材料、口腔护理用品工业的发展,将为社会大众提供更为舒适的牙科椅位,提供更为美观的牙科修复体,提供更为有效的口腔保健用品。口腔医师完成口腔疾病的诊断和治疗,必须依靠口腔设备和器材。合适的设备和技术能够带来效率与生产力提高、患者护理质量提高以及更多的赢利。

第一节 口腔医疗设备分类

口腔疾病是常见的多发病,世界卫生组织将口腔疾病中的龋齿病列在心血管和癌症之后,成为世界第三大疾病。近年来,随着中国经济的持续发展,人民生活水平的不断提高,对口腔疾病的认识已发生观念上的改变。口腔医学的发展和新型口腔设备器械材料的出现,高新技术在传统牙科领域得到了广泛的应用,又推动了口腔医学的蓬勃发展。

口腔医疗设备器械材料的品种繁多,其规格也在不断地增加。为了科学地管理口腔和牙科设备器械材料,对其建立科学的分类是十分重要的。根据口腔医学和牙科学科划分的特点和牙科设备器械材料发展动向,对牙科设备器械材料进行分类,使每种设备器械材料都能纳入分类目次,充分发挥其作用,力求达到科学性、实用性、共同性和系统性。现将笔者提出的牙科用设备器械材料分类方法介绍如下(表8-1):

表8-1　口腔医疗基本设备器械材料分类表

项目	分类	品名
1. 口腔医疗设备	①牙科综合治疗设备	牙科治疗椅、全自动牙科综合治疗台、涡轮手机、各种功率空气压缩机、医师座椅、护士座椅、台式电动牙钻机、微型电动牙钻机、气动牙钻机、内置式或独立式的负压抽吸排污装置
	②牙科治疗设备	光固化机、超声波洁牙机、喷粉洁牙机、银汞调合机
	③牙科种植设备	种牙机、种植义齿器械、种植机、种钉机、取模机
	④牙科激光设备	低功率激光机、水激光系统、牙齿美白激光系统
	⑤牙科摄像设备	放大镜、显微镜、微型口腔摄像机、口腔内镜数码相机
2. 牙科影像设备		口内牙片机、头位测量仪、曲面断层X线机、全自动洗片机、自动洗片机、X线胶片架
3. 牙科诊断设备		根管长度测量仪、牙髓活性测试
4. 口腔医疗器械	①牙科通用器械	手机、镊子、口镜、探针、充填器、注射器、刮匙、刀片、成形片夹、持针器、牙科镊
	②牙体修复器械	各种不同规格和型号的钻针、车针,各种不同规格和型号的树脂类充填、抛光器械,各种不同规格和型号的抛光轮、分离轮,各种不同规格和型号的牙髓、根管治疗专用针、锉,橡皮障防湿装置
	③齿槽外科器械	拔牙钳、止血钳、凿子、咬骨钳
	④口腔种植器械	钛镊、基桩量尺、短螺丝扳手、长固位钉连接器、长手动旋入扳手、肩台钻、导航钻、手动覆盖螺丝安装器、钛工具台、基桩固定钳、固位钉量尺、长五花扳手、短固位钉连接器、短手动旋入扳手、球钻、裂钻、机动覆盖螺丝安装器、连接器固定扳手、长螺丝扳手、短五花扳手、方向指示器、机动旋入连接器、手动愈合帽安装器、钛盒、取模柱、替代体、长桥架螺丝刀、套筒扳手

项目	分类	品名
4. 口腔医疗器械	⑤假牙修复器械	各种印模托盘、不同类型咬合架、各种技工钳、剪刀、调拌刀、铲、煮合、调拌杯
	⑥牙科正畸器械	正畸专用技工钳、剪
	⑦牙科麻醉设备	喷射麻醉枪、电子麻醉仪
	⑧牙科防护器械	工作服、口罩、帽子、一次性手套、牙科防护眼镜、牙科防护面罩
5. 口腔医疗材料	①牙科通用材料	一次性卫生防护用品和检查用品、感染控制用品、各种规格注射针头
	②牙体修复材料	光固化充填材料、银汞合金、粘结材料和表面涂料、根管充填材料、窝沟封闭剂、水门汀、固位钉、咬合纸
	③齿槽外科材料	麻醉药、缝合针、缝合线、止血剂、成骨材料、带钩牙弓夹板
	④假牙修复材料	金,钴铬、镍铬合金,各种石膏、各种印模材料、蜡型材料、人工牙、树脂材料、各种包埋材料、铝瓷材料、铸造陶瓷材料、模型材料、焊接合金、铸造合金、烤瓷材料、义齿软衬材料、复合树脂、金属烤瓷材料、种植陶瓷材料、铸造合金、锻造合金、磁性体、分离剂、义齿清洁剂
	⑤口腔正畸材料	托槽、各种规格钢丝、专用橡皮圈
	⑥美容牙科材料	漂白材料、专用塑料薄膜、粘接材料、酸蚀剂
	⑦X线材料	各种胶片、胶片盒、冲洗液、定影液
6. 口腔医疗药剂	①牙科用药品	止痛剂、抗生素、表面麻醉剂、注射麻醉剂
	②牙科消毒剂	消毒剂
7. 牙科技工设备		技工电钻机、技工工作台、压合机、技工震荡器、灌模震荡机、抛光打磨机、石膏打磨机、烤瓷炉、电解器、义齿抛光机、电解抛光机、恒温电烤箱、喷砂抛光机、琼脂溶化搅拌机、真空搅拌器、茂福炉、自动电烤炉、铸造机、离心铸造机、高频离心铸造机、真空铸造机、真空包埋机、喷砂机、冲蜡煮合器、蒸气清洗器、超声波清洗器、电动熔焊机、箱形电阻炉、石膏模型修整机、金属切割磨光机、电动锯、模型成形机、石膏模型修整机、电热煮盒机、技工电动手机、电子熔焊机、台式齿科点焊机、电动熔焊机、激光点焊机、激光焊接机
8. 牙科消毒设备		高温高压蒸汽消毒炉、高温消毒烘干机、紫外线及臭氧照射灯、超声波清洗器、牙科手机消毒器、超声波清洗器、电热恒温箱

续表

项目	分类	品名
9. 口腔护理用品	①牙刷	电动牙刷、手动牙刷、指套牙刷、三面牙刷、显示型牙刷、牙缝牙刷
	②牙膏	防龋牙膏、脱敏牙膏、消炎牙膏、抗结石牙膏、除烟渍牙膏、美白牙膏和除口臭牙膏等
	③漱口液	漱口液、假牙清洁剂等
	④牙线	
10. 口腔医疗家具		器械柜、器械架、器械台等
11. 流动口腔医疗设备		流动口腔医疗箱、流动口腔医疗车等
12. 口腔医疗管理软件		
13. 教学用品		牙科协会杂志、宣传刊物、挂图、教学用器具
14. 通信系统		电话机、传真机、电话录音机、复印机

第二节　口腔医疗设备选购

随着科技的进步和经济的发展,使我国口腔医疗服务的人数和水平都有了明显增长,口腔诊所在装备和更新牙科治疗设备、器械和材料时,对其数量和质量的要求发生了非常明显的变化。随着进口设备、器械和材料大量进入中国市场,使国产设备、器械和材料在技术水平和产品质量上都有明显提高。我国口腔设备、器械和材料市场欣欣向荣,货源充沛,品种繁多。

正在筹备开业的口腔医师常常会碰到不知道该买什么样的设备、器械和材料的问题,以求既满足口腔诊所广泛的治疗服务的需要,又最好能节省一些可有可无的设备、器械和材料的花费。购买前需知购买目的及购买口腔诊所设备、器械和材料是一项重要的医疗投资。现代牙科医疗设备、器械和材料已综合应用了当代各项高新技术,正围绕着美观舒适、功能、安全、卫生等方面不断创新,已达到较完善的外形、质量、技术、功能的统一。

在购买口腔诊所的核心装备上精打细算可以使节省下更多的钱添设那些在将来需要、患者也需要的高科技设备,令人遗憾的是,有太多的口腔医师都是根据直接邮购、销售代表、杂志、继续教育研讨会或牙科商贸展会上提供的资讯冲动地购买设备、器械和材料。许多口腔医师在购买这些产品后才发现它们并没有带来广告上声称的好处。

在选购牙科设备、器械和材料方面,必须提防进入一个误区,即认为只有高档的、豪华的器械和材料才有资格谈得上优质服务。口腔诊所的定位不同,服务的群体各异,在硬件设施上是不可能,也不应该追求一致的,但"以患者为本"的理念是相同的。

选择适当的设备、器械和材料能大大提高口腔医师的诊疗效率。为了使口腔诊所在采购设备时,能以最合理的价格,购买到最合适的产品,现就口腔设备、器械和材料的性能、价格、质量的有关问题,提出合理选购牙科设备、器械和材料应注意的问题:

1. 服务定位和服务对象

由于口腔医疗服务特点的需要,口腔诊所设备、器械和材料种类甚多,高低档次差异很大。在拟订口腔诊所建设计划和增添设备、器械和材料选购时应根据开展业务范围和经费条件来决定,并且受口腔诊所规模大小所制约。开展业务范围则取决于人力资源、技术水平以及场地等条件。设备、器械和材料使用效果如何,归根结底决定于买的好坏。也就是说,你一定不能对质量问题妥协,否则会直接影响你的口腔医疗服务水平。

从口腔诊所服务定位和主要服务对象出发,以经济实用为原则,兼顾到口腔诊所的实际情况和当地的环境可能,确定设备的功能、配置要求和档次,以免造成设备功能的浪费和资金的不合理占用。例如在某些经济尚欠发达的地区,没有必要购置高档而某些功能暂时不太需要的豪华型治疗机。在护士配备不足的情况下,可不必按四手操作的要求去选择和配置设备。

2. 掌握信息和比较选择

牙科治疗设备、器械和材料的不断升级换代的发展,从表面上看是口腔医学不断追逐时尚的结果,但本质上说却是社会经济与技术不断进步、不断进化的结果。应了解设备、器械和材料供应的厂家和经销商的知名度、信誉度。对顾客是否提供优质服务,是否能尽力使顾客满意,受到用户好评等都很重要。在同行中了解设备、器械和材料的性价比,比较设备的配备、功能、外观、内部结构、控制方式、性能稳定性、质量可靠性、使用寿命,选择满足自己工作要求的稳定、可靠、长寿命的产品。选购时应注意所选设备的外观和技术在本地区有一定的领先性,以增强口腔诊所在医疗市场的持续竞争力。目前,牙科设备市场正处于繁荣时期,也是用户购买设备的最好时期之一,牙科设备制造商间的竞争,造成了价格的全面下浮,但也出现了鱼目混珠的现象,各种"三无"产品充斥于市场,用户购买时务必谨慎。

3. 国内设备和进口设备

国内器械、材料和进口器械、材料相比虽然存在一定差距,但国产牙科治疗设备以其不可低估的价格低廉、外观质量及功能满足临床使用需要、售后服务及零配件供应有保障等三大优势,已与进口产品形成平分市场的格局,并且已开始进入国际市场。国内牙科治疗机的价格与国外同类产品相比,仅仅是后者的50%~60%,由此可见,国内产品的价格优势是明显的。一般来说,国内的牙科设备制造商售后服务的保障机制相对好一些。目前国内生产牙科设备、器械和材料市场正处于繁荣时期,正是用户选购国内设备、器械和材料的好时机。

4. 适当先进和超前投资

在选购设备时,最举棋不定的是设备功能的配置选择,牙科治疗机的发展速度是飞快的,一步到位的想法是不实际的。在经济条件允许的情况下,尽可能添置些性能优越、功能齐全、档次相对较高的器械设备,以便缩短操作时间,减少医师劳动强度,提高效率,保证医疗质量。添置精良的设备,也是诊所对外宣传强有力的"卖点"。如进口手机消毒设备,全景牙片机,种植牙器械,口腔内镜数码相机等。在可能的情况下,适当的超前投资是值得考虑的。

5. 注意产品质量与维修

应注意所选购的设备、器械和材料有无政府主管部门颁发的医疗器械产品注册证和注册登记表,这是产品质量的重要标志。设备的保养与维修也相当重要,应注意了解设备、器械和材料供应的厂家和经销商的售后服务承诺的可行性,是否真正具备售后服务的能力,包括维修技术力量、维护快速响应性、维修配件供应情况。在当地和周边地区是否设有特约维修部,以防购买设备后增添不必要的烦恼。要组织相关人员学习所有器械设备的养护和必要的维修,保证设备正常运转延长使用寿命。牙科设备和器械,如果能注意使用,保养好,使用寿命可以达 5~10 年。

小型口腔诊所基本设备参考价目见表 8-2。

表 8-2 小型口腔诊所基本设备参考价目表(元)

设备名称	高档	高中档	中档	中低档	低档
连体式牙科综合治疗台	100 000 以上	50 000~ 100 000	30 000~ 50 000	20 000~ 30 000	12 000~ 20 000
分体式牙科综合治疗台				8000~ 10 000	5000~8000
牙科椅	8000 (电动)	6000 (半电动)	4000 (油泵)	1500	500 (简易)
医师坐椅	5000		1000		500
高速手机	5000		3000		1000
空气压缩机 (拖一至二台)	11 800		6500		4600

续表

设备名称	高档	高中档	中档	中低档	低档
超声喷砂洁牙机	35 000		19 500		5600
超声洁牙机	8900		5600		1600
光固化机	3500~4300		2900~3400		1350~1600
银汞调合机	3200		1500		930
牙科 X 线机	43 000		25 800		12 800
全自动洗片机	23 000		4900		3168
高压灭菌器	69 800		16 800		9800
打磨机	12 800		8300		1280
口腔内镜	40 000		25 000		15 000

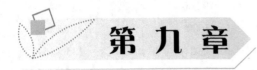

第 九 章

口腔诊所技工制作

一个成功的开业口腔诊所通常应和特定的技师和义齿技工制作中心保持良好的合作关系。口腔诊所选用的技师好坏直接影响到口腔诊所的临床修复效果。理智的口腔诊所从不会因考虑降低义齿制作成本而选择低质量义齿技工制作中心，表面上口腔诊所虽降低了支出，但实际上质量的长久问题却使口腔诊所失去了应有的患者。

一个高质量的义齿技工制作中心为了长远的利益，会启用优秀的技师，尤其是具有特长的技师，并大量应用先进的材料和设备，在某种程度上带动着口腔诊所临床修复技术的发展。因此，高质量的义齿技工制作中心的产品和优秀的技师的技术支持是口腔诊所成功的关键。

第一节　口腔诊所技工管理

技工室作为口腔诊所是一个重要的辅助专业，随着口腔修复学及材料学科的发展。日益凸显其重要的作用。

1. 设立技工室

口腔诊所设立技工室，临床上为患者取的义齿之牙齿模型、诊断模型等，均可在此完成灌石膏的工作。可摆设在此区的器材有：石膏震动器或真空石膏震动器、牙托架、基底成形器、各式印模材、各式石膏、各式取模的牙托等。清洁、干燥、通风、避免阳光直射，是此区设计的首要考虑。

尽管每个口腔诊所开业者都知道技工室需要和供应室（储藏室）直接相连，但是在很多的设计中完全将本该相连的两者孤立起来。诊室的设计需要这些地方能够快捷而且便利的连接,同时这些地方还要能够在从事单独的工作时被完全地分离开,即使是模型修整。各个房间需要门的分隔,消毒和物资供给需要和临床操作区域互相能够开放,要确保诊所在各个区域内操作能够平稳畅通地完成。这些房间虽然是物理上独立的,但实际上是相通的(图9-1、图9-2)。

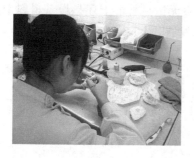 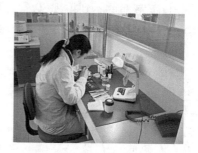

图9-1　保定陈民口腔门诊部技工室　　　　图9-2　华美齿科义齿制作中心

2. 工作制度

针对口腔诊所技工管理,提出以下几点建议:

(1) 建立技工的签收制度:技工于每次收件及送件时,均应经过口腔医师、技工双方在技工工作表上签收。若义齿需重做,应由口腔医师填妥重做的原因,要求技工重新制作并避免再错,以确保产品的品质。每月统计义齿制作的种类、数量、单价及总金额等清单。

(2) 充分沟通与确认:口腔医师应经常与技工沟通,以了解彼此的想法与做法。如重做义齿既劳民又伤财,责任归属有时的确不易明确。所以一般技工在收件时,有问题应该立刻反映,而不是等到成品出了问题才来抱怨,或互推责任,"确认制度"(confirm system)一定要落实。

(3) 建立工作制度:为使口腔诊所工作制度有健全的发展,我国应考虑建立牙科技工的证照制度。可从技工的养成、工作内容、范围及管理予以规划。技工应依照口腔医师的指示,制作高品质的义齿。口腔医师可协助技工提升其专业水准,以增进口腔诊所团队的工作成效。例如口腔诊所定期举办技工人员的继续教育,或出版刊物等。

第二节　义齿技工制作中心

随着我国医疗制度改革的不断深入,目前我国大部分的口腔医院或诊所都基本上撤销了设在本院的口腔技工室,纷纷将口腔修复体工作委托给专业性的口腔技工所加工制作。

　　一直以来，口腔技工室一般都是作为口腔诊所的一个附属部门，由口腔诊所进行监督管理，技工室只为本口腔诊所的需要加工口腔修复体。但因技工室的成本支出相当大，约占口腔诊所总支出的 15%，而且技工室的经济价值主要体现在口腔诊所门诊上，没有自己直接的经济来源，所以这些挂靠在口腔诊所的大部分技工室都得不到重视，以至于技工室无论是技能上还是设备材料上都相当落后。这种局面严重制约了口腔诊所的发展（图 9-3）。

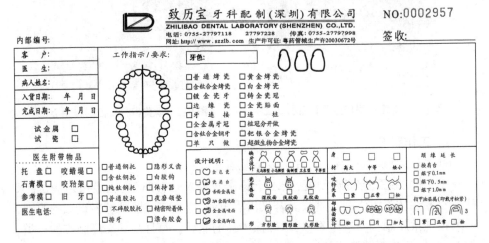

图 9-3　技工制作工作单（致历宝牙科配制（深圳）有限公司）

　　自 1986 年起，我国各地开始成立各种义齿技工制作中心和公司，它一改传统技工室一人干到底的方式，开创了大规模分工细致的流水线工艺流程的加工模式，专门从事义齿制品加工生产业。引进美、日、欧等先进的义齿制作设备和高新技术，以高级义齿修复材料精细制作各类烤瓷牙冠、全瓷牙冠、光瓷聚合体、瓷嵌体、钴铬钢托、纯钛钢托、金托、胶托、弹性义齿、精密附着体、钛格拉斯、波力格拉斯、Artglass 和 Solidex 的冠、桥、嵌体、贴面，以及医师示范模型、培训模型等。义齿制品远销美、日、欧、澳等地。目前主要专业制作的固定义齿有：普通瓷牙、贵金属瓷牙、全瓷牙、瓷嵌体、瓷贴面等。活动义齿有：纯钛金属支托、钴铬合金支托、隐形义齿等产品。与此同时，也积极地投入研发最新的精密附着体、套叠冠及 BPS 高精度排牙等新技术、新产品。已由原来的小加工所发展成为由 100 多人组成的较大规模的技工制作中心，是为广大口腔诊所提供高品质义齿制品的可靠保障。口腔修复体的种类和精密程度有显著的提高和普及。例如代表当今最先进工艺的套筒冠、精密附着体等以前只能在教学科研单位或大型的口腔医院技工室里才能加工的修复体，现在一般的义齿技工制作中心和公司基本上都能加工。就连号称世界牙科强国——德国，亦有不少口腔修复体是在我国的义齿技工制作中心和公司加工的。

和义齿加工厂的交往,大家互惠互利,该人家赚的钱,给人家,你图的是材料没了打个电话就能送货上门,义齿加工选择好的大厂家,为的是长久的售后服务和品质的保证。例如:顺德龙江医院口腔科于 2010 年 8 月 27 日下午组织全体医生到佛冠义齿新公司参观,了解加工原料及修复体制作流程,并与他们进行面对面的交流,指出相互之间有所欠缺的地方,相互学习、相互促进。通过沟通,避免医生和技师之间相互推卸责任的情况发生,更好地提高了医生的工作效率及病人的信任度,同时也减少了技师的返工率,从而增强了大家的工作信心。

近几年口腔修复(义齿制作)加工中心发展迅速,已形成义齿集中制作形势。同时由于中国制作义齿成本远远低于国际水平,中国义齿制作中心已大量对国外进行义齿加工业务,产量在逐步提高,中国义齿加工已逐步形成产业化,并有形成世界义齿加工中心的趋势。2010 年上海市食品药品监督管理局出台的《上海市定制式口腔义齿生产质量管理实施细则》特别明确了产品质量保质卡。由于义齿的生产和安装由医疗机构、义齿生产企业和患者共同完成,义齿生产企业应当向委托的口腔临床医疗机构和患者出具产品质量保质卡,保质卡内容涵盖三者的关系,使三者的责任与义务得以充分体现。

【案例】 济南市天桥区丽尔美义齿制作中心
[来源:济南市天桥区丽尔美义齿制作中心]

丽尔美义齿制作中心始建于 2001 年,是制作和开发各类义齿业务的专营企业。公司通过了山东省食品药品监督管理局的审核,并颁发了医疗器械证和产品注册证《鲁食药监械(准)字 2006 第 2630080 号 2007 第 2630018 号》。

公司拥有先进设备几十台,有完善的电教培训教室,被山东省卫生学校、市卫校和天津市南开职专等学校指定为唯一实习基地,还聘请多名资深技师和 70 多名熟练的技工专业制作各种义齿。目前公司主要产品有:纯钛烤瓷、纯钛支架、全瓷冠、金沉积烤瓷、太极扣、金属烤瓷牙、金属牙、铸造钢托、隐形义齿、精密附着体等产品,是一家起点较高的专业义齿制作公司(图 9-4、图 9-5、图 9-6、图 9-7)。厂房面积达 3000 平方米,公司员工 200 余人。其中含有大量专业技术人员,并有高级技工 80 余人。

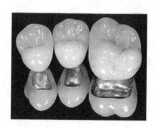

图 9-4 金合金烤瓷牙

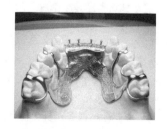

图 9-5 镀金支架

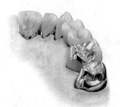

图 9-6　金合金铸造冠

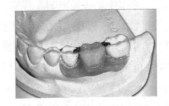

图 9-7　隐形义齿

公司采用多样式、多层次的技术培训方式,聘请山东省立医院、山东大学附属医院的专家进行技术指导。不断培养各类义齿专业生产人才,不断进行技术革新,为公司的持续发展和产品的质量稳定提供了强有力的保证。公司拥有优秀的管理团队,管理人员都具有优秀的专业知识和丰富的管理经验,制定了严格的检验程序和严谨的培训方案,促使产品质量精益求精。

公司成立以来,坚持以"创一流产品质量,用一流的管理理念,树一流的企业形象"作为企业的目标,不断发展壮大。以"质量求生存,服务求发展"的经营理念,秉持"以礼为始,以计为本"的服务宗旨,为客户提供优质的产品和完善的售后服务,使企业经营业绩不断增长,市场不断拓展,规模逐步扩大。

缔造品质义齿,成就久远企业。展望美好未来,丽尔美人正在严格要求自己,以更高的素质和热情为公司奉献青春,丽尔美也将以人性化的管理模式大力发展企业,不断开拓创新,以质优价廉的产品市场定位,竭诚与新老客户合作,共创辉煌!

【附录1】　定制式义齿注册暂行规定

[来源:国家食品药品监督管理局 国食药监械〔2003〕365 号　公布时间:2003-12-23]

一、定制式义齿注册规定的依据

根据《医疗器械监督管理条例》,定制式义齿应进行注册。

二、定制式义齿产品的管理分类

使用已注册的义齿材料生产的定制式义齿产品为Ⅱ类医疗器械,使用未注册的材料生产的定制式义齿产品为Ⅲ类医疗器械,产品类代号为6863-16,名称为"定制式义齿"。

三、定制式义齿注册产品标准的编写

(一) 编写注册产品标准应遵照以下文件执行:

1.《医疗器械标准管理办法》(国家药品监督管理局令第 31 号)。

2.《医疗器械注册产品标准编写规范》(国药监械〔2002〕407 号)。

3. GB/T1.1—2000 标准化工作导则　第 1 部分:标准的结构和编写规则。

4. GB/T1.2—2002 标准化工作导则　第 2 部分:标准中规范性技术要素内容的确定方法。

5. 我局制定了《定制式义齿产品质量基本要求》(见附件),作为注册产品标准审查的依据。

(二) 注册产品标准中,对定制式义齿的要求(标准中的技术要素),根据义齿的原材料、分类和使用要求应至少包括以下内容:

1. 定制式义齿应根据医疗机构提供的患者牙模及按规定程序批准的图样制造;

2. 对定制式义齿主体原材料的规定。

（三）定制式义齿的规格尺寸在注册产品标准中可不作具体要求。

（四）注册产品标准中对定制式义齿产品的检验规则、单包装标志、外包装标志、合格证、使用说明书、运输方式和储存条件应有要求。

四、定制式义齿产品注册的申请

（一）定制式义齿生产企业在对其生产的定制式义齿产品申请《医疗器械注册证》时，应执行《医疗器械注册管理办法》（国家药品监督管理局令第 16 号）。

（二）定制式义齿产品注册时，如生产企业已建立体系并正常运行的，可直接申请准产注册；如未建立体系，按试产申请注册，可不要求提供体系考核报告。

（三）对于用已注册的原材料做成的产品，可不做生物性能检测。

（四）注册时企业提供的自测报告中应提供义齿加工检验流程记录。

（五）使用已注册的义齿材料生产的产品，注册时，企业应提供所用原材料的《医疗器械注册证》。

附件：定制式义齿产品质量的基本要求

一、说明

1. 分类

按照不同的修复方式，定制式义齿产品可以分为两类：固定修复体和活动修复体。

(1) 固定修复体产品包括：冠、桥、嵌体、贴面等。

(2) 活动修复体产品包括：局部义齿、总义齿等。

2. 基准

(1) 固定修复体以完整的石膏模型为基准制作并检验。

(2) 活动修复体以完整的石膏模型为基准制作，但修复体完成后模型即被破坏，不能以模型为基准进行检验。

二、固定修复体的基本要求

1. 修复体的制作应符合口腔临床医生的设计要求。

2. 修复体在模型上应有良好的密合度。在修复体边缘处，肉眼应观察不到明显的缝隙，用牙科探针划过时应无障碍感。

3. 修复体的邻面与相邻牙之间的接触部位应与同名正常牙的接触部位相一致。

4. 修复体的咬合面应有接触点，但不应存在咬合障碍。

5. 修复体的外形及大小应与同名牙相匹配，应符合牙齿的正常解剖特点。

6. 修复体瓷质部分的颜色应与医生设计单中要求的色号相符。用肉眼观察应无裂纹、无气泡。

7. 修复体的金属部分应高度抛光，表面粗糙度应达到 Ra ≤ 0.025。用肉眼观察应无裂纹、无气泡，内部应无气孔夹杂。

8. 冠修复体唇、颊面的微细结构应与正常牙一致。

三、活动修复体的基本要求

1. 活动修复体应符合口腔临床医生的设计要求。

2. 修复体中除组织面外，义齿、基托、卡环及连接体均应高度抛光。表面粗糙度应达到 Ra ≤ 0.025。

3. 修复体的组织面不得存在残余石膏。

4. 树脂基托不能有肉眼可见气孔和裂纹,铸造的基托、连接体和卡环内部应无气孔夹杂。

5. 全口总义齿的上、下颌修复体对后,4~7牙位均应有接触,且上下颌修复体之间应无翘动现象。

【附录2】 上海市定制式口腔义齿生产质量管理实施细则

[来源:上海市食品药品监督管理局,发布时间:2010-11-09]

第一章 总则

第一条 为进一步规范定制式口腔义齿生产企业的生产质量管理,促进企业自主建立和实施质量管理体系,根据《医疗器械监督管理条例》、《医疗器械生产监督管理办法》、《医疗器械生产企业质量管理规范(试行)》和相关法律法规的规定,制定本细则。

第二条 生产口腔临床医疗机构中用于修复牙列缺失、牙体缺损及美容性修复产品的企业适用本细则。

本细则规定的生产是指定制式口腔义齿的来样(来模)生产(加工)、销售和售后服务的全过程。

第三条 定制式口腔义齿生产企业(以下简称"生产企业")应参照本细则的要求,建立与本专业、本行业相适应的质量管理体系,规范实施并保持有效运行。

第二章 管理职责

第四条 生产企业应当建立生产管理部门和质量管理部门,明确相关部门和人员的质量管理职责。生产管理部门负责人和质量管理部门负责人不得互相兼任。

第五条 生产企业应当设立独立的质量管理部门,履行以下质量管理职责:

(一)对产品在生产工序中进行过程检(抽)查和对生产成品进行终检;

(二)对合格产品签章放行,对不合格产品在评审后作返工或报废处理;

(三)评估生产部门产品质量,工艺控制,确保履行质量职责;

(四)参与制定工序作业指导书或工序检验指导书并监督实施;

(五)负责汇总、统计、分析产品质量数据及质量控制趋势。

第六条 生产企业负责人应当履行以下职责:

(一)组织制定生产企业的质量方针和质量目标;

(二)组织策划并确定产品实现过程,确保满足顾客要求;

(三)确保质量管理体系有效运行所需的人力资源、基础设施和工作环境;

(四)组织实施管理评审并保持记录;

(五)指定专人和部门负责相关法律法规的收集,确保相应法律法规在生产企业内部贯彻执行。

第七条 生产企业负责人应当确定一名管理者代表,负责建立、实施并保持质量管理体系,报告质量管理体系的运行情况和改进需求,提高员工满足法律法规和顾客要求的意识。

第三章 资源管理

第八条 生产和质量管理部门负责人应当具有医学、口腔修复工艺学等相关专业中专以上学历和相关的生产管理经验。

第九条 生产企业应当配备一定数量的与产品生产和质量管理相适应的专业管理人员

及专业技术人员,其中具有口腔修复工艺或相关医学专业中专以上学历的人员比例,一般不得低于 20%,并应有 1~2 名质量管理体系内部审核员。

第十条 从事义齿生产的操作人员应当经过相应的岗前专业培训,并保留相关培训记录。

第十一条 生产企业专职检验员应当具有医学或口腔修复工艺专业中专以上学历或经专业社会培训机构培训,并具有专职检验能力。专业培训应保留相关记录。

第十二条 生产企业应当具备并维护产品生产所需的生产场地、生产设备、监视和测量装置、仓储场地等基础设施和工作环境。生产环境应当符合相关法律法规和技术标准的要求。生产区、消毒区、生活区和仓库、设备维修等辅助区域应当布局合理,并相互区分。

(一)生产区。生产区应建立在非居住性建筑内。对非工业用建筑的使用,应当由物业管理部门征得利益相关人同意后,出具可供生产使用的证明。

生产场所的面积应当与生产规模相适应,整体布局科学,工艺流程合理。各生产区域应尽可能单独或分区设置,其中消毒、铸造、喷砂、烤瓷、检验等须有能独立开展并且合理的生产区域。其他生产岗位,应有合理的安全生产操作面积。

各生产区域应当有与生产规模相适应的面积和空间以安置设备、器具、物料,并适合安全操作。应防止粉尘、热辐射、污染物等相互影响,必要时应当设置单独的操作室。工作环境应明亮,工作台应有独立的照明。

(二)生产设施与设备。生产企业应当配备与义齿生产相适应的生产设施与设备(参见附录)。

(三)生产环境。生产企业周边环境不应有污水、粉尘、化学气体、强烈振动等对产品生产质量造成影响的因素。义齿生产企业在打磨抛光,电炉焙烤,石膏磨削、冲蜡生产等生产加工过程中,应具有良好的吸尘、排烟和下水道沉淀后排放设施。采用燃气的要定期检查设备。易燃、助燃气体应分别存放并远离火源。

(四)仓储区。仓储面积应与生产规模相适应。原料、辅料、半成品、包装材料、办公用品等存放区域应当划分清楚,明确标识。仓储区域应当保持清洁、干燥和通风,适合储物要求(底层物料堆放垫仓板高度不低于 15cm),并定期检查。

仓储物料的名称、分类、规格、批号、有效期等标识应当明确,台账应当清晰准确。企业应列出易燃、易爆、有毒、有害物料清单,做到专区存放、标识明显,专人保管和发放。

(五)消毒区。生产企业应当建立独立的消毒区域。未经消毒的模型应当单独设置存放场所。口腔模型应进行专门的消毒,未经消毒的口腔模型不得进入下一个生产工序。生产成品终检后应进行消毒处理。消毒措施应建立相应的制度,并做好记录备案。

(六)检验仪器和器具。生产企业应当配备符合产品标准要求和生产过程控制的检验仪器和器具,建立台账,并对校验方法、周期检定作出明确规定。

第四章 文件和记录

第十三条 生产企业应当建立生产质量管理体系并形成文件。质量管理体系形成的文件应当包括质量方针、质量目标、质量手册、本细则要求编制的程序文件、技术文件、作业指导书和记录,以及法律法规要求的其他文件。

第十四条 生产企业应当编制和保持所生产医疗器械的技术文档,包括产品规范、生产过程规范、检验和试验规范、安装和服务规范等。

第十五条 生产企业应当建立文件控制程序并形成文件,规定下列文件控制要求:

(一)文件发布前应当经过评审和批准,确保文件的适宜性和充分性;

（二）文件更新或修改时，应当按照规定对文件进行评审和批准，并能识别文件的更改和修订状态；

（三）生产企业应当确保有关医疗器械法律法规和其他文件得到识别与控制；

（四）生产企业应当对保留的作废文件进行标识。

第十六条　生产企业应当保存作废的技术文档，并确定其保存期限，以满足产品维修和产品质量责任追溯的需要。

第十七条　生产企业应当建立记录管理程序并形成文件，规定记录的标识、贮存、保护、检索、保存期限、处置的要求。记录应当满足以下要求：

（一）清晰、完整、易于识别和检索，不得随意涂改，防止破损和丢失；

（二）生产企业保存记录的期限应当至少相当于生产企业所规定的医疗器械的寿命期，但从生产企业放行产品的日期起不少于 2 年，并符合相关法律法规要求，应可追溯。

第五章　采购

第十八条　生产企业应当建立采购控制程序并形成文件，按照采购控制程序文件实施采购。企业选用不同主体材料的，应做相应的验证试验，并保留验证记录。

第十九条　生产企业应当确定外购主体材料和辅助材料的清单，编制材料的技术指标和质量要求，并按规定采购、验收和入库。

第二十条　生产企业应当建立供方评估制度，所用主体材料应具有有效注册证，并保存供方的生产许可证、经营许可证、产品注册证等资质证明和采购凭证等资料。

对已确定的合格供方，生产企业应与之签订较为固定的供需合同或技术协议，以确保物料质量的稳定性，并应当对合格供方进行定期评估，保存评估结果和记录。

第二十一条　生产企业应当按照不同物料的性状和储存要求进行分类存放管理。

物料应在规定的使用期限内使用。如果存储条件发生变化且可能影响产品质量时，应及时复验。主体材料的采购和使用应能够进行追溯，应当实行主体材料的批号管理。

第六章　生产管理

第二十二条　生产企业应当制定生产工序流程、工艺文件和作业指导书，明确关键工序和特殊过程。

关键工序和特殊过程应当明确所用生产设备和检验器具的技术要求和操作方式。对有配方、温度、时间等参数要求的应当明示，并按参数作业。生产设备和检验器具都应当在有效使用状态。

第二十三条　生产企业应当建立和保持每批产品的生产记录。生产记录应当满足医疗器械可追溯性要求，并标明生产数量和入库数量。

第二十四条　在生产过程中必须进行清洁处理或者从产品上去除处理物时，义齿生产企业应当将对产品进行清洁的要求形成文件并加以实施。

第二十五条　生产企业应当建立产品标识的控制程序并形成文件，明确在产品实现的全过程中，以适宜的方法对产品进行标识。

第二十六条　生产企业应当标识产品的检验和试验状态，确保在产品形成的全过程中，只有所要求的检验和试验合格的产品才能被放行。

第二十七条　每一工序完成后须经操作人员及工序负责人复核签名后方可进入下一道工序。对主体物料的记录应具有可追溯性，能追溯到批号和消耗量。生产和检验记录如需更

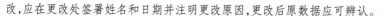

改,应在更改处签署姓名和日期并注明更改原因,更改后原数据应可辨认。

第二十八条　产品的说明书、标签、包装和标识应当符合医疗器械法律法规及标准要求。

第二十九条　生产企业应当建立产品防护程序并形成文件,规定产品防护的要求,防护应当包括标识、搬运、包装、贮存和保护,防护也应适用于产品的组成部分。

对有存放期限或特殊贮存条件要求的医疗器械和材料应当按照规定条件贮存,并保存相关记录。

第七章　监视和测量

第三十条　生产企业应当建立监视和测量控制程序并形成文件,确定所需要的监视和测量活动,配置相应的装置,对监视和测量装置进行控制。确保监视和测量活动符合下列规定的要求:

(一)应当定期对测量装置进行校准或检定和予以标识,并保存记录。

(二)应当规定在搬运、维护、贮存期间对监视和测量装置的防护要求,防止检验结果失准。

(三)当发现监视和测量装置不符合要求时,应当对以往监控和测量结果的有效性进行评价和记录。并且应当对装置和受影响的产品采取适当的措施,保存装置的校准和产品验证结果的记录。

(四)对用于监视和测量的计算机软件,在初次使用前应当确认其满足预期要求的能力,必要时再确认。

第三十一条　生产企业在产品实现过程的适当阶段,应当对产品进行监视和测量,验证产品符合规定要求。

第三十二条　生产企业完成产品实现所规定的全部过程后,才能对产品进行放行。生产企业应当对产品放行的程序、条件和放行的批准作出规定,应当保持产品符合规定要求的证据,并记录有权放行产品的人员。

第三十三条　生产企业应当建立质量管理体系内部审核程序并形成文件,规定审核的准则、范围、频次、参加人员、方法、记录要求、纠正措施有效性的评定,以确定质量管理体系是否符合本细则的要求并有效实施。

第八章　销售和服务

第三十四条　生产企业应当对委托加工定制式口腔义齿产品的口腔临床医疗机构的行医资质、委托记录、使用反馈、不良事件等信息建立管理系统。

第三十五条　生产企业应当建立并保持销售记录,根据销售记录能追查每件产品的客户订单情况。

销售记录内容应当包括客户名、订单号、品种、规格、加工日期、数量、主体物料的名称和厂商(品牌)等。销售记录应当保存至产品保质期满后一年。

第三十六条　生产企业应当向委托的口腔临床医疗机构和患者出具产品质量保质卡。

质量保质卡应当载明委托口腔临床医疗机构名称、患者姓名或临床编号、义齿的名称、产品注册证书编号、主体物料的品牌(厂商)、义齿加工生产企业名称、生产企业地址。

第九章　不合格品控制

第三十七条　生产企业应当建立不合格品控制程序并形成文件,规定对不合格品进行控制的部门和人员的职责与权限。

第三十八条　生产企业应当对不合格品进行标识、记录、隔离、评审,根据评审结果,对不合格品采取相应的处置方法。

第三十九条 在产品交付或开始使用后,发现产品不合格时,生产企业应当采取相应的措施。

第四十条 若产品需要返工,应当编制返工文件,包括作业指导书及不合格品返工后的重新检验和重新评价等内容,并应当经过批准。在批准返工文件前应当确定返工对产品的不利影响。

第十章 顾客投诉和不良事件监测

第四十一条 生产企业应当指定相关部门负责接收、调查、评价和处理顾客投诉,并保持记录。

生产企业若对顾客投诉没有采取纠正或预防措施,应当经企业质量管理部门批准并记录理由。

第四十二条 生产企业应当按照医疗器械不良事件监测和再评价管理的要求建立不良事件监测程序并形成文件,明确不良事件管理人员职责,规定不良事件收集方法、报告原则、上报程序和时限。

生产企业应当保持开展医疗器械不良事件监测和再评价工作的记录,并建立相关档案。

第四十三条 生产企业应当建立纠正和预防措施程序并形成文件,以确定并消除不合格和潜在不合格的原因,采取防止不合格再发生的措施和预防措施,并评审所采取纠正和预防措施的有效性。

第十一章 附则

第四十四条 本细则下列用语的含义

(一)定制式口腔义齿:指口腔临床医疗机构在患者口腔中采集口腔印模后委托义齿生产企业定制加工的产品。

(二)主体材料:指定制式口腔义齿产品中的主要成分,是与口腔和组织直接接触材料,包括树脂牙、牙托粉等。

(三)辅助材料:指仅在定制式口腔义齿生产过程中起到调配、稀释、翻模、抛光等辅助作用的材料,包括石膏、琼脂、包埋料、蜡、抛光砂石、包装材料等。

(四)作业指导书:指经批准用以指导工序技能操作的技术文件。

(五)工序检查指导书:指在生产过程中完成工序检查的技术文件。

(六)客户信息反馈:指口腔临床医疗机构、患者向义齿生产企业以书面、口头、电讯等形式告知的关于该产品在性能等方面的意见和建议。

(七)关键工序:指对产品质量起决定性作用的工序,例如通过加工形成关键、重要特性的工序,加工难度大、质量不稳定的工序等。

(八)特殊过程:指对形成的产品是否合格难以通过其后的监视和测量加以验证的过程。

第四十五条 本细则由上海市食品药品监督管理局制定并负责解释。

第四十六条 本细则自发布之日起施行。

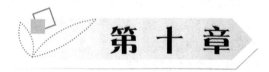

第 十 章

口腔诊所财务管理

目前,我国会计已逐步完成从手工会计向电算化会计的转变,会计工作的重心已经不再是记账和算账,口腔诊所财务管理正从"核算型"向"管理型"过渡。此外,经济事项的日趋复杂以及环境的多变导致财务管理越来越不确定,这必然凸显出财务管理的重要性。

口腔诊所开业管理最大的致命伤,在于普遍缺乏健全的会计制度及财务制度。由于口腔诊所愈来愈多,患者来源有限,口腔诊所的投资报酬率低,而固定投资比例高(例如房屋、设备、仪器),加上人力资源亦不稳定(例如口腔医师随时会跳槽或自行开业),因此口腔诊所必须有效地运用院内可使用的有限资源,并善用外部资源以提升管理效益。

医疗资源包含所谓的3M:①人(manpower):如医师、护士、秘书及助理人员;②物(material):如仪器、设备及牙材等;③财(money):即资金的来源与运用。财务管理是口腔诊所竞争力的重要组成部分,它是实现口腔医务人员的价值,取得合理和理想的经济回报的重要手段。财务管理直接关系到口腔诊所的生存与发展,从某种意义上说,财务管理是口腔诊所可持续发展的一个关键。

由成本来反映口腔诊所的经营绩效是最显而易见的,"高效率"、"低成本"并不是无法并存的。口腔诊所成本控制的真正意义在于:并非为了赚更多钱而不择手段,甚至不顾医疗服务的品质、盲目地追求利润最大化,而是减少不必要的浪费,尽力改善工作方法与作业流程,鼓励员工能更加爱护口腔诊所的财物,以达到医疗资源的最佳使用效益。

财务管理渗透到口腔诊所的各个环节之中,涉及预算、现金流动、成本、折旧、税务、盈利、亏损等各方面。由于受各种条件的限制,口腔诊所既不太可能安排专职的会计,又不可能在财务工作上投入太多的时间和精力,所以有必要聘请这方面的专家协助口腔诊所的工作。在目前激烈的市场竞争中,要以强化成本核算为手段,做到指标分解,全员参与。每项成本、费用指标都有账可查,有人控制,努力降低材料耗费,促进口腔诊所经济效益的提高。更低的成本支出来自于更高的工作效率。

一个口腔诊所的财务管理,大致可分下列几点来探讨:

(1) 资金的来源:可能来自收入的盈余、银行贷款及投资等。

(2) 固定成本及变动成本的分析及控制:固定成本,如房租、机器设备折旧、人事成本等;变动成本,如技工费、材料费、水电费、维修费、文具费、税金等。

(3) 所谓"财",是指现金、银行存款、应收账款、应付账款、营业收入、货款等收支管理;"物"是指物料,如仪器、设备、器械等。有效的财务控制有助于口腔诊所各项成本的运作顺利,并平衡资产与负债关系及维持适当的流动性,以提升经营绩效。

(4) 财务管理内部作业分为:一般会计、管理会计和资产管理。财务报表是财务管理的工具,诸如资产负债表、损益表及现金流量表等,这些报表若应用特定流动性比率、财务杠杆原理、营运比率与获利比率将可提供更详细的财务控制。

(5) 损益平衡分析可评估价格、变动成本与总固定成本间的关系。

国外的口腔诊所都把账目交给会计师事务所,而且还聘请相对固定的银行金融专家提供这方面的咨询意见,规避可能发生的危机。市场的发展越成熟,各方面的要求就会越正规,专业分工就越细化。从长远来看,在这些方面投入是值得的。

第一节　口腔诊所成本管理

如果一个口腔诊所希望以一种可持续的方式削减或控制成本,就必须掌握适当的方法去改进流程并提高能力。口腔诊所成本是指口腔诊所在口腔医疗服务提供过程中所消耗的物质资料价值(物化劳动)和必要劳动价值(活劳动)的货币表现总和。口腔诊所的成本结构就是其成本构成部分以及所占比例,就是说,口腔诊所,日常成本由哪些项目构成,各占收入的比例多大。不同的口腔诊所,成本结构不同,即使同一个口腔诊所,不同发展阶段,其成本结构也有很大的不同。但是,我们应该注意的是在口腔诊所成本管理中,口腔诊所最大的成本是时间,我们要好好想想我们所花费的时间成本是否真正体现出该有的价值了?从上大学开始学习牙科知识起就已经付出成本了,要把眼光放大看远,在口腔诊所成本管理上要算大头,不要计较蝇头小利,有大投入才有大回报。

物质资料消耗所转移的价值:第一是房屋、设备及其他固定资产的折旧等劳动资料;第二是药品、材料物资耗费等劳动对象;第三是口腔诊所在提供口腔医疗服务的全过程中进行活动、监督、管理、制定政策等新开支的各项管理费用。活劳动所创造的价值:第一是用于补偿自身劳动力再生产的必要劳动;第二是提供给社会的剩余劳动。因此,已消耗的物化劳动和活劳动的货币表现即为口腔医疗服务成本。

口腔诊所成本是口腔诊所提供口腔医疗服务时支付的各项费用的总和。口腔诊所成本是口腔医疗价值构成中主要部分的货币表现。成本与价值之间有着密切的关系。一般情况下,影响价值的因素也会影响成本,成本与价值保持同方向、同幅度变化。但是成本与价值又有区别。决定成本的要素是口腔诊所提供口腔医疗服务时的货币支出,而决定价值的是社会必要的劳动时间,成本的变化不仅取决于劳动生产率的变化,而且还取决于生产资料价值和工资水平的变化。在现实经济生活中,生产资料价格可能偏离其价值,工资水平也可能高于或低于劳动力价值。因此,在劳动生产率提高或降低、价值量减少或增加的情况下,也会出现成本不变、上升或下降的现象。

一、口腔诊所成本分类

口腔诊所成本一般包括劳务费、业务费、固定资产折旧及大修理基金、管理费等项目。不计入成本的有基本建设投资、固定资产购置费用、员工奖金等。同一个牙科,在开业前期,往往广告的投入较大,以求得尽快打出知名度,争取基础病号。而做到一定阶段的牙科,知名度有了,病号量也上来了,这时广告的力度也小了,重点去做医疗服务质量,以求得更好的口碑,稳定业务,或者引进新技术、新方法以求得业务提升。

口腔诊所成本可以从不同角度进行分类:

1. 按口腔医疗服务过程中发生的费用要素分,可分为:

(1)工资费用:包括工资、补助工资和福利费等。

(2)业务费用:包括药品、卫生材料、水、煤、电、衣被洗涤等费用。

(3)折旧费、大修理费:为固定资产折旧及大修理费用。

(4)管理费用:办公费、差旅费等。

(5)其他费用。

2. 按提供口腔医疗服务数量多少的依存关系划分,可分为:

(1)固定费用:如固定资产折旧费、修理费、管理费和医务人员工资、奖金等。固定费用不随业务量的变化而变化,每单位业务量中的固定成本随着业务量的增加而递减。

(2)变动成本:药品、卫生材料和水、电、煤等的费用,随着业务量的增加而递增。

3. 按计入医疗成本的方法划分,可分为:

(1) 直接成本:医务人员工资、药品费等。

(2) 间接成本:管理费、辅助科室发生的费用等。

开设口腔诊所的投入比较大。对大多数口腔诊所来说,要根据口腔诊所的定位,考虑到今后起码五年的发展,做好财务预算,量力而行。节流是另一个关键。但是,该花的钱还是要花,不要开始的时候因陋就简,过不了多久就发现成为"鸡肋",食之无味,弃之可惜,反而浪费了经费。

在做财务预算时,除了计算口腔诊所的投资,还应该对投资的回收有个预测,哪怕这种预测是非常简单的,但总比没有要好。作为投资人,当然希望回报越快越好。但如果只考虑了投资回报,没有在口腔诊所的广告宣传、设备保养维修、员工继续教育等方面给予足够的重视,将不利于口腔诊所的长期发展。做财务预算应该把个人和家庭的财务状况也考虑在内,事业和生活都应该兼顾,不能够厚此薄彼。

4. 根据《医院会计制度》的规定,现行口腔诊所成本可分为十大类:

(1) 劳务人员所付出的劳动报酬(活劳动):基本工资、补助工资、其他工资、职工福利费、社会保障费。

(2) 公务费:办公费、邮电费、水电费、公用取暖费、工作人员差旅费、机动车船燃料费、保险费和养路费等。

(3) 材料费:卫生材料、其他材料是口腔诊所在开展医疗业务活动中所耗费的实际成本。

(4) 低值易耗品:单位价值低、容易损耗、不够固定资产标准,且多次使用而不改变实物形态。

(5) 业务费:为完成医疗业务活动所属的消耗性业务开支,如印刷费、职工培训费等。

(6) 修缮费:提取房屋修购基金,用于修缮房屋、建筑物和水、电暖气管线的维修费、零星基建费用等。

(7) 购置费:提取设备修购基金,用于小型设备的维护和更新。

(8) 租赁费:融资租赁固定资产而支付的租赁费。

(9) 业务招待费。

(10) 其他费用:不包括以上范围的其他必要开支。

二、口腔诊所成本管理

成本管理是运用医疗成本的理论和方法,对口腔诊所的资金耗费及价值补偿过程进行反映、监督和控制,以求节省劳动耗费,提高口腔诊所经济效益的一种管理活动。降低消耗成本,提高经济效益是口腔诊所经济管理的基本出发点。故此,成本管理要从成本出发的源头着手,成本发生源流是成本管理的重点,成本管理措施的着重点也应是成本发生的源流。口腔诊所成本管理的方法措施体系的重点要放在成本发生的源流上,要针对成本发生的源流进行思维、设计,明确在整个医疗过程中构成成本发生的基础条件。改变成本发生的基本条件是成本控制和降低的源泉,体现了成本管理的基本要求。口腔诊所根据发展阶段的不同,管理要求的不同,成本管理措施的构建与选择要与口腔诊所发展的阶段相适应。树立成本动因和培养员工成本意识的概念,将成本管理的应用机制融入口腔诊所各级员工头脑之中,使成本管理措施融入具体的业务过程和管理过程之中,使成本管理的方法能够真正发挥作用。

1. 口腔诊所成本核算

口腔诊所成本核算是口腔诊所借鉴企业的一种经济管理方法。其目的是通过对口腔诊所和医疗服务成本的核算和管理,更新口腔诊所经济管理的观念,提高口腔诊所员工的成本意识,减少浪费,从而提高口腔诊所的社会效益和经济效益,增强口腔诊所在市场经济下的竞争力。目前口腔诊所把成本划分为直接和间接成本两个部分。直接成本是随口腔诊所收入而消耗的费用,如员工工资、水电、燃料、医用卫生材料、办公用品、仪器、房屋折旧等成本,直接计入口腔诊所成本核算。间接成本是管理费用、后勤支出等。这样一方面简化了成本核算,另一方面能迅速、直观地分析医疗成本的变动情况和间接成本所占比重。合理划分成本,准确核算成本,有效地降低口腔诊所成本消耗,提高口腔诊所经济效益。口腔诊所成本核算的内容包括:口腔诊所总成本核算、医疗项目成本核算、病种成本核算、材料成本核算等。

2. 口腔诊所成本管理

谈到成本,人们很容易想到成本越低越好,因为低成本是竞争的优势之一。然而实际工作中成本多低是最低,谁也无法确切认定,同时应注意不要为了降低成本可能会降低产品质量而导致信誉流失,或者错失大好时机。

科学的成本观念应该是有具体条件的低成本,这个成本有利于产品质量的保证,公司信誉的维护,市场机会的把握,经营风险的降低或避免,在具体工作中可以操作。所以,在我们牙科经营中,应该注意以下成本管理三点原则:

(1)降低消耗成本,提高经济效益的原则。利用较低廉的医疗成本提供较优质的医疗服务,尽可能有利于控制可变因素,降低医疗消耗的资源浪费,提高医疗质量。

(2)遵循医疗市场规律的原则。医疗服务是一个广阔的市场,一切医疗活动应遵循公平、公开、公正的竞争游戏规则进行,不遵循游戏规则的医疗活动必将被淘汰。

（3）有利于医疗成本核算、医疗成本分析、医疗成本控制、提高整体经济管理水平的原则。成本管理涉及口腔诊所的方方面面，既有国家利益、集体利益，又关系到每个员工的切身利益。科学、规范系统的成本管理体系应体现口腔诊所生存和发展的动力及科学管理的手段。调动员工的积极性，提高工作效率。

口腔诊所成本管理的主要内容包括：成本预测、成本计划、成本决策、成本控制、成本核算、成本分析、成本评价、成本信息反馈等。可见，医疗服务成本管理是一项系统工程，其中最主要的工程是成本控制。它是根据一定时期预先建立的成本管理目标，由成本控制主体在医疗服务范围之内，于服务耗费发生之前和成本形成过程之中，对各种影响因素和条件采取主动及时的预防和调节，以保证成本管理目标的实现和合理成本补偿的一种管理行为。只有通过有效的事前控制（成本预测、成本计划、成本决策）、事中控制（成本控制）和事后控制（成本核算、成本分析、成本信息反馈），在保证医疗服务质量的前提下，口腔诊所才能扭转由于管理不善造成的亏损，医疗服务成本才能达到合理的目标，患者才能享有质优价廉的医疗服务。

大型口腔诊所内部设立成本管理机构，建议应设专门财务人员。财务人员是口腔诊所经济核算的中心，各项数据的搜集、整理、计算和分析，以及对口腔诊所的经济指标，作出衡量、评价、预测、规划、控制和考核，具有可靠性和真实性。有利于成本核算正确，有利于事前、事中、事后进行成本控制，有利于口腔诊所经济发展，有利于提高口腔诊所经济效益。中型口腔诊所配备兼职成本会计，除具备一般会计知识之外，还应具备一定的口腔医学知识和口腔诊所管理学知识，了解和熟悉各环节成本产生和合成的原因、影响因素、可控因素、不可控因素，协同和配合完成全过程的成本管理任务。

总之，口腔诊所成本管理是口腔诊所当前经济管理的命脉，只有通过降低消耗成本，才能提高自身的竞争力，才能为患者提供"质优价廉"的口腔医疗服务场所，才能让患者满意。为此，加强成本管理，是当前口腔诊所经济管理的中心任务。

【基本理论】 成本最低化原则

成本最低化（cost minimization）又称成本极小化、最低成本点。所谓成本最低化，就是根据成本目标管理的任务，通过分析降低成本的各种因素，制定可能实现的最低成本目标，并以此为依据进行有效的控制和管理，使实际管理结果达到最低成本目标。对口腔诊所管理来说，追求口腔诊所成本最低化必须注意：①要以保证口腔医疗质量为前提；②要以社会效益和技术效益为前提，经济效益要首先考虑社会效益；③要从实际出发，注意成本最低化的相对性，各口腔诊所之间的实际条件不一样，就不能简单要求统一，不能一味追求指标；④要立足于探索降低成本的途径和潜力；⑤要注意发动员工，把握全部影响实现成本最低化的环节，研究和寻求管理方法。包括最佳的操作规程和方法、最佳的口腔医疗协作配合、最佳口腔医疗过程安排、最佳的口腔医疗材料采用、最佳的口腔医疗器械设备物资的管理维修、最少的管理费用开支、最少地发生医疗事故和纠纷等。

3. 口腔诊所支出管理

口腔诊所经费支出的管理,对提高口腔诊所经济效益和工作效率有重要意义。只有加强支出管理,才能保证经费的使用计划性、减少盲目性。分清先后主次、轻重缓急,才能合理安排、节约使用、堵塞漏洞、制止浪费、把有限资金用在刀刃上,从而保证口腔诊所开业计划的圆满实现。加强支出管理,尽可能做到高效率、低消耗、优质服务。为此,要努力做到按经济规律办事,以经济手段算经济,调动单位和职工理财的积极性。事事处处讲究工作效率、讲究社会经济效益、讲究技术经济效益。对各项经费支出管理的具体要求如下:

(1) 工资:应严格按照批准的员工工资计划支出。既体现国家的关怀,又不擅自提高或降低应给的待遇。

(2) 业务费:应严格按核定的预算,采用"以收定支"等定额管理办法,降低消耗,控制支出,做到奖罚分明。

(3) 修缮费:要根据需要制订合理的修缮计划,保证维修及时、支出节约。加强维修材料物资管理,挖掘内部潜力,严格采购、验收、保管、领发、使用手续,严防散失、浪费、损坏。

第二节　口腔诊所财务分析

研究成本结构要详细统计逐月、逐年的历史资料并加以对比,这是纵向对比,有条件的话,还可以与近似的牙科横向对比,以看优劣。比如,你想知道你的材料费是否控制的合理,就要统计数据,仔细对比,看你的比例是相对稳定还是变化很大,和别人比是多了还是少了。

一个清醒的管理者,会时刻关注自己牙科的成本结构,借以衡量自己的经营管理水平,查找漏洞,从而不断增加合理利润。

1. 支出费用的分析

尽量减少支出是经营管理的支柱,根据预算,必要的、适当的支出是必须的。医疗成本费用占总医疗收入的比例可以如下表示:

$$总成本率 = 总医疗成本 / 总医疗收入(\%)$$

总医疗成本包括:治疗成本、工资支出、管理费用、贷款利息、医疗器械折旧等费用。

一般而言,要确保口腔诊所的良好经营,总成本率应控制在 40% 左右,如果成本率超过 60% 了,经营时就要引起注意了。开业医师应随时关注收入及支出的变化,确保诊所盈利而不出现亏损。

医疗的必需经费分析包括:①必要经费的范围;②经费的预付与欠账;③库存资产;④必要经费和必要公共开支;⑤折旧费用:某些财产设备有一定的使用年限,因此,必须根据使用年限算出折旧费率。例如:牙科椅的折旧一般以 7 年左右的折旧期限来计算。比如一台 5 万元的牙科椅,每年的折旧费率应为:(5 万 –0.5 万)× 0.142=0.639 万。

2. 医疗收入的分析

对于新患者的有关信息进行整理和分析,便可以知道自己诊疗圈的大小,这对于指导以后的诊疗会有所帮助。最好将患者资料(如:姓名、年龄、性别、地址、电话号码、来院方式、时间和职业等)输入电脑并加以整理,以便于复诊。为了准确把握患者数目的增减,每月应算出每天就诊的患者的平均数,与往年的同月或是上月的数据进行比较,如果患者明显减少,应引起注意。另外,根据当月收入算出一个患者一次就诊的平均收费。

经过一段时间的努力,患者逐渐增多,口腔诊所的生意日渐兴旺,收回了前期投资,度过了"脱贫"阶段,积累不断增加,必然会进入"温饱"时期,只不过这个时间有长有短,各个口腔诊所都不一样。在这个时期,国外口腔诊所比较常用的平衡点管理法可作为借鉴。

【案例】 口腔诊所财务平衡点管理法

口腔诊所的收入比较单纯,就是临床的业务收入,而支出中包括固定成本和可变成本,业务收入减去成本,就是利润。国外财务专家提出口腔诊所财务平衡点管理法(break even point):

1. 固定成本

在口腔诊所的各项支出中,有的是固定成本,如工资、福利、租金、设备折旧,这些支出是不随诊所的业务收入而变化的,哪怕口腔诊所没有患者,这些支出也是不可缺少的。一般来说,在一个运行比较正常的口腔诊所的固定成本大约占诊所业务收入的 40%。

2. 可变成本

口腔诊所的支出中还有一部分是可变成本,如奖金、材料消耗、技工加工费、行政办公费等,这些支出与口腔诊所的业务收入有关,收入多,这些支出就多;收入少,这些支出就少。一般来说,在口腔诊所的可变成本中,奖金占收入的 15%,材料消耗占收入的 5%,技工加工费占收入的 10%,行政办公费占 3%,其他支出占 2%。一般来说,口腔诊所的固定成本大约占诊所业务收入的 35%。

3. 计算方法

根据两种成本,可以计算出口腔诊所的分担限度和平衡点,其计算方法是:

$$平衡点 = 固定成本 ÷ 分担限度$$

例如一个口腔诊所的每年固定成本是 20 万元,可变成本占诊所业务收入的 35%,那么这个诊所的分担限度就是 100%–35%=65%,其平衡点就是 20 万元 ÷65%=30.7692 万元。

也就是说,当这个诊所的每年业务收入达到 30.7692 万元时,就能够达到收支平衡了,口腔诊所就能支付所有固定成本而不至于出现赤字。而且在此基础上,如果每增加 1 元收入,就会有 0.75 元的利润。

由此可见,如何确定固定成本、如何控制可变成本、如何增加业务收入,是增加口腔诊所利润的关键所在。

第三节 口腔诊所效益分析

口腔诊所在开展口腔医疗卫生服务活动中,需要取得相应的收入。经营效益是指经营活动所取得的有益成果与消耗资源总量的比例,即:"成果与消耗之比"、"产出与投入之比"、"所得与所费之比"。经营效益的概念不等于"金钱"、"利润"、"产量"、"产值"或"发展速度"等概念。口腔诊所的经营效益是为国家或私人经营者创造利税,以及获得口腔诊所扩大再生产的财力相统一的经济效益。

一、经营效益分析目的

口腔诊所的口腔医疗资源投入,包括人力资源、物力资源、建筑设施资源和财力资源等,应按其总投入与综合产出的比值进行总体效益分析;并进行专项资源投入与专业产出比值的效益分析,以改善投入结构和提高效益水平,不断提高口腔医疗资源利用效果。

口腔诊所经营效益是检验经营管理水平的试金石。效益水平的提高或下滑,既有客观原因,又有经营管理方面的原因。只有通过客观的分析,才能找出影响经营效益的主要因素,为改善经营管理提供科学依据。

口腔诊所经营效益分析,是指经营投入项目、种类与其产出比值的分析。通过此项分析,遵照经营效益结构最优化原则,进行结构调整,达到合理利用口腔医疗资源,改善口腔医疗服务效果的目的。

二、效益分析统计指标

运用统计指标来分析和评定口腔诊所的经济效益,可以了解口腔诊所人员、设备、技术、物资的利用及潜力的情况,反映口腔诊所管理方面的成效和问题,对改进口腔诊所管理有重要意义。

反映口腔诊所效益分析的内容很多,牵涉面广,诸如口腔诊所各类人员比例、人数与工作量是否适应,牙椅利用是否充分,重要口腔医疗设备的使用是否合理等。其中牙椅的利用情况,则是反映口腔诊所工作效率的重要指标。

1. 关于牙椅利用情况分析

"牙椅"是口腔诊所用以医治患者的基本装备单位,也是口腔诊所工作规模的计算单位,是确定口腔诊所的人员编制、分配设备和物资等的重要依据。反映椅位利用情况的指标主要有:

(1) 平均牙椅工作日:是平均每张牙椅一定时期内(通常为1年)的工作天数,反映牙椅的使用情况。由于修理、消毒或其他原因,每张牙椅不可能每天都在使用。在平时正常情况下,一般以340天为标准时间较为恰当。如果超过340天,说明牙椅负担过重,会给口腔诊所管理和医疗质量带来不利影响;如果牙椅工作日过少,则说明牙椅空闲。

(2) 实际牙椅使用率:它反映平均每天使用椅位与实有椅位的比例情况。使用率高,表示椅位得到充分使用;反之,则说明椅位空闲较多。椅位使用率一般为90%~93%,超过93%则说明椅位负担过重。

2. 工作量及其比例情况分析

医疗工作量的计量单位主要为患者次数。通过分析门诊工作量及其比例情况,反映口腔诊所人力、物力和技术效果是否得到正常发挥。工作量越大,表示完成的任务越多,表示发挥技术的效能越高。

(1) 门诊工作量及其比例情况分析:包括门诊人次数及各科构成比,门诊疾病分类及其构成比。

(2) 口腔医师工作量及其构成比分析:主要是各口腔医师工作量及其内部构成比,如医疗次数及拔牙、补牙、修复、洁牙、正畸等手术构成比。

(3) 医疗仪器工作量:包括仪器使用率、仪器的工作日和展开率。

三、经营效益影响因素分析

对口腔诊所经营效益进行了基本分析之后,还需要进一步分析影响经营效益的主要因素。影响口腔诊所经营效益的因素是多方面的,应进行以下各层次的因素分析。

经营机制是影响经营效益的根本问题。因此应该首先联系经营效益对经营机制的正负两个方面进行对比分析,以便找到建立和完善口腔诊所经营机制的症结所在,通过深化改革和加强科学管理,进一步改善经营。

1. 外部经营环境分析

首先是社会经济大环境。在口腔诊所所在地区经济发展水平较差和社会上企事业单位经济状况不景气的条件下,口腔诊所的经营必然有一定的困难。

其次是政策、法律环境。这种环境是指口腔诊所与外部发生经济关系时,所应遵循的政策和法律、法规。口腔诊所在经营活动中,要与社会上的企事业单位、公民等集体和个人发生经济关系。国家管理这些经济活动和经济关系的手段,包括行政手段、经济手段和法律手段,如物价政策、公费医疗或医疗保险政策及卫生经济宏观调控政策和法律、法规。这三种宏观管理手段就形成了口腔诊所经营的政策、法律环境。口腔诊所经营活动不仅要遵循这些政策和法律、法规;更重要的是应该联系自己的经营效益,发挥主观能动性进行环境效应分析,以便在积极适应政策、法律环境的基础上,提高经营效益。

2. 内部经营环境分析

目前,口腔诊所经营管理中存在的问题,特别是经营效益不佳的状况,不应该完全归结为外部经营环境的原因,而必须对内部因素进行分析。主要应自觉地分析经营意识的不足之处、经营模式和经营结构的缺陷、经营决策的失误等。只有这样,才能够充分发挥已有的经营优势,克服经营弱点,吸取经营决策失误的教训,不断改善经营管理,提高经营效益水平。

收支、资金计划是整个开店的计划用数值将其表示出来,虽然收支、资金计划可能会随着用地计划与建设计划的变更而发生变动,但对于整体的收支、资金计划的设计是开业计划实施上的目标数值,因此在实际进行时,应朝着设定的目标数值进行,以免造成太大的出入而影响资金的运用。当然对于中途各项难以预测的突发事件在制订计划时,也要考虑临时应运措施的准备。

对于整体的收支、资金计划大致可以分成:①收支计划;②利益分配计划;③资金计划等三个部分。其中值得注意的重点是开店前可能必须大量的资金,而在开业后收支的情况对资金的运用则有很大的关系,所以对于有关经营环境、业界动向乃至口腔诊所本身的经营力等,在从事收支、资金计划时,均要多方面地进行研讨和慎重地考虑计划,因此开店后五年乃至十年中、长期计划,亦有必要列入整体立案的考虑之中。

(1) 收支计划包括:①营业额推算:对于初年度的营业额依照市场调查结果、空间面积、空间构成以及口岸条件、经营能力与同行业的比较而加以估算。次年度以后则根据经营所得与消费支出成长状况,配合已设口腔诊所的年度成长情形予以估算。当然中途若再有扩建计划时,对于营业额的预估亦要予以计入。②收入面推算:在毛利额方面可以依据毛利率及营业额进行估计,其他的收入方面,如利息收入、其他收入或租赁收入等,则依可能发生情况予以列入。③经费支出推算上:依据经营之需,分成变动费用与固定费用。变动费用是依营业额的高低而按比例发生的,如包装费、营业税等。固定费用则包括员工费、水电费、广告费、邮电费、事务用品费及其他各项管理费等,当然在固定费用内也有部分费用仍与营业额的高低多少有连带关系。除外,对于固定资产等折旧的提取及开办费等也应列入经营费用内提供。

(2) 利益分配计划:有关口腔诊所的利益分配方面,除了缴纳各项税款外,可依口腔诊所营运之需提取公积金,或是作为股东、员工的红利分配之用。

(3) 资金计划：资金计划可以分成资金使用计划及资金调配计划：①资金使用计划又可分为开店前计划及开店后计划。开店前使用计划可包括用地费、建筑费、有关保证金、开办费及物资准备费等。开店后使用计划则可包括经营运转资金、物品采购费、贷款利息或扩建、整修费等。在资金的运用计划上必须针对各费用项目的必需时期、金额、内容等作出明确的划分。②资金调配计划，亦可分成开店前计划及开店后计划。开店前调配计划是配合开店前资金使用而准备，是来自自有资本或借入资金，若调配时能确实控制，对于投资成本的降低很有帮助。开店后调配计划是配合营业活动情形，对于扣除经营费用的剩余金、折旧摊销额以及各项应收、应付费用等进行调配，以求资金的灵活运用。

【案例】 "牙齿激光美白"技术引入牙科诊所成本效益评估

在提升总体成本效益方面，我们以"牙齿激光美白"为例，评估其成本效益（表 10-1）。虽然不同品牌各有特色，但效果应在伯仲之间。

表 10-1 "牙齿激光美白"技术引入口腔诊所成本效益评估

评估层面	不引进"牙齿激光美白"	引进"牙齿激光美白"
资产	● 未投资"牙齿激光美白"资金转购其他设备	● 资产增加 ● 技术提升
负债及股东权益	● 保守经营〈无变化〉	● 负债增加 ● 应先进行资金规划，否则入不敷出，将造成股东权益受损
收入	● 未投资"牙齿激光美白"之资金有定存利息	● 病人须自费，人数增加，收入提高 ● 病人周转率增加
费用	● 传统疗法不易掌控，成本无法降低 ● 医疗纠纷多，风险较高	● 设备维修，折旧费用增加 ● 新设备之教育训练费用增加 ● 降低医疗纠纷几率（因病人满意度增加）

全面成本领导策略

1. 低成本定位

(1) 采用包租、拆账或无息分期付款等方式，以增加资金周转率，减少利息支出，降低成本压力。

(2) 初期通过供应商广告宣传的协助，降低服务、销售、广告等各方面的成本。

(3) 牙齿美容有广大的市场。

2. 差异化策略

(1) 目前投入牙齿美容服务之诊所不到 10%，优先导入"牙齿激光美白"可创造服务的独特性，更可建立患者之品牌忠诚度。

(2) 以发展社区医疗为目标，致力于社区的口腔保健，与社区作经常性的互动，提供免费的口腔保健咨询，如到各乡、学校宣传预防保健知识，定期举行社区演讲，提供卫生宣传教育资料等,以此提高诊所知名度并建立优质形象。

(3) 着眼于广泛的口腔医疗市场。

3. 集中策略

提供特定人群市场的服务需求。如政府官员、各级人民代表、记者、主播、影视歌星等公众人物,以及空中小姐、公关、行销人员等。

试看今日之域中,竟是谁家之天下。在口腔诊所的设备竞赛中,唯有掌握导入策略、强化行销技巧,才能出类拔萃,拥抱成功,笑傲江湖,得意春风。

第四节　口腔诊所绩效指标

统计学中有一个名词叫做关键绩效指标(key performance indicators,KPIs)。根据美国 Levin 牙科管理集团的经验,用在口腔诊所中,KPIs 是指可随时衡量诊所运行状况的主要因素。口腔医师通过 KPIs 就可以准确地了解诊所的状况。

口腔医师一旦掌握了这些信息,就能够更有效地作出利于提高口腔诊所工作效率和利于口腔诊所发展的决定。这些信息不仅能帮助口腔诊所提高工作量与效益,还能够防止口腔医师出错或者防止口腔医师在一些无足轻重的问题上大做文章。诊所每周都应该检查下述 7 项 KPIs:①全部工作量;②收费;③可接收的账目;④管理费用;⑤新患者人数;⑥平均每位新患者的工作量;⑦平均每位患者的工作量。

1. 全部工作量

通过重新组织与运行口腔诊所系统,几乎所有口腔诊所都有潜力使业绩增长50% 或更多。运行有效的诊所系统,口腔诊所工作量每年可持续增长最少 15%。虽然大多数口腔医师都了解其口腔诊所的工作量,但应该记住,工作量只代表口腔诊所的营业额,并不能说明工作效率如何。工作量反映了口腔诊所提供牙科服务的范围。但是,工作量不应该是决定口腔诊所是否成功的唯一标准。作为一项关键的统计指标,工作量必须与口腔诊所其他经营统计数据结合起来评估,如预算和病例完成比率等数据,这样才能对口腔诊所经营状况作出最准确的评估。

2. 收费

对任何口腔诊所来说,收费都是一项关键指标。实际上,口腔诊所应该能够收取所有患者应缴费用的 98.5%。收费状况会影响到口腔诊所财务状况和现金流量。财务状况取决于收取钱的数目;收取钱的数目对保持现金流量很重要。对患者来说,只有方便的付款方式才能使他们在接受服务时及时付费。为患者提供一系列灵活的付款选择方式有利于保证口腔诊所收取诊费。

3. 可接收的账目

可接收的账目是管理口腔诊所财务的一项卓越指标。当检查可接收账目时,多少的百分比是可以接受的呢？由于口腔诊所一直处于服务状态,所以目标应该是保持至少可以收到所有费用的 90%,在下个月里应该能收取 98.5%。大多数诊所的可接收账目会发展至不能再接受的程度。建议患者欠诊所费用不能超过 60 天。超过 60 天的欠费 50% 都收不回来。除了个别情况,欠费超过一定时间后基本上不可能收回,因为收费代理为口腔诊所收费的效率相对很低。这里存在一个使事情复杂化的因素,某些患者会由于欠费而对诊所产生负面感觉。他们不是急于还清欠诊所的诊费,而是开始为其欠费寻找所谓合理的理由。因此当把一位患者"移交"给收费代理时,结果往往会是患者提出诉讼、控告口腔诊所玩忽职守,这种现象绝非偶然。

4. 管理费用

管理费用对任何商业操作都是一项关键因素,管理费用会影响财务状况,最终造成财务不受口腔医师的控制。如果一位口腔医师在其执业生涯内不能减少 8%~9% 的管理费用,就说明这位口腔医师需要额外工作数年。许多口腔医师不能认识到工作量提高、管理费用就降低。因为当工作量提高时,管理费用相对于全部收费的比率就降低了。管理费用包括固定费用和可变费用。固定费用保持不变(租金、职员工资)。可变费用取决于工作量(牙科材料供给、技工加工费用)。固定的管理费用经常造成财务压力,当口腔诊所管理经营不善时,可能导致破产。不论诊所是否在营业都必须支付固定管理费用。

口腔诊所发展时,必须谨慎控制管理费用。当工作量增加时,需要通过控制存货和订货系统来控制可变管理费用。许多因素会造成管理费用增长,包括新材料和新技术,以及牙医想拥有的其他东西。不论开支来源于何处,都应该警觉地监督管理费用。还有一点也很重要,就是确保每项管理费用的添加都给口腔诊所带来投资回报。通过遵循一系列重要的经营管理策略,超过 85% 的口腔诊所可以轻松地减少 8%~9% 的管理费用。如果完全合理地应用所有的管理系统,有可能将管理费用降至 60%~61%。

5. 新患者数量

新患者是任何一家口腔诊所的生命之血。所需新患者的数量取决于诊所模式与预算。一个普通的口腔诊所,所有口腔医师工作量的 40% 应该来自于新患者。新患者的重要性和影响力怎么说也不为过。然而,某一口腔诊所的新患者理想比例依赖于多种因素,例如工作量目标、平均每位新患者工作量。不管新患者数目多少,必须在时间表中为他们安排时间。在整个时间表中分散地留下空当就能够轻易地为新患者安排好时间。有些诊所忙于其他类型的牙科治疗、可能整个月都不能有规律地引入新患者,这样过一段时间后就会发现工作量下降。这样还会造成时间表难以预见,可能这一周(或月)工作量高,下一周(或月)工作量就低。

6. 平均每位新患者的工作量

例如某一家口腔诊所通过卫生部门带来的新患者平均每人工作量比另一家诊所低 1/5,因为后者的口腔医师掌握了全面的检查程序。换言之,通过卫生部门带来新患者,而口腔医师不能通过详细的检查获益,那就是浪费口腔诊所的宝贵时间。口腔诊所试图通过增加新患者数目而提高工作量远不如采用适当的"新患者模式"进行诊疗有效。许多口腔医师感觉不到某些措施的重要性,例如通过 2 次就诊进行诊治、财务安排,或通过详细的病例介绍帮助患者作出决定。由于"新患者有明显的治疗需求"而追求大量新患者的想法会导致平均每位新患者工作量较低。因此,作为一项关键指标,应该追求平均每位新患者工作量水平和常规工作量水平相同。

7. 平均每位患者的工作量

平均每位患者工作量是衡量口腔诊所治疗水平的精确指标。在普通口腔诊所,单颗牙治疗出现率很高。单是新患者数量很多并不能说明口腔诊所财务成功。事实可能还会相反,数据指出 81% 的患者进行的是单颗牙治疗。最近两年内,这一比例仅下降 6 个百分点,这说明口腔诊所运行效率不高,错过了大量的诊断。进行单颗牙治疗的比例应该占 55%~60%。

为了实现平均每位患者工作量上升的目标,需要广泛的诊断系统,其中包括口腔医师、牙科护士、财务与保险协调人员,还需要时间表的配合。采用恰当的方案,口腔诊所平均每位患者工作量可以比同类型的其他口腔诊所高出 200%,甚至 400%。

所有的口腔诊所都应该提出清晰的重要指标与目标。口腔医师必须自始至终都了解口腔诊所的一般状况与财务状况,不断地参照为每一关键指标设置的目标,只有如此才能实现目标。

第五节　口腔诊所税务管理

我国市、区、县地税局征收管理科负责税务登记管理、申报征收管理、纳税服务管理、发票管理、协税护税等征收管理工作。

税务登记是税务机关根据《中华人民共和国税收征收管理法》的规定,对纳税人的生产经营活动进行书面登记管理的一种基本制度。税务登记是整个税收征管体系的基础环节,也是征纳双方税收法律关系产生、变更和消灭的法定手续。税务机关通过税务登记,一方面将纳税人纳入了监督管理体系,另一方面也将纳税人纳入了税务机关的服务体系。

【案例】 北京市平谷区地税局开业税务登记和变更税务登记

［来源:北京市平谷区地税局］

一、开业税务登记

1. 办理开业税务登记的范围

在本市行政区域内负有缴纳地方税义务的,经工商行政管理机关批准开业或经政府有关部门批准成立的各类企业、个体工商业户和其他从事生产、经营的组织机构和个人,应自取得工商营业执照或依照税收法律、行政法规成为纳税人、扣缴义务人之日起30日内,向工商行政管理机关或政府有关部门核准的注册地税务机关申请办理开业登记(北京市地方税务局另有规定者除外)。

在本市行政区域内负有缴纳地方税义务的,经工商行政管理机关批准开业或经政府有关部门批准成立的各类企业分支机构、外地进京分支机构、非从事生产、经营而取得应税收入和发生应税义务的组织机构以及只负有代扣代缴地方税义务的纳税人、扣缴义务人,应自取得工商营业执照或依照税收法律、行政法规成为纳税人、扣缴义务人之日起30日内,向工商行政管理机关或政府有关部门核准的注册地税务机关申请办理注册税务登记。

企业、事业单位、社会团体和其他的各类组织、机构,个体工商户(国家机关和只缴纳个人所得税的自然人除外),均应当按照规定办理税务登记。根据税收法律、行政法规的规定负有扣缴税款义务的扣缴义务人,应当按照规定办理扣缴税款登记。

2. 办理开业登记流程

(1) 办理开业税务登记携带资料

1) 营业执照或其他核准执业证件原件及复印件;

2) 有关机关、部门批准设立的文件;

3) 有关合同、章程、协议书;

4) 法定代表人和董事会成员名单;

5) 法定代表人(负责人)或业主居民身份证、护照或者其他证明身份的合法证件;

6) 组织机构统一代码证书及复印件;

7) 住所或经营场所证明;

8) 银行账号证明(已经先在银行开户的纳税人);

9) 单位公章、财务章;

10) 区县局税务登记管理部门需要的其他资料、证件。

(2) 对外国企业常驻代表机构应附送以下资料:

1) 工商登记证副本;

2) 首席代表的身份证或外籍人员的护照(或回乡证)、工作证;

3) 技术监督局核发的全国统一代码证书;

4) 银行开户证明(不作为必备条件);

5) 房产证明或租房协议(需贴花)(不作为必备条件);

6) 包合同(不作为必备条件)(针对外国承包商);

7) 金融许可证(不作为必备条件)(针对外资银行)。

(3) 对外籍个人纳税登记建议附送以下资料:

1)《个人所得税纳税登记表》和《个人所得税月份申报表》(表样见个人所得税申报);

2）由总公司出具的工资、薪金证明,需说明纳税人在境内外的任职是否有兼职及收入情况,并说明取得收入的时间和个人所得税的负担方;

3）有关部委批准任命的证明复印件及与公司签订的雇佣合同复印件;

4）工作证完整复印件;

5）护照（或回乡证、台胞证）完整复印件,包括空白页;

6）记者证完整复印件（针对在新闻机构任职的外籍个人）;

7）税务机关要求提供的其他资料。

纳税人可以在网上申请 tax861 临时用户,填写并打印税务登记登记表。纳税人按规定填写完或网上申报打印的《税务登记表》后携带以上资料到纳税服务所登记窗口办理开业登记手续,登记窗口为纳税人打印《分户通知单》。

注:办理税务登记地点、路线、联系电话:办理税务登记的地点:平谷区林荫北街 3 号（平谷区人民政府经济发展服务中心一层南端）;乘车路线:乘坐 918 路公共汽车到区医院下车;联系电话:69964589

纳税人根据纳税服务所登记窗口的要求,在规定的时间内持《分户通知单》到主管税务所报到,领取税务登记证件（税务登记证件包括税务登记证件及其副本、正本皮、副本皮、镜框和计算机代码章）,接受税务管理。

二、变更税务登记

已办理税务登记的纳税人、扣缴义务人,发生下列税务登记内容变化之一者,均应自工商行政管理机关办理变更登记或自政府有关部门批准或实际变更之日起 30 日内,持有关证件,向原税务机关申请办理变更税务登记。

1）改变纳税人、扣缴义务人名称;

2）改变法定代表人;

3）改变经济类别;

4）改变地址或经营地点;

5）改变经营期限;

6）增设或撤销分支机构;

7）其他改变税务登记的内容事项。

相关流程:

1）有 tax861 专用账户的纳税人可以直接在网上变更联系信息、分支机构信息和银行信息。

2）无网上专用账户以及变更其他事项的有 tax861 专用账户的纳税人必须提交变更登记申请及营业执照或其他核准执业的证件,税务机关需要的其他资料、证件到主管税务所领取并填写《变更税务登记表》。资料具体见下表:

变更内容税务机关需要材料表

变更内容	所需材料
企业名称;注册地址	新营业执照、新技术监督局代码证、旧的地税正副本原件
法定代表人	新营业执照、新法定代表人身份证、旧的地税正副本原件
股东	新股东为自然人出资的带身份证,为法人股出资的带地税登记证副本复印件、新公司章程、股东会决议

续表

变更内容	所需材料
经营范围	新营业执照、旧的地税正副本原件
增加注册资金	新营业执照、新公司章程（如股东人数有变化请参照"股东"变更栏增加相应材料）
开户银行	开户许可证或开户核准通知书
经营地址	公司有房产的带房产证，有租赁的带租赁协议

注:1. 以上材料未标明原件字样的均用 A4 纸复印一份。

2.《变更税务登记表》与上述资料一同带到登记窗口存档。

3. 所提交材料均盖本单位公章。

3) 纳税人带有关资料到主管税务所填写《税务登记变更申请表》后,变更所属街乡、变更登记基本内容、变更银行账户信息,持以上证件到平谷区林荫北街 3 号(平谷区人民政府经济发展服务中心一层南端)办理税务登记变更手续;变更主管税务所、维护登记指标、纳税人携带相关资料到征收管理科办理税务登记变更手续。

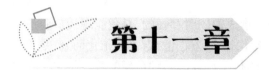

第十一章

口腔诊所文化建设

口腔诊所核心竞争力是指口腔诊所长期形成的、蕴含于口腔诊所内质中的、口腔诊所独具的、支撑口腔诊所过去、现在和未来的竞争优势,是使口腔诊所在竞争环境中能够长时间取得主动权的核心能力,是处于核心地位的、影响全局的竞争力。它主要包括知识、资源、文化和管理四个方面,而其中的文化方面是核心竞争力的精髓,口腔诊所文化建设是口腔诊所各项建设的力量源泉。

第一节　文化建设与口腔诊所

企业文化一般指企业中长期形成的共同理想、基本价值观、作风、生活习惯和行为规范的总称,是企业在经营管理过程中创造的具有本企业特色的精神财富的总和,对企业成员有感召力和凝聚力,能把众多人的兴趣、目的、需要以及由此产生的行为统一起来,是企业长期文化建设的反映。包含价值观、最高目标、行为准则、管理制度、道德风尚等内容。它以全体员工为工作对象,通过宣传、教育、培训和文化娱乐、交心联谊等方式,以最大限度地统一员工意志,规范员工行为,凝聚员工力量,为企业总目标服务。

现在统治管理理论的是西方思想,我们只要学习管理就先想学习 MBA,其实学习 MBA 是一种沟通的商用语言,中国是一个讲儒教的国家,可是有多少人把其用在企业管理中呢?任何一种管理模式的诞生,都根植于特定的文化之中。其实中国的企业应该是将中国的文化传统和西方的管理相互融合的一个混合体。完全学习 MBA 和西方管理只是学习一些技法,还应用儒家思想来长期地培养心法。儒家思想是一种文化,是需要潜移默化地推进的。希望更多的口腔诊所也能探索适合本企业的企业文化,而不是简单地做赚钱的事情,那只是短期的目标,存在是重要的,要想赚长远的钱就必须要追本溯源,无本之木的口腔诊所是不会长远的。

口腔诊所文化是伴随着口腔诊所的形成而同时存在的,是适应现代口腔诊所管理客观要求的产物,是20世纪80年代从企业文化兴起之后衍化而来,是美国学者在80年代初首先提出后并很快流行于世界的一种最新的管理思想。在我国经济转型时期,以什么样的态度和方法对待市场和病人、效率和效益、员工和社会,如何看待诊所投资人、诊所员工、病人、公众的利益关系,如何处理他们的利益关系,已成为塑造口腔诊所精神文化无法回避的问题。

从宏观上讲,口腔诊所文化是口腔诊所在建设和发展过程中逐步形成的物质文明和精神文明的总和。从微观上讲,口腔诊所文化是指口腔诊所组织在长期医疗实践活动中逐步形成并成为全体医务人员共同遵循和奉行的价值观念、基本信念和行为准则的总称。口腔诊所文化是一种以口腔诊所的价值体系为中心,以人的思想观念为主体,以口腔诊所管理哲学和管理行为为出发点的现代口腔诊所管理理论,被人称之为"管理之魂"。虽然它受到政治、经济、社会等方面的制约,但又具有相对独立性。它是口腔诊所长期以来形成的一种稳定的文化传统,能将口腔诊所内部各种力量统一于共同的指导思想和经营哲学之下,汇聚到一个共同的目标和方向上,从而对促进口腔诊所的全面发展有着重大的现实意义。对于一个口腔诊所来说,口腔诊所文化水平高低是口腔诊所素质高低的一个重要标志,决定着口腔诊所的兴衰。

故事:科学家把六只猴子关在一个笼子里,并在显要的位置放了一串香蕉。猴子看见了香蕉,自然要去摘香蕉。可就在猴子快要拿到香蕉的时候,科学家立刻用高压水枪击它,迫使它后退。第二只猴子快要拿到香蕉时,同样家法伺候,几个回合下来,再也没有猴子敢接近香蕉。这时,科学家放走了一只猴子,又放进来一只新猴子。新猴子没吃过水枪的苦头,看见了香蕉,很自然地去拿。令人吃惊的事情发生了:另外5只猴子一起跳过去,对这只新猴子一顿暴打,阻止它去拿香蕉。可怜的新猴子被痛打,再也不敢去碰那个香蕉。科学家继续试验,从最先的五只猴子中放出一只,再放一只新猴子进来。相同的情况出现了,新猴子去拿香蕉,其他五只对它一顿猛揍,而打得最凶的,居然是刚才那只新猴子。所以,这只新换进的猴子,也不碰香蕉了。科学家又放出去一只老猴子,放进一只新的,最后试验的结果是,笼子里的六只猴子都不再是原先的六只,也没有被水枪击过,但是都不会吃香蕉了。这,就是企业文化,即是一个组织由其价值观、信念、仪式、符号、处事方式等组成的其特有的文化形象。企业文化不只是一个标语、一个口号,但它事实上却影响着企业的行为。

企业文化是企业长久以来形成的共同价值观念,是共同遵守的行为规范、道德准则,是企业基于自身性质、任务、宗旨、时代要求和发展方向,经过长期精心培育而逐步形成和确立起的思想成果和精神力量,是保持企业长久发展的灵魂和特有的要素,是企业内部凝聚力和向心力的有机结合体。搞好企业文化建设是企业发展的关键。

第二节　口腔诊所文化建设作用

企业文化是一种信念的力量,道德的力量,心理的力量。这三种力量相互融通、促进,形成了企业文化优势,这是企业战胜困难,取得战略决策胜利的无形力量。成功的口腔诊所文化对外具有一定的引力作用,对内具有一定的凝聚力,总体而言,优秀的口腔诊所文化应具备以下六大特点:

1. 广泛认同的价值观

员工认同口腔诊所文化才是真正的文化。在实际口腔诊所管理工作中,很多口腔诊所业主或负责人连自己都不认同的东西,却要员工去执行。例如员工归属感、价值观的培养等文化建设,包括如"院风"、"院训"、"院长信条"、"经营原则"、"企业使命感"等。要树立"立德、敬业、严谨、创新"的口腔诊所精神,建立民主通畅的公开渠道,创建"学习型"组织,打造宽松的工作环境,建立高雅圣洁的文化氛围,调动一切可以调动的因素,凝聚人心,团结奋进,发展医院,壮大口腔诊所。

2. 成功的实践与验证

在管理上应建立并倡导崇德敬业,遵纪守法,坦诚守信,团结协作的口腔诊所文化。有一家口腔诊所价值观是这样的:实实在在做人,认认真真做事。但在这个口腔诊所,员工做的却完全变了。口腔诊所经常是不按时发工资,对员工的承诺不兑现,于是业主忽悠员工,员工忽悠病人,他们的做法与其"实实在在做人,认认真真做事"的口号却大相径庭。

3. 使员工产生使命感

优秀的口腔诊所文化不仅能使员工产生使命感和责任感,而且能激励员工积极地工作,使员工对未来充满憧憬。反之,会使员工产生消极,悲观厌世情绪,甚至自杀。例如:最近富士康公司接二连三的跳楼事件,就证明了这一点。造成富士康员工跳楼的主要原因有三个:一是个人职场情商低;二是社会竞争压力大;三是企业管理有问题,这三点是最直接、最主要的原因,也就是说富士康的企业文化建设不到位,才导致一些员工产生消极厌世的心理和行为。

4. 简约明了令人心悦诚服

口腔诊所文化的核心主张一定要简洁明了,我们可以看看国内外著名的口腔诊所文化,都是精简的一句话或一个词。例如潍坊口腔医院的诚信文化——紧紧围绕"以病人为中心,以顾客为关注焦点"这一主题。

例如麦当劳公司的创始人克罗克在麦当劳创立初期,就设定了麦当劳的经营四信条,即向顾客提供高品质的产品、快速准确友善的服务、清洁幽雅的环境及做到物有所值。也就是"品质、服务、清洁、价值"。麦当劳几十年来恪守这一信条,并持之以恒地落实到每一项工作和每位员工的行为上。到今天终于成就了在世界上100多个国家开设70 000多家分店的世界第一大快餐特许经营企业。

5. 产生不可复制的竞争力

口腔诊所最强大的核心竞争力是坚守正确的服务理念,口腔诊所经营管理方法容易模仿,口腔诊所优秀的企业文化却需要长期的积淀才能形成。事实上口腔诊所文化已经超越了管理范畴,其实质上是一种具有不可复制的竞争文化。而现代口腔诊所的竞争,归根到底是口腔诊所文化的竞争,或者说是品牌文化的竞争。优秀的口腔诊所文化就是口腔诊所最有力的竞争武器,而且是不可复制的。

6. 能使员工对口腔诊所产生深厚的感情

口腔诊所文化不仅能提高员工主人翁意识和员工高尚的情操,而且能使员工对口腔诊所产生深厚的感情。无论走到哪里员工对口腔诊所的一草一木总是充满怀念,听到或看到口腔诊所的代表人物、标志、广告等总是有一种亲切感。

第三节 口腔诊所文化建设实施

当前随着我国经济水平的发展以及生活方式的改变,市场需求情况的变化,口腔医疗的市场竞争能力主要集中体现在医疗技术含量和服务的文化理念上。口腔诊所文化建设的实施应遵循以下原则:

1. 以人为本的原则

以人为本就是把人视为管理的主要对象和口腔诊所最重要的资源。口腔诊所文化模式必须以人为中心,充分反映人的思想文化意识,通过口腔诊所全体人员的积极参与,发挥首创精神,口腔诊所才能有生命力,口腔诊所文化才能健康发展。

一方面口腔诊所文化作为一种管理文化,它需要强调对人的管理,并把强调"人"的重要性有机地融入追求口腔诊所的目标中去。另一方面员工不仅是口腔诊所的主体,而且还是口腔诊所的主人,口腔诊所要通过尊重人、理解人来凝聚人心。口腔诊所文化要通过激发人的热情,开发人的潜能,来极大地调动人的积极性和创造性,使企业的管理更加科学,更有凝聚力。

口腔诊所文化塑造过程中,要正确处理好口腔诊所业主倡导与员工积极参与的关系。必须做到每一个环节都有员工参与,每一项政策出台必须得到广大员工的认可,自始至终形成一个全员参与、相互交融的建设局面,从而实现员工价值升华与口腔诊所蓬勃发展的有机统一,实现员工全面发展的有机统一。

2. 讲求实效的原则

进行口腔诊所文化建设,要切合实际,符合定位,一切从实际出发,不搞形式主义,必须制订切实可行的口腔诊所文化建设方案,借助必要的载体和抓手,建立规范的内部管控体系和相应的激励约束机制,逐步建立起完善的口腔诊所文化体系。

要以科学的态度,实事求是地进行口腔诊所文化的塑造,在实施中起点要高,要力求同国际接轨、同市场接轨,要精益求精,搞精品工程,做到重点突出,稳步推进。要使物质、行为、制度、精神四大要素协调发展、务求实效,真正使文化建设能够为口腔诊所的科学管理和口腔诊所发展目标的实现服务。

3. 重在业主的原则

要树立"管理者首位"的思想,业主要率先垂范。口腔诊所文化在很大程度上表现为业主文化,从一定意义上说,口腔诊所文化是业主理念的升华,业主是口腔诊所文化的倡导者、缔造者、推行者,不仅个人的理念要领先于他人,更重要的是能把领先的理念转化为口腔诊所的理念、口腔诊所的体制、口腔诊所的规则。

业主在口腔诊所文化建设中,要先学一步,学深一些,带头思考,带头实践,时时事事给员工作出榜样,要在口腔诊所文化建设中有创新、有建树。各级管理者,都应明确自己的角色定位,承担起应负的责任,并善于集中员工的智慧,调动起全体员工的积极性、创造性,依靠全员的力量投身口腔诊所文化建设。

4. 系统运作的原则

口腔诊所文化建设作为一项战略性、长期性的工作,是一项庞大的、复杂的系统工程,绝不能凭空想象一蹴而就,要树立"打持久战"的理念。

口腔诊所文化是企业的"铸基"和"铸魂"工程,需要坚持不懈地努力。它的建设是一个渐进过程,必须运用系统论的方法,搞好整体设计,分步推进,分层次落实。必须明确总体目标和阶段性目标,业主应该做什么、怎么做,员工应该做什么、怎么做,只有上下戮力同心,协调运作,才能把口腔诊所文化建设的任务落实到实际工作中去。

5. 突出特色的原则

口腔诊所文化是一门应用性、实践性很强的科学,是在一定社会文化背景下的管理文化。工作中必须运用创新的方法去思考,去实践。搞好文化建设关键在于突出口腔诊所的鲜明个性,追求与众不同的特色、优势和差别性,培育出适应知识经济时代要求的,能够促进口腔诊所整体素质提高、健康发展,具有自身鲜明特色的口腔诊所文化。

在口腔诊所文化建设过程中,必须牢牢把握口腔诊所现状、未来的实际情况,重视挖掘提炼和整理出具有鲜明特色的文化内涵来,走出一条具有特色的口腔诊所文化建设之路。

6. 追求卓越的原则

塑造口腔诊所文化,要表现出 21 世纪一流的水平,使口腔诊所员工都欣赏这一模式。在卓越的文化模式里,人人追求卓越,个个表现出卓越的绩效。

口腔诊所文化发展到一定程度,往往容易满足现状,失去新的追求,变得保守起来,使口腔诊所文化的"文化力"减弱,也使口腔诊所丧失对卓越的追求。因此,塑造口腔诊所文化,必须坚持卓越的原则,使口腔诊所和员工始终感到总有一股追求卓越的激情在激励着他们,激动人心的目标一个接一个地出现,崇尚革新,与时俱进,不懈地追求完美和第一,从而促进口腔诊所文化的健康发展。

第四节 口腔诊所文化建设方法

一个口腔诊所要做到最优秀,最具有竞争力,必须在口腔诊所文化观上下工夫,塑造卓越的口腔诊所文化。大多数企业文化建设由于找不准着力点,使企业文化目标不明确、方法不具体、执行不到位、效果不明显。口腔诊所文化建设的具体方法如下:

1. 树先进典型

给员工树立了一种形象化的行为标准和观念标志,通过典型员工可形象具体地明白"何为工作积极"、"何为工作主动"、"何为敬业精神"、"何为成本观念"、"何为效率高",从而提升员工的行为。上述的这些行为都是很难量化描述的,只有具体形象才可使员工充分理解。例如华美牙科集团 2011 年度精英年会盛大召开,大会评选了 2011 年度优秀的员工并颁奖,逾 15 名优秀员工获得了不同的奖项(图 11-1、图 11-2)。其中,董事长秘书罗明媚,都江堰、郫县片区督导朱守香,双流门店经理陈蓉、光华村店经理张小莉获得了年度特别大奖——一家三口港澳 5 日游。她们激动不已:"这是公司对我们辛勤工作的认可,是我们努力的结果,来年中我们必定恪尽职守,投入百分之百的激情,做出更大的成绩。"

2. 网站建设

在口腔诊所网站上进行及时的思想、文化宣传,如企业网站建设专家米粒文化 CEO 指出,寻找专业的,与企业文化相关的网站建设更符合、更贴近公司的企业文化(图 11-3)。

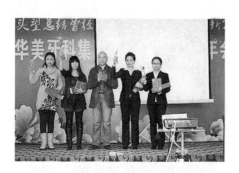

图 11-1　树先进典型（华美牙科集团）

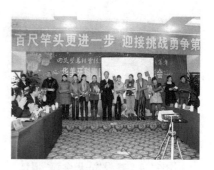

图 11-2　树先进典型（华美牙科集团）

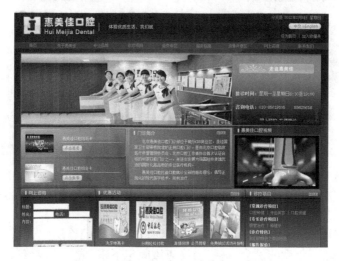

图 11-3　网站建设（惠美佳口腔门诊部）

3. 外出参观学习

外出参观学习也是口腔诊所文化建设的好方法,这无疑向广大员工暗示:口腔诊所管理者认为员工提出的要求是有道理的,因为别人已经做到了这一点,而我们没有做到这些,是因为我们努力不够,我们应该改进工作向别人学习(图11-4、图 11-5)。

例如在国庆 62 周年前夕,厦门亚欧齿科组织全体职员赴闽西上杭县古田镇参观"古田会议"旧址,了解 82 年前那段珍贵的历史,缅怀老一辈革命家的丰功伟绩。通过参观学习,大家决心珍惜今天的幸福生活,努力学习,不断提高,为国家的发展及民众的健康贡献力量。

4. 文体活动

文体活动指唱歌、跳舞、体育比赛、军训、拓展训练、国庆晚会、元旦晚会等,在这些活动中可以把口腔诊所文化的价值观贯穿进行。例如精工口腔医院组织全体职员参加摩尔拓展训练(图11-6、图 11-7)。

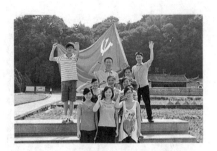

图 11-4　参观"古田会议"旧址
（厦门亚欧齿科）

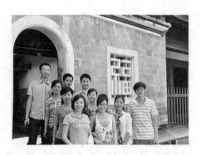

图 11-5　参观"古田会议"旧址
（厦门亚欧齿科）

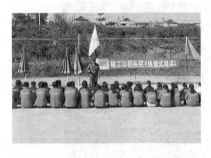

图 11-6　拓展训练（精工口腔医院）

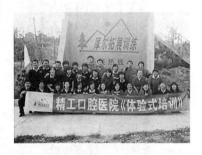

图 11-7　拓展训练（精工口腔医院）

5. 例会

就是在每天上班前和下班前用若干时间宣讲口腔诊所的价值观念。总结会是月度、季度、年度的例会，这些会议应该固定下来，成为口腔诊所的制度及口腔诊所文化的一部分。例如为了培养出色的一线口腔医生，海南口腔医院每天坚持一个"例会"，每次例会由科室主任带领总结前一天的病例，逐个分析牙齿 X 线片，找出存在的潜在问题、疑难案例，评价治疗过程的优劣，分析医患争议问题，医疗组再根据这些问题，一个病例一个病例的去查，不断地去改善诊疗水平和服务水平（图 11-8、图 11-9）。

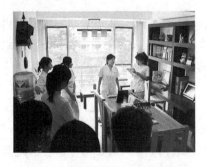

图 11-8　例会（精工口腔医院）

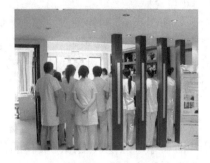

图 11-9　例会（北京昊城口腔诊所）

6. 权威宣讲

引入外部的权威进行宣讲是一种建设口腔诊所文化的好方法。这种外部权威包括:学术权威,知名企业家,政府高官等。选择的权威个人形象一定要好,否则效果反而不好(图 11-10)。

7. 创办报刊

口腔诊所报刊是文化建设的重要组成部分,也是口腔诊所文化的重要载体。

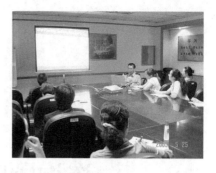

图 11-10 员工培训(金琴牙科联盟医院)

口腔诊所报刊更是向企业内部及外部所有与口腔诊所相关的公众和顾客宣传口腔诊所的窗口。例如厦门亚欧齿科的企业杂志《亚欧艺齿》已于 2011 年开始编撰发行。杂志分"亚欧动态、海外牙视野、牙科观点、思想力、诊所之宝、专家提醒、美丽牙齿、博士有答、寓言故事、牙科解密、温馨提示、齿科 ABC、牙齿保健、警钟长鸣、YAO 特约稿、YAO 俱乐部、幽默牙齿"等 17 个栏目,共 64 个页面。90% 的照片属于亚欧齿科原创特摄,集知识、时尚、趣味于一体,得到顾客及同行的一致好评(图 11-11、图 11-12)。

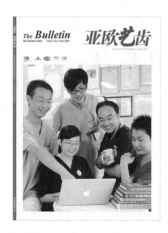

图 11-11 亚欧艺齿(厦门亚欧齿科)

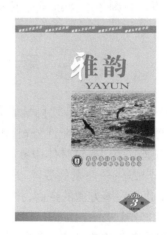

图 11-12 雅韵(青岛市口腔医院)

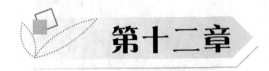

第十二章

咨询顾问和事务所

顾问是一个职业,泛指在某件事情的认知上达到专家程度的人,他们可以提供顾问服务。例如品牌顾问、法律顾问、地产顾问、工程顾问等。其作用在实现依法管理中发挥助手作用,促使企业经营管理活动纳入法制轨道;在遇到法律问题时发挥咨询作用,保证企业依法办事。

第一节 管 理 咨 询

管理咨询是指从事软科学研究开发,并出售"智慧"的公司,又称"顾问公司"。这类公司属于商业性公司,接收委托者的意向和要求,运用专门的知识和经验,用脑力劳动提供具体服务。管理咨询是专业的战略与管理综合性咨询机构,为客户提供企业发展战略、组织与流程优化、人力资源与企业文化、财务管理、集团化管理等方面的咨询,并根据客户的需要提供相应的信息化支持。

例如美国 Harris Dental 诊所,为了让病人接受难以忘怀的高质量牙科医疗服务,聘请专业的牙科诊所管理顾问公司为他们出谋划策,虽然全体工作人员都很清楚诊所的理念和目标,但有的时候依然会出现一些偏移,所以聘请了 Mercer Advisors 公司的顾问。顾问们根据业务发展的情况和市场的变化,修订了 Harris Dental 诊所的岗位责任制,使每一位员工都对自己的责权利有了更加明确的认识;诊所还根据顾问的提议,每月召开一次员工会议,检查制度执行情况,寻找工作中的不足,借此不断强化诊所的理念。

现代管理咨询业是20世纪90年代以来世界上迅速发展的知识密集型产业。现代管理咨询的三个突出特征是:①高度职业化、专业化;②注重从战略的高度

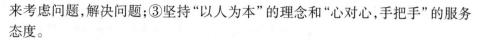

来考虑问题,解决问题;③坚持"以人为本"的理念和"心对心,手把手"的服务态度。

1. 管理咨询的主要任务

咨询公司是帮助企业和企业家,通过解决管理和经营问题,鉴别和抓住新机会,强化学习和实施变革以实现企业目标的一种独立的、专业性咨询服务机构。它是由具有丰富经营管理知识和经验的专家组成,深入企业现场,与企业管理人员密切配合,运用各种科学的方法,找出经营管理上存在的主要问题,进行定量及定性分析,查明产生问题的原因,提出切实可行的改善方案并指导实施,以谋求企业坚实发展的一种改善企业经营管理的服务公司。

其任务主要有:

(1) 帮助企业发现生产经营管理上的主要问题,找出原因,制订切实可行的改善方案。

(2) 指导改善方案的实施。

(3) 传授经营管理的理论与科学方法,培训企业各级管理干部,从根本上提高企业的素质。

管理咨询公司可以以企业管理咨询、商务咨询、会务服务、礼仪服务、企业形象策划、公关策划、展览展示等咨询服务为主要经营范围,同时也可以经营一些相关的产品销售。

2. 管理咨询的服务流程

管理咨询是指针对客户企业具体的经营管理问题提出独立的建议和帮助。它一般包括确定和考察相关的问题或者机会,推荐合适的行动方案并进行规划,为所提出建议方案的付诸实施提供帮助。管理咨询主要以方案报告的形式向客户企业的高层决策者提供建议,并不直接接入客户企业的具体经营管理活动。

管理咨询包括三个阶段:企业诊断、方案设计、辅助实施。

(1) 企业诊断:是指通过调研,对企业现状进行客观、系统的剖析,描述出企业相关方面的运行现状,揭示出企业的问题及产生问题的根源,提出解决问题的思路和建议。

(2) 方案设计:是指在企业相关问题诊断的基础上,就客户提出的经营管理问题,设计出系统、具体的解决方案并进行规划。

(3) 辅助实施:是组织客户企业有关人员熟悉、消化管理咨询方案,就方案内容涉及的理念和经营管理知识,对客户企业的相关人员进行培训,组织制定有关各项管理制度和实施细则,辅助企业模拟实施设计方案,根据模拟实施结果,对设计方案及制定的管理制度、细则等作出必要的调整。

【案例】 西安爱牙企业管理咨询有限公司

西安爱牙企业管理咨询有限公司 2010 年成立,西安爱牙企业管理咨询有限公司是国内第一家定位为公共口腔卫生服务和口腔医疗服务管理咨询的公司,专注于帮助组织和个人发展并获得成功所需的知识、技能及取得持久的竞争力。爱牙企业管理咨询有限公司拥有强大的顾问团队,他们有来自著名高校和科研机构的工商管理等专业的硕士、博士和资深学者,也有口腔医疗服务管理第一线颇有成绩的高层管理人员,他们是各管理领域的专家,具有深厚的理论素养,并且在咨询服务的管理实践中积累了丰富的经验。管理咨询机构拥有不同的专业教育背景和行业从业经历的高素质咨询师团队,建立了庞大的专家顾问网络,与众多国内外企业家、经济学家、管理专家、政府官员、技术专家建立和保持着良好的知识网络关系,建立和积累了丰富的行业数据库和咨询案例库。

西安爱牙企业管理咨询有限公司的使命就是帮助领先的口腔医疗机构实现显著、持久的经营业绩改善,打造能够吸引、培育和激励杰出人才的优秀组织机构。西安爱牙企业管理咨询有限公司积极吸收并融合国内外口腔诊所管理的理论、方法及工具,在基于对我国口腔医疗机构现状和经营环境深刻理解的前提下,注重咨询方案的整体性、创新性与可操作性,帮助客户提升从战略制定、战略实施到绩效提升的整体管理能力,并将与客户建立长期合作关系作为咨询的目标之一。形

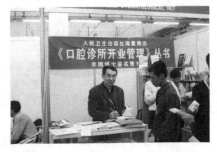

图 12-1 李刚博士 2007 年在广州展会售书照

成了以"战略咨询"为核心,"管理咨询"、"信息咨询"为两翼的咨询业务结构,为客户提供全面的咨询服务(图 12-1)。

第二节 财 务 顾 问

财务管理渗透到口腔诊所的各个环节中,涉及预算、现金流、成本、折旧、税务、盈利、亏损等各方面。由于受各种条件的限制,口腔诊所既不太可能安排专职的会计,又不可能在财务工作上投入太多的时间和精力,所以有必要聘请这方面的专家协助口腔诊所的工作。

国外的口腔诊所都把账目交给会计师事务所,而且还聘请相对固定的银行金融专家提供这方面的咨询意见,规避可能发生的危机。市场的发展越成熟,各方面的要求就会越正规,专业分工就越细化,从长远来看,在这些方面投入是值得的。

企业财务顾问业务是近年来随着市场和企业需求发展应运而生的咨询顾问类中的业务,主要包括大型建设项目财务顾问业务和企业并购财务顾问业务。

财务顾问业务品种包括:企业投融资、项目融资、并购、资产重组/管理、债

务管理、银团贷款安排、企业改制上市、债券及票据发行、管理咨询、研究分析、培训服务和企业"诊断"等方面的顾问业务。

申请条件：

凡具有此类业务需求的法人企业均可根据实际情况申请开办此项业务。

提供资料：

财务顾问所涉及的项目种类繁多，各类项目甚至每个项目对所需文件均有不同要求，但通常包含如下资料：

(1) 财务顾问服务申请书；

(2) 经年审合格的企业(法人)营业执照(复印件)；

(3) 提供财务顾问服务所必需的其他有关资料。

申请程序：

通常包括如下环节：

(1) 受理企业、机构的业务申请；

(2) 签订财务顾问协议；

(3) 开展市场分析和研究，出具财务顾问报告；

(4) 根据客户反馈，修改、完善财务顾问报告；

(5) 按照《财务顾问协议》中的规定完成有关服务。

收费标准：

顾问费由双方通过协议确定。

【案例】 广州市栢诚财务顾问服务有限公司

广州市栢诚财务顾问服务有限公司是经广州市工商局批准成立的。专业从事代理记账、工商、税务代办、代理服务的专业机构，与国家工商、财政、税务、银行等部门建立了长期的业务关系。公司由高素质、经验丰富的注册会计师、税务师、律师、经济师组成。

服务品种包括：

(1) 工商代理：代办省、市、区各类公司(企业)的开业注册、变更登记、注销、验资、增资、减资、年检、跨区迁移、升级上市、冠省名、改制重组、收购转让；工商疑难咨询。

(2) 财税代理：代办国、地税证的开业登记、变更登记；迁移、清税、注销、查账审计、税项审计、汇算清缴、一般纳税人资格认定、所得税减免；全年财税顾问及税收策划咨询；财税疑难咨询。

(3) 其他证照代理：代办企业代码证、卫生许可证；代办开户许可证、贷款卡，代办商标注册，代刻各类印章，代登各类报纸公告，代拟各类文书，代办租赁登记。

公司经营宗旨是："栢心为你，诚信众归"。所以我们对您的每一次来电，我们都会细心聆听，对您的每一次来访，我们都会热情接待，深入了解您的需求，选定最适合您的解决方案，确保您的各项要求都得到迅速圆满的解决。为您节省时间和精力，让您创造更多价值和财富，我们会珍惜每一次机会，更期望能与您建立良好的友谊，携手发展，共创辉煌。

经营策略：努力探索客户的各种需求，以一流的硬件设施以及一流的服务体系保证最高的服务水平,以差异化的服务品质赢得客户长期的支持,以最低的服务收费满足客户更多的服务需求,以最多的服务组合促进客户发展壮大,以最快的服务效率满足客户,以争取更多的商业机会。

服务真谛:如何让顾客的需要得到更好的满足;如何让顾客更方便;如何让顾客知道他不知道的信息;如何让顾客得到应有的价值回报;如何让顾客得到应有的尊重和善待。

第三节 法律事务所

口腔诊所可外聘1名法律顾问或委托一个法律事务机构,提供日常法律服务,可以做到事前防范,避免法律风险。

法律顾问服务范围:①就口腔诊所日常经营相关法律问题随时提供法律咨询意见;②审核、修改口腔诊所合同、章程、规定等法律文件;③对口腔诊所员工进行法律事务方面的提供指导和培训;④就口腔诊所在日常经营活动有关事项与第三方交涉、谈判;⑤以最优惠的无结果无报酬的形式,代理口腔诊所以诉讼或非诉讼方式收取应收的账款;⑥就口腔诊所经营活动中的有关重大事项和重大项目起草、拟定、翻译项目法律文件及从事项目法律代理;⑦代理口腔诊所以调解、仲裁、诉讼等方式处理甲方与其他第三方之间发生的争议纠纷;⑧其他经双方协商由乙方办理的事项。

法律顾问作用:①预防作用——将存在的法律风险消灭在萌芽状态,从而起到防范的作用;②挽救作用——法律顾问进行专业的分析与论证,采取有效补救措施,就可以避免或减少口腔诊所的经济损失;③增利作用——降低和避免法律风险、减少损失,可以实现口腔诊所利润的最大化。

口腔诊所法律顾问或委托法律事务机构的作用与职责是:

1. 法律咨询功能

一是协助各口腔诊所及其内部职能部门,实施法制化基础建设,促进各口腔诊所把医疗业务、行政管理,对外经济活动等纳入法制轨道;二是通过接受委托并参与口腔诊所重大问题的决策与管理活动,及时、准确地提供有关的法律、政策依据和法律意见。口腔诊所作为一个法人单位和经济实体,在社会中生存发展,必然产生许多与法律有关的事务。如前述的口腔医疗纠纷,涉及合同的纠纷,债权债务、财务、税收、物价、劳动人事、环保、房地产等,无一不涉及法律规范。

2. 法律实务功能

代为口腔诊所法人办理本单位的法律事务。一是接受委托,代理有关口腔诊所的医疗纠纷,经济纠纷及其他民事纠纷的非诉讼事务(如接待、解释、协商、调解、仲裁等)和诉讼活动;二是参与委托口腔诊所的经济合同及其他重要法律事务文书(如契约、协议、声明、章程、规则、诉状、答辩等)的草拟、审查、修改、管理;三是参与委托口腔诊所的重大经济合同,科研合作协议等的谈判、签约活动,并对实施情况进行监控;四是协助委托口腔诊所进行全员普法教育等。

3. 引导和保障功能

在口腔诊所生存发展过程中,法律顾问除从法律约束角度考虑问题外,还应积极主张口腔诊所行使法律授予的法律保护权利,使口腔诊所在法律和政策允许的活动空间取得最大的效益和最快的发展。有效地维护口腔诊所的合法权益,律师的职责是维护当事人的合法权益。

参考文献

1. 张震康.中国口腔医疗市场需求及服务模式[J].中国医院,2003,7(6):5-9

2. Blatchford WA. When preparation meets the opportunity [J].APDN,2003,（Mar-May):14

3. Blatchford WA. SMART goal setting [J].APDN,2003,（December-February):14

4. Davies WIR. The development of dentistry in Hong Kong. In:The Fe-deration of Hong Kong Medical Societies,ed. The medical directory of Hong Kong [M]. 3rd ed. Hong Kong:The Federation of Hong Kong Medical Societies,1985:79-84.

5. 于秦曦,邝泽洪,司徒治.审时度势制定诊所的发展规划[J].中国口腔医学信息,2002,11(10):223-224

6. 中央人民政府卫生部卫生画刊编审委员会.中国卫生画刊[M].北京:中央人民政府卫生部资料室发行,1950

7. 李刚.论口腔医疗服务在我国的发展与未来[J].中国卫生事业管理,1994,（5):248-250

8. 李刚.论口腔医学教育在我国的发展与未来[J].医学与哲学,1994,（11):47-49

9. 李刚.建立以牙科诊所为基础的社区口腔卫生服务体系[J].中国口腔医学信息,2001,10(3):80-83

10. 李刚.中国口腔卫生服务的现状与发展报告[J].美国美中医学,2004,1(1):36-39

11. 李刚.影响我国家庭成员口腔卫生服务利用的多因素分析[J].上海口腔医学杂志,2005,14(1):6-10

12. 李刚.我国口腔疾病状况2003年监测结果分析[J].中华流行病学杂志,2005,26(2):146

13. 时仲省.现代医院管理的理论与实践[M].郑州:河南人民出版社,1994,425-428

14. 胡德渝.21世纪中国口腔保健科学发展趋势及目标与策略[J].华西口腔医学杂志,2001,19(4):260-262

15. 闫福华,郑厦德,张志兴.牙医学专业在社区口腔诊所中的地位[J].福建医科大学学报(社会科学版),2003,4(2):50

16. 于秦曦.老板不是那么好当的——与民营口腔诊所负责人共勉[J].口腔设备及材料,2004,（1):101-102

17. Blatchford WA.Making your dreams come true today [J].APDN,2002,（April-June):19-20

18. Blatchford WA. Creating value for excellence [J].APDN,2002,（Jul-Oct):12-13

19. Blatchford WA. Leadership challenges [J].APDN,2003,（Nov-Feb):16-17

20. Sarner HA. Renting or buying your own office [J]. CAL. 1984,47(10):8-9,11

21. Schaefer, Lola M. Dental Office [M]. Publisher(s):Heinemann Library,2000

22. 李刚,中国口腔医学史的三个阶段[J].中国口腔医学信息,1992,(1):3-4

23. 顾杨,刘洋,郭王霞,等.对营利性和非营利性牙科医疗机构的局部调查[J].临床口腔医学杂志,2002,18(2):73-74

24. 许利国,毛建勋,马德高.萧山市42家个体牙科诊所消毒现状调查[J].中国公共卫生,2000,16(9):781

25. 滕瑞峰.黑龙江省林口县牙病防治[J].全国牙病防治通讯,2001,4(20):34-36

26. 彭雅清.新泰市个体牙科诊所消毒工作状况调查[J].中国消毒学杂志,2000,17(1):18

27. Damodar N. Gujarati. Basic Econometrics. Third Edition Copyright. 1995 by McGraw-Hill.Inc

28. 吴明,李曼春,侯建林,等.随机前沿成本函数方法在医院经济效率评价中的应用[J].中华医院管理杂志,2000,16(8):507-509.

29. 侯建林.应用前沿成本函数评价医院效率的研究进展[J].国外医学医院管理分册,2000,(1):1.

30. 李刚,张博学,倪宗瓒.我国不同地区个体牙科诊所现状的调查与评价[J].实用口腔医学杂志,2005,21(2):269-271

31. 欧尧,李刚,章锦才,等.我国各类口腔医疗机构的经济效益评价[J].中国卫生质量管理,2006,13(1):24-26

32. 李刚.牙科诊所开业管理[M].西安:第四军医大学出版社,2006,

33. 沈思敏.口腔科管理特点浅析[J].中华临床医学研究杂志,2003,(总第80期):13206-13207

34. 张震康.试论我国口腔医疗保健服务模式改革的发展趋势[J].中华口腔医学杂志,2004,39(1):73-76

35. ZHAN G Zhen-kang. Prospects for dentistry in 21st century in China. In:Richard JS ed. Dentistry in the 21st century. A global perspective. Berlin:Quintessence,1991. 85-89.

36. 于秦曦,张震康.社区口腔诊所开设和经营管理[M].北京:人民卫生出版社,2002,2-3

37. 李刚.我国口腔医疗机构和医疗机构口腔科基本标准(建议案)[J].中国口腔医学信息,2006,15(1):4-8

38. 胡培红.发展社区卫生服务的探索与思考[J].卫生经济研究,2006,(1):25-26

39. 钱颜文,孙林岩.对经营模式的分类研究[J].科学学与科学技术管理.2003,24(9):23-25

40. 于秦曦.实用口腔诊所管理实践[M].北京:人民卫生出版社,2008

41. 郝媛媛.时尚职业 时尚服装——口腔医疗职业服装设计[J].时尚牙医,2010,(4):64-65

42. 周大成.中国口腔医学史考[M].北京:人民卫生出版社,1991,18

43. 张震康.展望21世纪中国口腔医学发展的趋势[J].中华口腔医学杂志,2000,35(1):5-7

44. 黄锦基.口腔科医师与牙科技工所的紧密沟通[J].中华口腔种植学杂志,2009,14(2):140

45. 李兵红译,周方钧校.21世纪的牙科医疗发展方向[J].吉林医学情报,1992,(2):封四

46. 李刚.计算机技术推动口腔医学技术变革[J].医界先锋牙科专刊,2011,(8):48-51

47. 李刚.口腔诊所开业经营模式形态分析[J].广东牙病防治杂志,2009,17(9):452-453

48. 李刚.口腔诊所开业资金筹措投入[J].广东牙病防治杂志,2009,17(10):506-508